# 開かれた対話と未来
## 今この瞬間に他者を思いやる

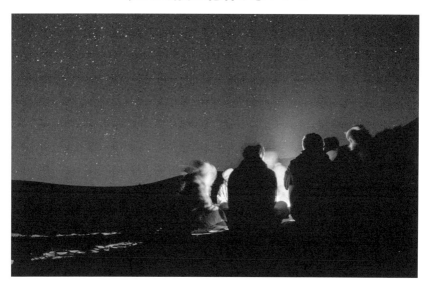

ヤーコ・セイックラ＋トム・アーンキル
斎藤 環 監訳

**Open Dialogues and Anticipations**
Respecting Otherness in the Present Moment

**医学書院**

Copyright© Jaakko Seikkula and Tom Erik Arnkil 2014
Represented by Cathy Miller Foreign Rights Agency, London, England.
Japanese language edition, Copyright© Igaku-Shoin Ltd 2019
Japanese translation rights arranged with Cathy Miller Foreign Rights Agency
through Japan UNI Agency, Inc., Tokyo

**開かれた対話と未来―今この瞬間に他者を思いやる**

発　行　2019 年 9 月 1 日　第 1 版第 1 刷
　　　　2021 年 9 月 15 日　第 1 版第 3 刷
著　者　ヤーコ・セイックラ，トム・アーンキル
監訳者　斎藤　環
発行者　株式会社　医学書院
　　　　代表取締役　金原　俊
　　　　〒113-8719　東京都文京区本郷 1-28-23
　　　　電話　03-3817-5600(社内案内)
印刷・製本　アイワード

本書の複製権・翻訳権・上映権・譲渡権・貸与権・公衆送信権(送信可能化権
を含む)は株式会社医学書院が保有します．

ISBN978-4-260-03956-7

本書を無断で複製する行為(複写，スキャン，デジタルデータ化など)は，「私
的使用のための複製」など著作権法上の限られた例外を除き禁じられています．
大学，病院，診療所，企業などにおいて，業務上使用する目的(診療，研究活
動を含む)で上記の行為を行うことは，その使用範囲が内部的であっても，私的
使用には該当せず，違法です．また私的使用に該当する場合であっても，代行
業者等の第三者に依頼して上記の行為を行うことは違法となります．

JCOPY　〈出版者著作権管理機構　委託出版物〉
本書の無断複製は著作権法上での例外を除き禁じられています．
複製される場合は，そのつど事前に，出版者著作権管理機構
(電話 03-5244-5088，FAX 03-5244-5089，info@jcopy.or.jp)の
許諾を得てください．

# 開かれた対話と未来
今 こ の 瞬 間 に 他 者 を 思 い や る

**目次**

日本語版解説　斎藤　環　009

はじめに　本書のテーマと目指すもの ———————————————— 035

## 第1章 クライアントとともに 不確実性のなかに飛び込もう ———— 039

オープンダイアローグとは　040

対話が持つふしぎな力　045

イタリアの小学校での体験　048

未来語りダイアローグとは　050

やっかいな問題　059

## 第2章 心配事があるなら 早めに対話をしよう ———————— 065

心配事とは何か？　066

心配事、2つの取り上げ方　068

予測と他者性　071

対話を誘う逆転ツール　076

読者のみなさんに、すぐ試していただきたいこと　082

## 第3章 オープンダイアローグ　対話実践への道 ——— 087

戦略的な介入から離れる　089

異文化カップル、ヴェロニカとアレックスの場合　092

ケロプダス病院で始まったオープンダイアローグ　097

思想としてのオープンダイアローグ　101

システムとしてのオープンダイアローグ　103

オープンダイアローグ、7つの原則　**106**

対話を生み出す空間としての「治療ミーティング」　**116**

対話を日常の実践に落とし込む　**118**

## 第**4**章　未来語りダイアローグ　研究手法の臨床応用 ── **123**

どのようにしてアイディアが出てくるか　**124**

未来語りダイアローグの構成　**126**

セッションのポイント　**128**

良いセッションのためのいくつかのヒント　**134**

未来語りダイアローグはこうして生まれた　**139**

専門家どうしのせめぎ合い　**146**

同型パターンとは何か　**152**

実験的な社会研究のために　**157**

決定的な瞬間──クライアントが対話に参加する　**160**

対話的実践の文化へ　**164**

## 第**5**章　他者との対話において ──────── **165**

クライアントとつながりのある専門家をまじえる　**166**

他者（the Other）を認める　**169**

対話的な空間を生み出すさまざまな手法　**172**

心からの気遣いのもとでのコミュニケーション　**179**

「今ここ」において共有言語が創造される　**181**

## 第**6**章　対話は音楽だ　間主観性 ───────── **187**

対話主義は「方法論」ではない　**188**

ポリフォニーのなかでの「今この瞬間」　**189**

専門職にとっての3つのリアリティ　**200**

意図と相互性 **203**

個人的知から間主観的な知へ **208**

対話性の基盤に向けて **212**

その瞬間に居合わせるスキルを向上させるためのガイドライン **217**

## 第7章 対話における応答の意味 ——— **223**

何が対話を生み出すか **224**

精神病的発話をさまざまな声のうちの 1 つに **226**

父の声が精神病を「引き起こす」 **228**

チームが新しい共有言語を誘導する **231**

応答のしかたを分析する **235**

予後不良事例における対話——チームは「今ここ」にいなかった **241**

応答がないこと以上に恐ろしいことはない **243**

ミーティングを見直してみよう **245**

## 第8章 対話実践の文化を広める ——— **247**

広げるためには拠点が必要 **248**

対話文化を育てるための 3 つの原則 **250**

原則1 その人の心配事に応える **251**

原則2 クライアントのいないところでではなく、
クライアントと対話しながら **256**

原則3 日常生活のリソースと組み合わせる **259**

早期介入と早期連携 **263**

「良き実践」について話し合うために **270**

地域での経験を交換するために **273**

"プイマラ"——地域間のピア・ラーニング・プロセス **277**

専門性と官僚制の垣根を越えて **282**

## 第9章 対話実践の調査研究 ————————— 287

調査研究に求められるもの　288
オープンダイアローグを評価できる研究　290
万能のフリーサイズが評価デザインの幅を狭めている　297
グループ平均を比較するような研究は外的妥当性に乏しい　300
実験デザインの問題　303
説明モデルの探求から記述的な研究へ　310
実践を統御するための手がかりとして　312
社会にしっかりと根ざした科学　316
リアリティのある研究へ　319

## 第10章 対話的な未来へ ————————— 323

対話主義という新しい流れ　324
持続可能な対話文化に向けて　327

文 献 ——————————————————— 331

索引　337
監訳者あとがき　341
訳者一覧　344
著者・監訳者紹介　345

**付 録**　オープンダイアローグ 対話実践のガイドライン（ODNJP）

## 凡例

- 本書は Jaakko Seikkula & Tom Erik Arnkil. Open Dialogues and Anticipations: Respecting Otherness in the Present Moment, National Institute for Health and Welfare[Finland], 2014 の翻訳である。

- 巻末の「オープンダイアローグ 対話実践のガイドライン」はオープンダイアローグ・ネットワーク・ジャパン（ODNJP）が作成したものを、同組織の承諾を得て収載したものである。

- 本文の右肩についた数字は原注番号である。原則として、当該見開きの偶数頁下に対応する注釈がある（訳注は奇数頁下）。

- 〔 〕でくくった部分は、訳者による補足説明である。

- 本文中の小見出し、強調の太字は医学書院編集部で付したものである。

ブックデザイン　加藤愛子（オフィスキントン）

# 日本語版解説

斎藤 環

　本書は、オープンダイアローグの理論的主導者であるヤーコ・セイックラと、未来語りダイアローグの開発者であるトム・アーンキルによる、二冊目の共著です。

　本書を手に取られた方の多くは、オープンダイアローグについての詳しい解説は不要かとは思いますが、本書で初めてオープンダイアローグについて知る方向けに、ごく簡単な解説を記しておきます。

＊　＊　＊

　近年、国内外で急速に注目されつつあるオープンダイアローグ（開かれた対話）は、単なる治療の手法ではありません。フィンランド・西ラップランド地方のトルニオ市にあるケロプダス病院において、1980年代から開発と実践が続けられてきたケアの手法であり、そのサービスを供給するシステムや、背景にある思想までを指す言葉とされています。

　もともとオープンダイアローグは、主に急性期の統合失調症患者に対する治療的介入として開発されてきました。従来、統合失調症の治療、とりわけ急性期においては薬物治療や入院治療が必須と考えられていました。しかしケロプダス病院では、オープンダイアローグの導入後、薬物も入院も最小限度にとどめることが可能となりました。そのうえで、再発率の低下、社会復帰率の上昇など、きわめて良好な治療成績を上げており、最近は多くのエビデンスも報告されています。

現場での実践は、たとえば次のようなものです。病院のスタッフは、ク
ライアントやその家族から電話などで依頼を受けたら、24時間以内に治
療チームを結成し、クライアントの自宅を訪問します。本人や家族、友人
知人らの関係者（「社交ネットワーク」）が車座になって座り、「開かれた対
話」を行います。ミーティングは、クライアントの状態が改善するまで、
ほぼ毎日のように続けられる場合もあります。オープンダイアローグの中
核にあるのは、こうしたアウトリーチ型のサービスなのですが、外来診療
や、ときには入院病棟などでなされる場合も少なくありません。

　私は2013年に映画「オープンダイアローグ」に出会って以来、一貫してこの
手法に魅せられ、本書の翻訳を待たずに入門書『オープンダイアローグとは
何か』（医学書院）を2015年に出版しました。さいわい好評を持って迎えられ、
オープンダイアローグの普及に一役買ったと自負しています。現在はオープ
ンダイアローグ・ネットワーク・ジャパン（ODNJP）の共同代表の1人として、
シンポジウムの開催やトレーニングコースの設計などにかかわっています。

　ちなみに本書には、ODNJPが編纂した「オープンダイアローグ 対話実
践のガイドライン」が付録として収められています。実践面を重視した内
容になっていますので、あわせてお読みいただければ幸いです。

　ヤーコとトムの共著一冊目のDialogical Meetings in Social Networksは、2007
年の本ですが、こちらについては高木俊介氏による翻訳『オープンダイア
ローグ』（日本評論社）が、2016年に出版されています。もちろん内容的
には重なるところも多いのですが、前著はどちらかといえば「入門編」の
趣があって、7つの原則の解説や、「手法」的側面の説明が詳しくなされて
いる印象があります。

　一方本書Open Dialogues and Anticipationsは、サブタイトルに"Respecting
Otherness in the Present Moment"とあるように、「今この場において他者を
尊重する」ことの意義が、より重点的に記されています。ちなみに前著の

日本語版解説

原書はAmazonなどでも購入できますが、本書は政府刊行物のようで（厚労省に当たる"National Institute for Health and Welfare"から出版されています）、フィンランドのサイトでしか購入できず、しかも高価です。日本の読者は本書を、海外の読者よりも容易に入手できるという意味からも、この翻訳には意味があったと考えています。

＊　＊　＊

さて、本書の内容について、解説をしていきましょう。

本書は必ずしも「初心者にやさしい」本ではありません。共著のためもあってか、章ごとに難易度にもばらつきがあり、一読して「オープンダイアローグがわかった！」という感想は持ちにくいと思います。先述したように、技法的側面よりも「いかに他者の他者性を尊重するか」が繰り返し、詳細に語られており、このあたりには感銘を受けるのですが、わかりにくくもあるのです。

その意味からも、読者にはまず、付録の「ガイドライン」から目を通しておかれることをお勧めします。それはいわば、本書を読む際の「地図」のような役割を果たすでしょう。

また第3章は、オープンダイアローグの歴史と重要な原則が詳しく述べられていますので、「とりあえずどんなものか知りたい」方には、この章から読みはじめてみることをお勧めします。

以下、読者の便宜のために、各章の内容についての要約と簡単な解説を試みたいと思います。

## はじめに　本書のテーマと目指すもの

この章では、本書の核となることがいくつか述べられています。

人は関係性のなかに生まれ落ち、関係性のなかで生きています。対話とは、関係性の基本要素であり、本書はこうした「対話性」の本質を探るこ

011

とを目的としています。ここに引用してあるバフチンの言葉はとりわけ重要なので、やや難解ですが、ていねいに読んでいただきたいと思います。バフチンは、他者の視点と自分の視点は絶対に相容れないことを強調します。相容れないがゆえに、他者の視点は、自分の視点と同じくらい尊重されるべきである、と。

オープンダイアローグには"celebrate difference"という言い方があります。「違いを歓迎する」とでも訳せるでしょうか。**対話の中核にあるのは、「自分とは違う他者」の「他者性（違うこと）」を尊重すること**であり、対話の過程は妥協点や一致点を探ること以上に、自分と他者との違いを掘り下げる過程でもあります。まずはこの点をしっかりと踏まえておきましょう。

### 第1章
☞ **クライアントとともに
不確実性のなかに飛び込もう**

本章では導入にふさわしく、オープンダイアローグによる介入が成功した、どうやら統合失調症とおぼしいリサのエピソードが紹介されます。彼女は急性期というわけではなく、どうやら2年前に発症していたらしいのですが、オープンダイアローグによって回復し、みずから服薬も治療をやめて単身生活を始めました。2年後に訪問した際には精神症状も見当たらず、5年後の時点では就労していました。

これに続き、オープンダイアローグの効果を実証することの難しさが指摘され、生物学主義の限界について批判的に述べられています。これは、精神疾患は生物学的な原因から起こっており、その原因のほとんどは薬物によって解決できる、といったたぐいの単純な発想のことです。

こうしたくだりから、オープンダイアローグを反精神医学の一種と考える人もいるかもしれません。しかし、それは誤解です。セイックラ自身それを否定していますし、むしろオープンダイアローグを「精神医学の最先端」と位置づけています。実際、オープンダイアローグで改善しきれなかった患者が、入院治療や薬物治療を受けることもありますし、ケロプダ

ス病院には保護室もあります。ただ、そうした強制性をともなう治療は、必要最小限にとどめよう、という考え方が基本にあるのです。

※

これに続いて、2つの「証言」が引用されます。1つ目はある父親の言葉で、**オープンダイアローグがいかに親を変えようとしなかったか、そのことがいかに親を変えたか**が語られています。2つ目はある当事者女性の発言で、かつて診断を急ぐ医師によって「まるで、その場に存在していないかのように扱われた」という記憶を語り、「今はまったく違」っていて、「私はたしかにここに存在しているし、きちんと尊重されて」いる歓びを語っています。いずれも医療現場では起こりがちなことですが、患者の尊厳を大切にすることの意味が伝わるエピソードです。

次のケースは、曖昧さに耐えることの大切さを教えてくれます。ある夫婦のエピソードで、彼らの状況は治療者からみてもどうにもならないほど行きづまっていました。ところが1週間後のミーティングで、予想もしない展開が起こり、劇的な改善が起こります。オープンダイアローグの原則の1つに「不確実性への耐性」——要は"不確かさに耐える"というものがありますが、コントロールを手放して患者の言葉に付き従うことの大切さがわかります。

次いで、2012年にトムがイタリアの「ブレシア第二公立小学校」で経験したエピソードが、詳しく紹介されます。

この学校では、教師は生徒を指導しません。教師のほうから生徒に合わせるのです。教師は安全でくつろいだ環境を準備し、生徒たちはさまざまなことを自由に話し合います。「間違った答え」は責められることなく、「なぜそう考えたか」という素材になります。障害を持つ子も同じ教室で学びますが、その子が排除されることもなく、その子の立場になってさまざまなことを話し合います。教師は生徒をコントロールせず、生徒の提出したテーマについての多様な対話を促したのです。このエピソードはトムに強い印象を残したようで、後の章でも繰り返し出てきます。

ここまではオープンダイアローグを主軸として論じてきましたが、ここ
から先は未来語りダイアローグの検討になります。未来語りダイアローグ
についての説明は本文中にもありますが、いまひとつ全体像がつかみにく
い印象があり、ここで少し詳しく記しておきます。

　先述した通り未来語りダイアローグは、トム・アーンキルによって開発
された対話の手法です。ごく簡単にいえば、**望ましい状況が達成された未
来の視点に立って、そこから過去（＝現在）を振り返り、誰のどんな協力
が現在（＝未来）の望ましい状況を達成させてくれたかを"思い出して"い
く**、というものです。ブリーフセラピーなどで用いられる「ミラクル・ク
エスチョン」を連想する人もいるでしょう。

　以下、未来語りダイアローグの進め方を簡単に説明します。


　未来語りダイアローグの最初の提案者は、「worries（心配、懸念）を持つ
人」、すなわちうまくいかない現状を懸念し心配している当事者、あるい
は支援者などです。未来語りダイアローグには、支援者の心配事を取り上
げるという特徴もあります。「worriesを持つ人」は、まずコーディネーター
に依頼して、ミーティングの準備を進めるというシステムになっています。

　未来語りダイアローグのミーティングを進行するのは、2名のファシリ
テーターです。先入観を持たない、参加メンバーとはつながりがない外部
の人が望ましいとされます。1人が進行役、もう1人が記録役となって、
ホワイトボードやフリップチャートに決定事項を記入し、参加者全員がそ
れを読んで内容を確認できるようにします。


　ミーティングの場面で、進行役のファシリテーターが、まず当事者とそ
の家族グループに以下のような質問をします。
「1年が過ぎて、何もかもが順調です。今どう感じていますか?」
「この良い状態に至るまで、あなたはどんな努力をしましたか?」
「誰が、どんなふうに助けてくれましたか?」

「1年前は、どんなことを心配していましたか? その心配から何を学びましたか?」

　次いでファシリテーターは、専門家グループへ以下の質問をします。
「今お聞きになったとおり、この家族はすべて順調にいっています。この良い変化を、あなたはどんなふうに支えましたか? 誰がどんなふうにあなたを助けてくれましたか?」
「1年前は、どんなことを心配していましたか? その心配から何を学びましたか?」

　ミーティングの最後に、参加者全員で、今後の具体的な行動計画を立てます。そのために、参加者1人ひとりに、以下のような質問をします。
「今日は、○月○日です(実際の日付を言う)。これから、どのようなことをしていくのが良いでしょうか?」
「心配事を減らしてくれた事柄について、誰が、誰と、何をすると良いでしょうか?」
「自分で、あるいは誰かと一緒に、どのようなことをしようと思いますか?」
　ファシリテーターは、行動計画が具体的なものになるように、「それは誰がしますか?」「どうやってしますか?」「明日から何ができそうですか?」などと質問を重ねていきます。

　おわかりのとおり、未来語りダイアローグはオープンダイアローグに比べて、対話の構造がしっかりしており、ファシリテーターは一定の手順に従って対話を進めます。未来語りダイアローグのミーティングは原則1回で終了しますが、必要に応じてフォローアップミーティングが行われます。開催の時期はおおむね半年後くらいに設定されることが多いようです。

✤

　さて、この章では、未来語りダイアローグを実践したケースの詳しい経

過が紹介されています。

　福祉事務所のソーシャルワーカーであるアンナは、幼い子を抱えたシングルマザー、ティナへの支援に不安を抱えていました。ミーティングにはティナと友人のライラ、職業安定所の職員と依存症外来のスタッフらが参加しました。たいへん読みごたえのあるエピソードですので、ここで詳しい紹介はしません。結果的に、ティナは依存症のクリニックに通いつつ職業訓練を受ける未来を"思い出し"、支援者の側は、ティナやライラが"思い出した"内容に則した支援計画を受け容れました。参加者全員が、望ましい協力体制を、「提案」ではなく「想起」するという未来語りダイアローグの形式が、この成果をもたらしたと考えられます。

　これに続く部分は、「厄介な問題（wicked issues）」をめぐる、やや抽象的な議論です。すべての都市がいまだ解決できていない困難として、次の3つの対象に対する支援サービスが挙げられます。（1）子ども、若者、家族、（2）高齢者向け、（3）長期失業者向け、です。現代のサービス供給システムは、専門的な細分化が進んだ結果、「サイロシステム」（縦割り組織）と化していて、ここにあげた3つのような領域横断的な問題に、包括的に取り組むことが難しくなっています。高度に分化したシステムは、コントロールと遠隔操作（現場にいない人の指揮で対応がなされること）は得意ですが、境界をまたいだ問題は不得手です。サービスを統合するうえでも、対話は「境界を越えるアート」として必要とされるでしょう。

### 第2章
## ☞ 心配事があるなら早めに対話をしよう

　本章では、クライアントを変えてやろうという働きかけの問題点と、治療者自身の不安の取り上げ方について、詳しく記されています。

　治療者が曖昧さに耐えられず、なんとかしなければという不安が強いとき、ついショートカットの「正しいアドバイス」を口にして、他者の思考や行動をコントロールしたくなります。しかし、どれほど善意にもとづいていようと、それは他者性の軽視につながります。対話空間は、正しいこ

とや重要なことで埋め尽くされ、変化のために必要な余白が小さくなってしまうでしょう。とはいえ、アドバイスが相手を不快にすることを恐れて、問題を取り上げることを先送りにすることも好ましいことではありません。

❧

　ここで、託児所スタッフ、サトゥ・アンティカイネンが経験した2つのエピソードが紹介されます。1つ目のケースでは、スタッフの不安から子どもの母親にあれこれアドバイスしすぎてしまい、母親は託児所をやめてしまいました。そこで2つ目のケースでは、スタッフの感じている不安もオープンに取り上げる方針転換をしたところ、良い協力関係が築けました。
　トムたちが開発した方法は、専門家によるアドバイスが家族への批判ととられにくいやり方を可能にしました。具体的には、専門家が両親に問題があると告げる代わりに、専門家自身の問題を打ち明けさせたのです。たとえばこんなふうに。

**「私は、あなたのお子さんがこういう特徴を持っていると考えていて、その支援のためにxやyの方法を試してきましたが、まだ迷っていて不安なんです。この不安がなくなるために協力してもらえませんか」**

❧

　援助者が他者に援助と協力を求めることは、「こうなんだからこうすべき」と押しつけるよりも、対話のための余白をもたらすでしょう。相手の主観を尊重し、それを性急に変えるのではなく、むしろ自分のアドバイスの方向を変えてみるのです。心配事を自分自身の不安として打ち明け、相手に協力を要請するほうが、実りある対話につながるでしょう。
　自分の活動を、他者とともに考え行動する方向に変えようとすることは、対話的関係を育んでくれます。対話的な態度と、他者への敬意に満ちた関心は、それを言葉にする前の態度から発散されており、相手にも自然に伝わるものです。ここでいう他者への関心とは、他者がこの世界にただ1つの場所から物事を眺めている、その見方に対する関心のことです。
　トムはこうしたやりかたのルールを箇条書きにまとめていますが、とり

わけ重要なことは、**心配事を表明する際、助けてほしいという心からの懇願がなされなければならない**、ということです。単なる技法として「心配事を表明」しても、その懇願は嘘っぽくなり、表情や声もニセモノになってしまいます。他者への叱責を、助けを求める声に擬装して伝えても、それは擬装された叱責として受け取られるだけです。そうしたニセモノ性は、声のトーンや仕草その他の身体言語といった非言語的なメッセージによって「伝わって」しまうでしょう。

　対話主義は、方法論でもないし技術体系でもありません。それは他者の他者性を承認し尊重し、なんとかそこにたどりつこうとする態度を意味するのです。


第**3**章
## ☞ オープンダイアローグ
### 対話実践への道

　本章には、オープンダイアローグ開発の歴史と、実践の原則や手順が、もっともまとまった形で記されています。付録のガイドラインともかなり重複しますので、この解説では特に重要なところと、補足すべき点について記しておきます。

　オープンダイアローグのルーツの1つは、家族療法です。「ダブルバインド理論」で知られるベイトソンに始まり、MRI（Mental Research Insititute）派を経てミラノ派に引き継がれた、システム論的家族療法がその中核にあります。このアプローチでは、ある個人の症状が、その家族システムの維持に役立っていると認め、家族に対して現状維持（症状が続くこと）を勧めます。もちろん家族は困惑しますが、そこで生ずる動揺が、家族のなかで繰り返されてきた関係や交流のパターン（悪循環）を壊し、新たな家族システムの再編成を促すきっかけをつくっていくとされています。

　1980年代、ケロプダス病院のチームは、こうしたシステム論的モデル

を採用しようとしたのですが、なかなか家族に参加してもらえず、やり方を変えざるを得なくなりました。それでなくともミラノ派の手法は、訪問診療の場面や、虐待や家庭内暴力といった深刻な状況のもとでは、うまく機能しなかったのです。

つまりオープンダイアローグは、**基本となる考え方はシステム論的家族療法に依拠しつつも、手法としてはかなり異なる**のです。

たとえば、オープンダイアローグでは家族システムの病理や問題に焦点化しません。外から衝撃を与えて硬直した家族システムに変化を起こし、そこに新たな作動ロジックを導入するという発想もありません。家族関係をリソースととらえ、その修復が個人の回復を助けると考えはしますが、修復がいつ、どのように起きるかについては、あくまでも対話のなりゆきに任せることになります。治療者は指示や説得で家族の変化を促すことはしません。むしろ「他者を変えよう」とするやり方を控えることが、心理療法において対話の余地を生み出し、結果的に変化を呼び覚ますと考えるのです。

❧

第3章では、これに続いて、ヴェロニカとアレックスという異文化カップルとのオープンダイアローグが紹介されています。これはたいへん見事なセッションなので、ぜひ本文を読んでいただきたいと思います。この対話で治療者は、積極的な提言はほとんどしておらず、ひたすらカップルの発言に耳を傾け、ときにその発言を繰り返したりしながら彼らの言語化を助けています。あえて変化を促さずに対話に追随することが、改善につながる変化を呼び覚ました好例といえるでしょう。

このあとに、オープンダイアローグがいかにして開発され、発展してきたかの歴史的記述が続きます。1980年代当時のケロプダス病院は、慢性の入院患者であふれていて、惨憺たる状況だったこと、オープンダイアローグはこれに先行する医療サービスである「ニーズ適合型治療」(ユーリョ・アラネン教授らが創始)の伝統に続くものだったこと、トゥルク市のチームから1984年に伝えられたオープンミーティングの手法のこと、

コラボレイティブ・アプローチやリフレクティング・チームとの関係性、西ラップランドの精神医療システムの概略、バフチンの導入がもたらした意味などが、時系列に沿って記されています。

　ただ不思議なことに、ここにはある重要な日付が記されていません。ケロプダス病院では1984年8月27日に「**クライアントについて、スタッフだけで話すのをやめる**」という決定的なルールが導入されており、この日を実質的なオープンダイアローグの始まりとみなす見方もあるのです（Seikkula,J, Alakare,IB: 講演「創始者が語るオープンダイアローグ——誕生の物語と未来への可能性」2017年8月20日、於東京大学安田講堂）。なぜこの日付について触れられていないのかはわかりませんが、オープンダイアローグの透明性を理解するうえでも重要な事実なので、追記しておきます。

❧

　このあとに、オープンダイアローグの7原則について詳しい解説がありますが、こちらについては付録のガイドラインにも要約がありますので、あわせてご参照ください。ガイドラインではあまり強調されていないくだりを1つだけ紹介しておきましょう。

　セイックラは発言に際して、**第一声は他者の発言に合わせること**、たとえば相手の言葉を繰り返してみることを推奨します。「お父様が去って行ったときが、ひどくつらかったと、そうおっしゃいましたね?」のように。その後に、短い沈黙を差し挟むことで、クライアントは自身の言葉を他者の口から聞き、それが自分の言いたいことであったかどうかを考える余白が生まれます。こうした短いやりとりが、チーム、家族、患者、そして他の参加者とのあいだで共有可能な言語領域を構築していくのです。

日本語版解説

第**4**章
☞ **未来語りダイアローグ**
研究手法の臨床応用

　本章では、未来語りダイアローグがあらためて主役になります。サブタイトルが示すとおり、「研究と実践をいかに結びつけるか」がテーマとなります。

　第1章で紹介された、ケースワーカーのアンナの事例がふたたび取り上げられます。メンバーの言葉に注意深く耳を傾けること、主観的立場から話し、まとめたり一般化したりせず、ポリフォニック（多声的）な空間を大切にすること、他人の意見を遮らないこと、問題を定義せず主観的な心配事に焦点化すること、などが重視されますが、とりわけ強調されるのは**「アドバイスしてはいけない」**ということです。アドバイスは、対話の余白を奪ってしまいかねません。

　これに続き、不安の分類のためのツールが紹介されます。このツールは、支援者が感じている不安を、「心配なし」「小さな心配」「グレイゾーン」「大きな心配」のいずれかであるかを把握しやすくするためのツールです。ただしこれは客観的な分類ではなく、あくまでも支援者本人の主観を分類するためのものなので「隠喩的ツール」と呼ばれています。このうちグレイゾーンの心配とは、何が起きているかはっきりしないが、悪いことが起こりそうで、多職種間の協力が必要と考えられるような、あいまいな心配を指しています。

　これを解決するために用いられるのが未来語りダイアローグとされています。なぜなら、グレイゾーンの問題に多機関がかかわるような複雑な状況は、専門的な援助が断片化してしまう「やっかいな問題」の中核にあり、お役所的な縦割り構造を横断的にまたぐうえで、未来語りダイアローグは有効な手段となりうるからです。

❧

**021**

ここからの記述は必ずしもわかりやすくはありませんが、多職種連携の際に起こりがちな関係性の問題や水面下での権力闘争について、具体的かつ理論的に述べてあって読みごたえがあります。**とりわけ「同型パターン」の指摘は重要**で、これは臨床家なら身に覚えのある方も多いと思います。具体的には「治療チームと家族」のような相互作用システムが、共同で構造をつくり出しながら、互いの関係性も似通ったものになっていくという現象です。

　たとえば、固い絆で結びついた家族にかかわっていると、治療チームの結びつきも緊密になり、そのぶんほかの専門家とは距離ができてしまう。一方、結びつきがゆるやかな家族とかかわるチームは、一緒にリフレクティングをするための時間すらとれないために治療がなかなか進まない。こうした同型パターンの感染は、感情を通じての同一化によって起こる、と著者は指摘します。社交的な治療スタッフは社交的なクライアントをひいきし、孤立しがちなクライアントに寄り添うのは、自身も孤立しがちなスタッフであったりもします。いずれにせよ「感情」というリソースは、他者の反応を予期させてくれる一方で、相互作用のこうした感染を招くという点で「諸刃の剣」とみなされます。

❦

　必要に応じる形で**未来語りダイアローグを可能にするためには、組織全体が変わる必要があります**。対話の有効性が理論的に明らかであっても、実践する組織が変わらなければ縦割りの構造は変わりようがない。具体的には、対話のファシリテーターの研修システム、そうしたサービスの需要を維持するための広報活動、ネットワークミーティングのスケジューリングなど、管理者の権限で決めるべきことがいくつもあります。

　トムの努力によって、フィンランドの多くの自治体では、四半世紀以上にわたりこうした対話文化が醸成されてきました。ここには日本において対話文化を定着させていくうえで何が必要となるかについての貴重なヒントがあります。

　本章の最後に、対話にクライアントが参加する意味について記されてい

ます。オープンダイアローグと同様に未来語りダイアローグもまた、対話
にクライアントが参加するという決定的な変化によって生まれた手法であ
ることがよくわかります。

第**5**章
# 他者との対話において

　本章では、まさに**他者の他者性がテーマ**となります。あらゆる人間存在
は、もっとも親しい存在である家族であっても、自分の理解を超えた存在
であり、それゆえにこそ対話が必要となります。われわれは今この場にお
いて、相手の声を無条件に受け入れ、彼らに固有の他者性を尊重しなけれ
ばなりません。他者を尊重する質問のあり方として、イギリスの心理療法
家、ポール・チャドウィックの例が紹介されています。
　教育でも治療でも、変化は一方的に起こすものではありません。対話的
な実践とは共進化をもたらし、参加者全員が変わっていくものです。その
とき対話は、決まった結論を目指すわけではありません。他者を無条件に
受け入れるということは、他者の考え方や行為をそのまま肯定することで
はないし、複数の考え方を融合・収束したり、妥協点をさぐったりするこ
とでもありません。

　対話的な関係は対話的な空間を求めます。また対話は非対称性を原動力
としています。他者の他者性を受け入れることは、その他者にただ従うこ
とでも、ある考え方に他者を従わせようとすることでもありません。他者
に対するのと同様に、自身の思考や感情に対する純粋な内省的関心が、対
話のための空間を開放します。相手をコントロールしようとすることがま
ずいのは、自分自身に対する純粋な内省的関心が生じにくくなるからでも
あります。他者の他者性に対して、たとえ賛同できなくとも敬意を払うこ
とができれば、安心と敬意に満ちた傾聴の余地が生まれます。
　このように、**聴いてもらうことがすでに、変化を促す対話的な関係にな**

るのです。対話の言葉は、話し手と聞き手の両者に共有されることで、社会的言語となります。今この瞬間に、他者への驚きや真摯な気配りとともになされる対話は、無限の可能性を秘めています。

❧

　ここでスウェーデンの刑務所で働くソーシャルワーカー、ユーディット・ワグナーの経験が紹介されます。彼女は殺人を犯した青年に、犯行の場面を再演させ、まさにナイフを手にとった瞬間にさしかかったところで彼を止め、「もしその場に誰がいてくれたら犯行を止められたか」と尋ねました。青年は自分の里親になってくれた養父がいてくれたら止められただろうと答えました。
　ユーディットが示そうとしたのは、青年の人生に変化をもたらすリソースを用いて、新しい物語を創造することでした。そうすることで、加害者が責任を引き受け、新たなリソースを探し求めることが可能になります。
　この事例が示しているのは、今この瞬間に無条件に他者を受け入れること、たとえ殺人という行為を受け入れることができなくても、対話のための空間を開くことの重要性です。許されない行為、罪を犯した相手であっても、**批判や非難をすることなく対話が可能である**と知ることは、私たちを勇気づけずにはおかないでしょう。

第**6**章
## ☞ 対話は音楽だ
間主観性

　本章では、対話がなんら特別なテクニックではなく、むしろ私たちがもともと持っていた基本的な能力であることが繰り返し強調されます。人は赤ん坊のころから他者の表情に反応する形で対話に参入し、以後は、対話が人が互いに結びつくための最も基本的なやり方になります。この結びつきのなかで、私たちは人として形づくられるのです。
　ここからさまざまな方法論が生まれますが、すぐれたアプローチにはす

べて、「**傾聴され、応答される**」という対話性の基本要素が含まれています。シンプルな傾聴と応答、それだけで人は力づけられるのですが、専門家ほど方法論にこだわってしまい、対話が本来「生き方」の1つである事実を忘れてしまいがちです。

❧

　対話において重要なことは、**ひとりの生身の人間として、その瞬間にその場に居合わせ、その一回限りのチャンスにおいて、あらゆる発言に応えること**です。ここでは個人の包括的な身体性が重要となります。たとえば話し手が聞き手のことを顧慮する際、聞き手の姿勢や目に浮かぶ涙などのボディサインを読み取ります。話し手は応答の中身とその声の調子の両方に耳を傾け、周囲の環境についても考慮に入れます。かくして身体化された無数の感情的要素が、対話を構成するのです。

　バフチンがいうように、対話はそのつど異なった社会的文脈においてなされ、そのつど新しい意味を生み出します。同じテーマ、同じメンバーであっても、毎回異なった意味が生まれます。また人々は、同時に多くの言語のなかで生きています。専門家が、専門家である以外にも、個人としては母親であり妻であり娘でもあるように。

「自己」を内的で孤立したものとしてではなく、ポリフォニックな声から構成されたものとして理解することが、「間主観性」の分析につながります。他者の他者性は単なる「外部性」ではなく、ポリフォニックな現実のもとで入れ子状になります。人が他者を志向し、その応答を予測するとき、他者がその人の「内なる」他者となるように。

❧

　**対話には水平的ポリフォニーと垂直的ポリフォニーがあります。**水平のポリフォニーは、対話に参加しているすべての人々から構成されます。垂直のポリフォニーとは、個人に内在化されたさまざまな関係性から響く声です。言い換えれば、個人が持っているさまざまなペルソナ（専門家、夫、父親、息子など）間の対話空間です。

対話におけるすべての声にはひとしく価値があります。正しいかどうか、専門的かどうかは関係ありません。新たな意味の構成に加わる声が多ければ多いほど、問題状況の理解も豊かなものになります。

　対話を続けるなかで、間主観的な意識があらわれてきます。私たちの社会的アイデンティティは、自分の行為を他者の行為に合わせていくなかで構成されます。互いに身体を持つ存在として接触しあい、内省や思考を介さずに、ただダンスをするように互いに合わせていくこと。そこから生きた人間が立ち上がります。

　そうしたことが可能になるのは、**私たちが生まれ落ちたときから間主観的な存在である**からです。関係的な心（≒間主観性）は、参加者のさまざまな行為が同調しているときに活性化されますが、この同調には、自律神経系と中枢神経系の双方と、言語がかかわっています。

　このほか、関係的な心が活性化されるのは、身体化された状態で潜在している内なる記憶（トラウマを含む）が呼びさまされるときです。そうした記憶は、その応答の瞬間において意味を獲得します。その瞬間は、参加者や対話の状況、言及される主題において固有の瞬間です。

❧

　ついで、2つの事例が紹介されます。そこではセラピストの内なる声がいかに対話を支えているか、クライアントの言葉をただ繰り返し、ときには沈黙を守ることの大切さが示されます。

　第6章の最後には、より対話的であるための基本要素が紹介されています。項目のみ紹介すると、次のとおりです。

・目の前の会話のテーマを優先すること。
・クライアントの物語に寄り添うこと。
・発言には必ず答えることを保証すること。
・異なる声に注意する。内なる声、水平的な声のいずれにも。
・あなた自身の身体的な応答に耳をすますこと。
・同僚とのリフレクティングのための時間をつくること。
・自分の発言を対話的にする。反応を呼び寄せるように一人称で話すこと。

・穏やかに進める。沈黙の瞬間は対話にふさわしいこと。

# 第7章
## 対話における応答の意味

　本章の内容は、付録のガイドラインと重なるところが多いため、やや端折った紹介になります。ただし、セッションをどのように分析するか、あるいはどのような対話が良い成果、悪い成果につながるかについて記述された部分は重要なので、やや詳しく紹介しましょう。

❦

　本章で紹介されるアニータのエピソードでは、異常体験がどのようにして語られ、またいかにして解消していったかが述べられています。

　アニータがそうであったように、幻覚には、人生早期のトラウマ的経験がしばしば含まれています。それゆえ幻覚には、患者の過去の経験にまつわる問題について、隠喩的な形で示されている可能性があります。そうした語りを聞く際には、病的な声がその他のさまざまな声の一部になるための余地をつくることが望ましいとされています。

　治療チームはシステム論的家族療法でそうするように、家族の行動パターンや精神症状の機能を評価し判断することはしません。それよりも、対話のなかで応答すること、その場に居合わせることが大切なのです。このとき**対話はそれ自体、すなわち対話を続けることが目的**となります。

❦

　セッションを分析する際には、ビデオに記録し、分析にはその書き起こしを用います。具体的な手順は本文をお読みいただきたいのですが、ここは日本の実践現場でも応用できそうなところです。分析は3つのステップでなされますが、最初のステップでは、対話のなかで何が話題となっているかが検討されます。ステップ2では「発言に対する一連の応答を検討する」とありますが、具体的にはまず、優位性の検討がなされます。誰がた

くさん話しているか、誰が話題の主導権を握っているか、誰が場の空気を
つくっているか、などの点ですね。このほかにも、どの話題に反応して、
どの話題には反応されなかったか、応答はモノローグ的かダイアローグ的
か、対話における身体的な反応はどうだったかが検討されます。ステップ
3では「語りの過程と言語領域を探索する」として、2つの手法が紹介され
ます。このうち、**語りの言葉が象徴的か指示的かという判断は、成果に結
びつく重要な要素**です。

　予後が良好だったグループと不良だったグループの対話を比較した結果、
予後良好ブループにはいくつかの有意な特徴がみられました。患者と家族
が話す内容や長さにおいて優位であること。また、象徴的言語が用いられ、
話題が長続きする傾向、などです。ここで予後の良くなかった家庭内暴力
の事例が紹介され、その対話分析が紹介されます。治療チームは異常な体
験に対する言葉を生み出す助けをする代わりに、いつ、誰が、何をしたの
かという事実確認に終始していました。その結果、意味のある対話が生ま
れそこなっていました。事実確認のための指示的言語は一概に悪いわけで
はありませんが、それは、より象徴的な意味へと向かう出発点であるべき
でしょう。

　以上の内容は、本章最後の「ミーティングを見直してみよう」に、箇条
書きでまとめてあります。

第**8**章
# 対話実践の文化を広める

　本章では、主にトム・アーンキルの体験にもとづいて、どのようにして
自治体レベルで対話実践を取り入れることに成功したかが述べられます。
　トムのチームは、主にフィンランドのヌルミヤルヴィとロヴァニエミと
いう自治体と協働しつつ「早期のオープンな連携」という自治体戦略を形
成してきました。核となる考え方は、**対話によってネットワークをつくり、
お役所的な縦割りの境界を越える**ことでした。その際、対話実践の対象は、
前にも述べた「厄介な問題」でした。分類困難なこの種の問題こそが、対

話による越境の必要性を示唆してくれるからです。

※

　トムらは、対話実践において以下の原則を重視してきました。
(1) 心配事は早期にかつ対話的に取り上げること。
(2) クライアントと家族の問題は、いつでも彼らの同席のもとに話し合うこと。
(3) 専門家のリソースと私的ネットワークのリソースを組み合わせること。
　いずれも、これまでの章で大切にされてきた要素ですね。
　トムたちは対話実践を職場コミュニティに定着させるべく、「良き実践の対話（Good Practice Dialogues）」というピア・ラーニングのアプローチを用いました。良き実践の対話には3つの基本的なステップがあり、まず参加者はディスカッションのための素材を提示します。第2ステップでは、そうした状況では、何が役立つかをテーマに対話が交わされます。第3ステップでは、その活動を発展させていくために、共同でなされるべきことは何であるかが議論されます。この箇所は日本でも応用可能と思われますので、興味のある方は本文を精読されることをお勧めします。
　良き実践というものは、いつでもライブラリーから取り出せるような抽象的知識などではなく、現場での運用と不可分の関係にあります。現場のコンテクストのなかで実践されることで、対話実践の真価は初めて発揮されることになるでしょう。筆者もヤーコやトムから、しばしば言われてきました。**「オープンダイアローグを日本的文脈に適合させなさい」**と。

※

　トムの兄であるロバート・アーンキルらは、フィンランドの全自治体を巻き込んで、相互に対話をさせようという壮大なプロジェクトにかかわりました。このとき開発された地域間のピア・ラーニング・プロセスが「プイマラ」（フィンランド語で「徹底的に話し合う」の意）です。
　繰り返し述べられているように、対話実践は地域文化や自治体コミュニティのコンテクストごとに異なった形をとります。それゆえ、地域間の

「経験の交換」だけでは十分とはいえません。ロバートらが考えたのは、自治体から領域横断的な立場の人々を招くことでした。たとえば青少年問題について、**水平方向と垂直方向を代表する人々のグループ、すなわち「ミクロコスモス」が招かれます**。そこには水平的な関連部署（教育から福祉、保健から青少年カウンセリングまで）と、垂直的なレベルの重要な関係者（議員や、管理責任者から中間管理職、現場の専門職やクライアント、市民まで）が含まれます。自治体を代表する、タテとヨコのつながりを持つ最小ユニットがミクロコスモスです。

　そうすることで、一般化されにくいその地域独特の問題や対策が具体的な関係性のもとで示されます。別の自治体のミクロコスモスがそれを見て、自分たちの問題解決に役立てます。そのとき伝達されるのは、単なる「解決のためのアイディア」ではありません。「関係性のなかでアイディアを生み出すヒント」あるいは「解決のために関係性そのものを見直すヒント」なのです。

　このプイマラのアイディアは、領域横断的な問題を解決するために、自治体間で、あるいは省庁間で対話を進めるうえで、大きな可能性を秘めているのではないでしょうか。日本での応用可能性も検討してみたいところです。

## 第9章 対話実践の調査研究

　本章では、対話実践のエビデンスをいかにして確立するか、という問題が扱われます。

　結論からいえば、本章で具体的な方法論が提示されるわけではありません。EBM（エビデンスにもとづいた医療）が圧倒的に優位な医学研究の領域では、RCT（ランダム化比較試験）、すなわち治療群と対照群をランダムに割り当てて、そのアウトカム（治療の成果）を統計的に比較するといった手法が一般的であり、オープンダイアローグはこうした手法で研究することが難しいからです。たとえばトルニオでRCTをやろうとすれば、オー

プンダイアローグを行った群の対照群として、オープンダイアローグを行わない群を割り当てる必要がありますが、すでにオープンダイアローグの有効性が広く知られた地域でこうした比較を行うことの困難は、少し考えてみればわかるでしょう。

メタアナリシスやRCTといったエビデンスの検証方法は、薬物治療のような単純な手法の効果検証においては厳密に適用可能ですが、**精神療法や対話実践のように、複数の要因が複雑に関与する手法の検証にはそもそも不向き**なのです。本章では、そうした自然科学的手法の限界が詳しく検討され、そうした手法で有効性が検証されたはずの薬物治療についても、近年むしろ有害性に関するエビデンスが増えつつあることが指摘されています。

本書では言及されていませんが、オープンダイアローグはEBMというよりはむしろNBM（ナラティブにもとづいた医療）に近い「手法／思想」といえるでしょう。それゆえ研究手法としても、どちらかといえばグラウンデッド・セオリーのような質的研究のほうが向いているかもしれません。しかし医療現場での普及を図るには、EBM的な検証が欠かせません。

ヤーコ自身はそのことを十分に踏まえていると思います。この章でも、RCTではありませんが、トルニオとスウェーデンの治療成績の比較を紹介しています。また、本書出版後の2017年には、さらにエビデンスレベルの高い調査研究が報告されています。それが、トルニオにおいて実施された19年間にわたる後ろ向きコホート研究の**ODLONG研究**です。この研究結果の一部を次頁の表に示します。

統合失調症圏の事例65例に対する約19年間の予後を調べた結果、経過中に抗精神病薬を服用した群が55％、現在も服用中の群が31％、治療期間の平均が6±2年間、治療者と患者の合意で治療が終結した群が62％、2015年の調査終了時点で治療継続中の群が18％と、きわめて良好なアウトカムが示されています。コホート研究は、エビデンスレベルはRCTに次ぐとされる手法であり、たしかにオープンダイアローグの効果検証には、RCTよりは向いていると考えられます。

## ODLONG 研究 （1992-2015）

| 対象疾患 (N=65)　研究デザイン：後ろ向きコホート研究 | |
| --- | --- |
| 統合失調症（42%）　統合失調症様障害（20%）<br>短期精神病性障害（23%）　特定不能の精神病性障害（15%） | |
| **抗精神病薬の使用** | |
| 使用せず | 45% |
| 観察期間中に投与あり | 55% |
| 2015 年の時点で投与中 | 31% |
| **治療期間、入院の有無** | |
| 入院回数が 0-1 回 | 54%（0 回は 24%） |
| 全観察期間での合計治療期間の平均 | 6±2 年間 |
| **治療転帰 その他** | |
| 治療者と患者の合意で治療が終結 | 62% |
| 2015 年の時点で治療継続中 | 18% |
| 発症時に抗精神病薬を投与された群は、入院率が高く治療期間も長かった。 | |

＊ ODLONG…Open Dialogue long term outcomes in naturalistic setting
Tomi Bergström, Birgitta Alakare, Jukka Aaltonen, Pirjo Mäki, Päivi Köngäs-Saviaro, Jyri J.Taskila & Jaakko
Seikkula: The long-term use of psychiatric services within the Open Dialogue treatment system after
first-episode psychosis.Psychosis,9:310-321,2017

　おそらくヤーコは周到にも**一種の「両面作戦」をとっている**のではないでしょうか。EBM的な手法の限界を批判しながら、オープンダイアローグの理論的・思想的深化を質的に進める一方で、あえてEBMの手法にのっとった成果検証もきちんと進めておくこと。たしかに後者なくしては、医療の世界においてオープンダイアローグが代替医療以上の地位を得ることは難しかったでしょう。

　ちなみに現在、イギリスではNIHR(National Institute for Health Research)から総額240万ポンド（約3.5億円）の助成を受けた大規模RCT研究である**ODDESSI プロジェクト**が、2017年から5年間をかけて実施される予定です。オープンダイアローグを対象とした初めてのRCT研究であり、本研究によってオープンダイアローグの有効性の評価が確立されることが期待

されています。

### 第10章
### 対話的な未来へ

　さて、いよいよ最終章です。本章ではこれまでの振り返りと、未来への期待が語られます。対話実践が広がることで、異なる専門分野間にある境界が取り払われ、心理療法ばかりか教育や福祉の現場でも、スーパーヴィジョンやマネジメントあるいはソーシャルワークの場面へも、対話主義という核が取り入れられることになるでしょう。

　それは、傾聴によってその人自身の心理的リソースと主体性にアクセスが可能になることを意味します。クライアントと専門職のネットワークどうしの対話は、**「専門職のシステムのほうを日常生活のニーズに合わせる」**という実践文化につながるでしょう。

　すでに対話実践へと方向転換していく支援者、熱心に対話実践を求める家族が多数あらわれつつあります。そんななかで、トムがかかわったヌルミヤルヴィの自治体マネージャーのエピソードが印象的です。

　彼女はトムにプロジェクトの概要を示すフローチャートを示しました。いちばん上には「国家プロジェクト」、そこから矢印が順々に下がり、一番下に「自治体プロジェクト」があるようなフローチャートです。これを見たトムは驚いて、本当にこんなトップダウンの形で事業を進めたのかと尋ねました。実際トムがかかわったプロセスは、ひたすら関係者と対話を重ねていくという、スッキリしたフローチャートとは対極のものだったからです。

　彼女は笑ってトムの問いを否定しました。このフローチャートは、自治体の議員らに事業の必要性を説明するためのものだったのです。こうした図式化は地域レベルの取り組みにお墨付きを与え、ときには財政援助をしてくれるように、地域のキーパーソンを説得することを容易にしてくれる

からです。

　彼女のしたたかな戦略は、日本の多くの現場でも応用可能かもしれません。きちんとした事業計画と成果を求められる現場に対話実践を導入するためには、どうするか。必ずしも、プランも成果も設定しない「不確実性の耐性」の価値について理解してもらう必要はありません。**フローチャートを駆使したポンチ絵をつくって管理者や行政担当者を説得し、提案が通ったら中身を対話実践に置き換えてしまえばいいのです**。良い成果を出すという一点さえ外さなければ、批判されることはないでしょう。筆者自身、現場によってはこうした「ゲリラ戦」も辞さない覚悟で、対話実践を広げてみたいと夢想することはあります。まあ、あくまでも夢想にすぎませんが。

＊　＊　＊

　少々長い解説になってしまいましたが、対話において「他者の他者性を尊重すること」の価値は、ある程度おわかりいただけたかと思います。

――私たちは、それぞれが異なった、かけがえのない存在であるということ。
――その「違い」があるからこそ、私たちは互いに共感し、対話し、ときに「愛」に至りうるのだということ。
――その意味で対話のニーズは、臨床の現場のみならず、私たちの日常のなかにこそあるのだということ。

　そうしたことに思いをめぐらしつつ、いよいよ「対話の核」をめぐる旅を始めましょう。

# はじめに
本書のテーマと目指すもの


　本書は、「対話性 (dialogicity)」の価値をもっと活かしたいという意図のもとで書かれました。「対話性」とは、他者を変えてやろうといった下心抜きの、開かれた、打てば響くようなやりとりのことです。本書では、過去30年間の経験から導かれた研究開発の最前線についてお伝えしたいと考えています。

　私たちの活動では、多職種間の連携がたいへん重要です。臨床心理士、ソーシャルワーカー、学校の教員、保育士、そして家族に対する各種サービスなどなど。その一方で私たちは、自分たちの経験にとらわれず、まったく畑違いの読者をも射程に入れたいと考えています。「対話性」の中核について、あるいは広義の対人援助の実践について、もっともっと掘り下げてみたいのです。

　人間は関係性のただ中に生まれ落ち、関係性とともに生きていきます。関係性こそが、人間の精神を揺り動かすのです。それが対人援助職の原点となります。人間を孤立した1人ぼっちの存在としてではなく、「関係性ネットワークのなかにある存在」として取り扱うのです。

　人間はまた、対話のただ中に生まれ落ちる存在ですから、私たちは誰にも教わることなく、「お互いさま」の感覚を理解しているはずです。にもかかわらず、専門家でさえ、対話の糸口を見失ってしまうことがあります。いったんそうなると、対話はどんどん望ましい関係性から外れていってしまいます。

　では、こうした問題が起こりやすいのはどんなときでしょうか？　おそらく、ものごとをシンプルな因果関係で考えるような場合でしょう。「AがBに対してxを行った結果、yが起こった」というように。

ここでAを専門家、Bをクライアント、xが技法で、yをその結果生ずる変化、として見てみましょう。研究開発における、いわゆる「良き実践」によくみられる形式ですね。

私たちは、あらゆる対人援助実践において、あるいは日常的な人間関係において、つまりどんな場合でも普遍的にみられる「対話性」の核心をつかみたいのです。対話をいっそう対話らしいものにするものは何か──。それを理解することが、対人援助の仕事を進めていくうえで重要だと考えるからです。

「何が対話を困難にしているか」を論じることによって、打てば響く応答力を取り戻す実践的なヒントが導き出されるはずです。また対話的な対人援助が、どれほど継続可能なものかどうか見極めたいと思っています。これについては、私たちには貴重な蓄積があります。地域で活動する専門家たちと、対話実践の文化をともに育んできたという経験です。

私たちは幸運にも、「コミュニティ全体が対話を大切にする仕事文化を育んでいく」というプロセスに参加することができました。草の根レベルから自治体トップまで、専門分野をまたいでの取り組みがなされてきました。同じように本書を読んでくださるみなさんが、それぞれ置かれた状況において対話文化を育む、そんな活動をサポートできればと願っています。

本書ではこれから、対話について、「対話性」について、ポリフォニー（多声性）について、間主観性について、そして社交ネットワーク〔＝人間関係のネットワークのこと〕について検討しようと思います。対話性とは、技法のことではありません。それはある種の立場や態度、あるいは人間関係のあり方を指す言葉です。その核心にあるのは、「他者性」というものとの根源的な関係です。

ここで他者性とは、「人間が平等でありながら、互いに異質な存在である」ことを意味します。人生について人はそれぞれユニークな考えを持っていて、他者のそれとは違っています。ロシアの哲学者、ミハイル・バフチンが1923年にこう述べているように。

こうした外部の視点から、私と他者は、できごとにおいて絶対的に相容れない関係にあることを認識する。[…]この点において私は、彼自身が否定的にとらえている、ありのままの彼自身を肯定し、承認する。存在という出来事における、私だけの独自の立場において、そうするのだ。他者が彼自身を否定する権利を行使するというのなら、私にも彼を支持し擁護する権利がある [bakftin, 1990] [**訳注**]。

私と他者が、ある出来事において、お互いの存在を肯定し認めること。これが私と他者にとって、ただ1つの大切なことです。後にバフチンはこの手法をドストエフスキーの小説の批評に用い、関係性における対話主義を主張しました。バフチン[1986]によれば、ドストエフスキーの小説においては、1人の主人公が人生の真実を背負って立つのではなく、すべての登場人物がそれぞれの否定しがたい真実を持っています。人生を生き抜くただ1つの方法は、自立した個人と個人の対話を続けていくことだけ。バフチンはこれを「ポリフォニック(多声的)な生」と呼びました。

私たちは対人援助の仕事において「対話性」の本質を探ってきました。そこで他者の尊重と、かけがえのない他者性の大切さに気づきました。この他者性こそ、日常において、あるいは心理療法、教育、管理経営、ソーシャルワーク、そして人間関係にかかわるあらゆる活動において共通する対話の核心です。

リアルな人間関係に他者性への気づきが取り入れられたとすれば、ポリフォニーへの要請は必然的なものとなります。人間は他者からの応答を予

---

**訳注** "at that point I from my own unique place in the vent of being" の "in the vent of being" は、引用元と思われる英訳原文では "in the event of being" となっており、おそらく誤植と思われる。また、原文ではこの後に以下の文章が続く。
「そのようにして私は、彼の魂に、新たな価値の次元をもたらす。彼の視点における価値観の中心軸と、私のそれとは一致していない。存在という出来事においても、こうした価値観の対立は消え去ることはない」。
つまり、他者と私が、決して一致しない主観的価値の交換をすることの意義を問うているのである。

測し、誘惑し、反応します。だから私たちは単に他者の「外部」というわけではありません。しかし、他者そっくりになるというわけでもありません。エマニュエル・レヴィナス[1969]が強調したように、他者はいつでも、私たちの理解を超えた存在です。こうした他者性ゆえにこそ、私たちにとって対話は可能でありかつ必要なものとなるのです。

人生は関係性に満ちており、人間は関係性のなかに生まれ、関係性のなかで生活します。しかし人間はまた、どこまでも異なった存在です。私たちは「他者の他者性」を尊重するために、彼らを無条件に理解し受容する必要があります。他者性への無条件の尊重は、個人の生活においても、専門家の仕事においても、深い影響をもたらします。本書の各章では、専門性のほうに焦点を当てますが、折にふれて日常的な人間関係についても考えていきます。

本書の目的は、対人援助における「対話性」の地位を高めることです。そうすることで、心理療法、精神医学、ソーシャルワーク、教育、保育、経営管理、その他多くの関連分野に、なんらかの変革がもたらされることになるでしょう。

すでに述べたように、私たちはこうした実践を普及し、維持していくためには何が必要かについても検討します。この実践を孤立させず、むしろ対話実践の文化によって支えられるようにするためです。

第**1**章

# クライアントとともに
# 不確実性のなかに
# 飛び込もう

この章では、私たちが20年にわたって続けてきた活動を紹介します。それは、複数の参加者による対話についての、2つのアプローチです。それぞれやり方は異なりますが、伝統的な心理療法とは大きくかけ離れています。これらの対話の過程で生じたさまざまな出来事は、20年経った今もなお私たちに感動と驚きを与えてくれます。そこで何が起きていたのか興味は尽きません。

　それでは、いよいよ対話主義のコアへと向かう探求の旅に、読者のみなさんをご招待しましょう。

　最初に、ミーティングにおける対話の生成に焦点を当てた実践例をちょっとだけ見てみましょう。最初の事例が「オープンダイアローグ」、次の事例が「未来語りダイアローグ」です。問題が生じた背景や、対話的実践へのニーズについても検討します。こうしたニーズについては、本書のなかで繰り返し問われることになるでしょう。

# オープンダイアローグとは

## リサの家を訪問する

　リサには双子の弟がいます。とある週末にその弟が自殺未遂をしたために、一次医療機関に入院となりました。月曜日の朝、担当医は地元のメンタルクリニックの臨床心理士に連絡をとりました。心理士はさっそく、クリニックの看護師、病院の精神科救急の医師ならびに臨床心理士からなるチームを招集しました。その日のうちに、チームはリサの家を訪問しました。

　最初のミーティングに出席したのは、リサと両親、双子の弟、いちばん下の弟でした。ところがリサは、いきなり独自の哲学理論を開陳し、ついで「牛の頭を持つ人々を見た」という妄想を話しはじめました。こんなことになるとは想定外でしたが、チームは彼女のストーリーを受け入れ、リサや家族みんなと対話を試みました。リサの双子の弟のことで訪問したつもりだったので、本当はちょっと戸惑ってはいたのですが。

母親が言うには、両親は双子の姉弟それぞれを心配していたとのことでした。実際、2人が重い精神病であることは明らかでした。リサは1年前に実家に戻りましたが、双子の弟と一緒に4か月前からひきこもっていたのです。彼女には2年以上前から精神症状が出ていて、家族のほかには、知人や友人とのつながりを持っていませんでした。

### ❧ その後の経過

状況はかなり深刻だったので、チームは引きつづき家族とミーティングをすることにしました。最初の数日間は毎日、その後の2か月間で9回のミーティングを実施しました。家族は初めからよくしゃべってくれたので、ミーティングはどんどん心理療法的なものになりました。過去からの難題が持ち越されていたこともあり、話題のほとんどは家族間の関係を取り扱うものでした。チーム内のリフレクティブ[訳注]なやりとりのなかで、さまざまなエピソードが明らかになりました。

6回目と7回目のミーティングで、リサは子どものころの父親の態度について、怒りと憎しみをあらわにしました。父親は双子の弟をないがしろにする一方、彼女には好きでもないピアノ教室にむりやり通わせたのでした。こうして彼女は初めて、父親との葛藤について語れるようになったのです。

初めのうち、かかりつけ医はリサに抗精神病薬を処方していました。彼女はこの薬を5回ほど飲みましたが、最終的にはやめてしまいました。彼女は2年後のインタビューで、当時のことをこんなふうに話してくれました。「世界は暗く沈み込み、何も考えられませんでした」と。

初回面接から2か月後、危機介入チームメンバーの心理士による個人心理療法が始まりました。まずチームから提案し、彼女がそれを受け入れた

> **訳注** 以下、本書で用いられる「リフレクション」「リフレクティブなやりとり」等は、オープンダイアローグにおける「リフレクティング」と同様、誰かの対話を聞いたり見た後で、"それについて感想や意見をかわすこと"を意味する。自分自身との内的対話も含まれる。

のです。

急性期が一段落したらリサにはきちんとした心理療法が必要になる、とチームメンバーは考えていました。その時期にはまだ、リサには激しい病的体験がときおりみられたからです。しかし6か月後、リサは心理療法をやめると決意し、実家から引っ越して連絡がとれなくなりました。

2年後のインタビューで、彼女は哲学を勉強していること、もう精神症状はなくなっていることを話してくれました。自分自身で問題から抜け出す方法を見つけなければと決意したことが、治療をやめて引っ越していった理由だったのです。また彼女は、家族とはいさかいになりやすいので、一緒にいないほうがいいと気づいた、とも語ってくれました。

両親と付かず離れずの距離で生活することは、彼女にとってプラスでした。心理療法をやめてから約半年間ほどは、病的な妄想は残っていたものの、それ以降に再発することはありませんでした。5年後のインタビューでは、勉強は一休みしているとのことでした。3年間常勤の清掃員として働き、その後結婚した彼女は、いずれ子どもを持ちたいと話してくれました。

### チームはどうかかわったか

オープンダイアローグによる治療的アプローチの事例について、手短に紹介しました。リサの良好な経過は、追跡調査のもとでも検証されています [Seikkula et al., 2002, 2006, 2011]。

お気づきのようにこの事例では、かかりつけ医から連絡があったその日のうちに最初のミーティングが設定されました。これは地域の精神医療のネットワークが、危機介入チームと密接な連携を持っていたことを意味しています。このチームは、地元のメンタルクリニックや精神科病院のスタッフが組織したものです。

すでに最初のミーティングから、最も親密な社交ネットワークがかかわっていました。その後、両親の意欲はしぼんでしまいましたが、ともかく家族を含むネットワークの関係者は、ずっと最後まで参加してくれました。最初の日に家族と面接した治療チームが全プロセスを責任を持って担

当し、患者と家族にいちばんふさわしい方法を臨機応変に選んでいました。

　家族セッションから個人心理療法への移行にいたるまでの治療プロセス全般にわたって、治療チームは心理的連続性を保証しました。これがあったので、気まぐれに起こる幻聴の語りや、リサが父親へと向ける憎悪の感情を、なんとかしのいでこられたのでした。途中にはいくつもの危機的な局面がありましたが、そこから対話が生み出されてきたのです。

　治療チームは、最初のミーティングから精神病の診断には焦点化せず、むしろ家族が自分たちの言葉で問題を言い表せるような対話を生み出すことに力を入れていました。9回にわたるセッションのいくつかの場面で、治療チームは、家族の前でリフレクティング（41頁訳注および231頁参照）を行いました。

## 研究デザインを変えなければ見えてこない

　精神医学的実践としてのオープンダイアローグは、フィンランドの西ラップランド地方で生み出された技法です。オープンダイアローグは根本的な変化をもたらしました。精神科の治療を構成するうえでも、精神的なクライシスとはどのようなものであるかを理解するうえでも、です。

　オープンダイアローグは、体系的で科学的な研究にもとづいています。急性精神病およびうつ病に対するオープンダイアローグの効果に関する研究では、旧来の実証研究のデザインのもとで調査されていた伝統的な精神科治療とは違う結果を示しています。オープンダイアローグのあげた成果は、控えめに見てもきわめて有望といえます。

　この成果については第9章で詳しく紹介しますが、ちょっと立ち止まって考えてみたいことがあります。それは、研究を実践に結びつけることの難しさこそが、逆にオープンダイアローグの開発に光を当てたということです。ここで重要なのは、オープンダイアローグにふさわしい研究を行うためには、「ふさわしい研究手法を開発する必要があった」ということです。

　オープンダイアローグにふさわしい研究デザインと手法は、それまで存在していませんでした。選択肢すらありませんでした。メンタルヘルスの調査研究は——今もそうなのですが——実験室のような設定で、単一の症

状（または他の測定可能な行動）に対して単一の手法（または薬物）の効果
を測定するような研究が支配的です。

　こうした実証的な臨床試験は、単純な効果について何か言う場合には便
利でしょう。しかし人間の生はずっと複雑なものなのです。複雑な対話の
効果を検討する際には、さまざまな矛盾が出てきます。したがって実践方
法の開発にあたっては、以下のことをきちんと認識できるような研究手法
の開発が必要です。すなわちオープンダイアローグにおいては「人々が生
き生きと反応しあいながら、まるごと生身の人間存在として出会ってい
る」ということを。


## 薬物偏重の時代は終わった

　何十年ものあいだ私たちの西欧世界においては、実験室のような設定の
もとで実証的な研究を行い、環境から現象を分離するやり方が正しいと信
じられてきました。メンタルヘルス研究も例外ではありません。事実、精
神医学領域では、1950年代に初めて抗精神病薬が登場してからというも
の、製薬会社は新薬開発のため神経生物学研究に多額の投資を続けてきま
した。精神病のみならず、うつ病、不安障害、依存症その他のさまざま障
害に対する治療薬が求められたのです。

　こうした営みは、すべてのメンタルヘルス問題が「脳機能に還元できる」
という考え方を要請しました。その結果、薬物治療こそが最適な治療であ
るとみなされたのです。精神医学の専門家は、最適な薬を選択するうえで
的確な診断を下すエキスパートになるべく訓練されています。心理社会的
介入は、「薬物治療を補完するもの」という程度の位置づけになっています。

　薬物偏重以外にも、この分野ではさらなる細分化が起こりました。専門
外来では、ガイドラインにもとづいた特定の診断と、それに対する治療が
選択されます。いまや精神医学研究の主流は、そういうやり方に実践を近
づけていくことに汲々としています。この動向は人間のとらえ方をいっそ
う断片化し、人間を症状照準型の治療の対象に変えてしまいました。

　しかしロバート・ウィタカー[2010]が、『心の病の「流行」と精神科治療の
真実（Anatomy of an Epidemic）』で示したように、この種の実践は袋小路に

向かっています。なぜなら、最初の抗精神病薬の開発時になされた一大予測 [訳注] が、いっこうに成就しそうにないからです。その代わり、より根の深い問題が浮上しつつあります。それは、細分化された症状を標的とする抗精神病薬治療は、本来の治療の目的である脳機能にすら有害な影響を及ぼす可能性があるということです [Whitaker, 2010; Hoo et al., 2011]。

# 対話が持つふしぎな力

　対話的実践は、一個の人間であるクライアントとのミーティングにおいて、まったく新たな可能性をもたらします。いうまでもなくこの実践は相互性にもとづいており、しばしば被援助者や専門家を戸惑わせるものです。実際、対話が持つ治癒力にはいつも驚かされますし、ときに謎めいた感じすらするほどです。

　どうも変化のかんどころは、「相手を変えるための戦略的介入」などとは別の場所に生じているようなのです。私たちは本書で、この不可思議な現象の本質を探求していきたいと考えています。

### 「私たちを変えようとはしませんでした」——両親

　ADHDと診断された12歳の娘さんの家族療法にかかわったときの経験を紹介します。彼女は小学校に入学してからの6年間ずっと問題を抱えていたので、すでに何か所かで家族療法を受けていました。

　対話的手法の治療チームとのミーティングが始まって半年後、家族それぞれがどんなふうに感じたかが話題になりました。父親は言いました。「前にかかった家族療法家はみんな、私や妻に対して、娘への接し方を変えるよう言いました。でも、あなた方は違いました。私たちを無理に変え

---

**訳注**　精神疾患は生物学的な原因から起こっており、その原因のほとんどは薬物によって解決できる、といった予測。

ようとせずに、私たちの言い分を聞いてくれました。以前の私は、娘の話をちゃんと聞いていませんでしたが、今ではしっかり聞くようになりました」

## 「私はたしかにここに存在しています」——本人

　次は、精神病が再発した46歳の女性のケースです。彼女は自宅で、オープンダイアローグの要素を取り入れた治療チームとミーティングをしました。夫や、主治医や看護師をまじえた治療チームとの相談場面で、彼女はこんなふうに話しました。

　「今回は、1年前に初めて発症したときとは全然違っていました。私は医師の診察を受けましたが、そのとき医師は私の家族に、私がいかにおかしいかを訊いてばかりいました。私はまるで、その場に存在していないかのように扱われたのです。だけど今はまったく違います。私はたしかにここに存在しているし、きちんと尊重されています。私は、医師が夫と話すのを聞くのがとても好きなんです。それは夫が、私をどんなに大切に思っていてくれるかがよくわかるからです」

　1年前、彼女は旧来型の精神科病棟に入院していました。この病院でも家族ミーティングはありましたが、そこでのスタッフの関心事は、もっぱら正確な診断を下すことでした。医師の質問も、診断のための情報を集めることが目的でした。これは患者にとって最も屈辱的なことでしょう（「私はまるで、その場に存在していないかのように扱われたのです」）。しかし彼女は新しい治療場面で、まったく別の何かを経験したのです。

## 「夫を愛していることがわかったの」——妻

　30年以上生活をともにした夫婦のケースです。彼らはときどき、夫のDVに発展しかねないような夫婦喧嘩を繰り返していました。あるとき夫が自宅で怒って妻の手を乱暴につかんでしまい、その12時間後にミーティングが開かれました。

　それまでの約1年間は平穏な日々が続いており、2人はこのままうまくいきそうだと感じはじめた矢先に、それは起こりました。

妻はひどく絶望的になっていて、この先どうやって前に進むべきか、アドバイスを欲しがっていました。ミーティングは、彼女の強烈な感情に翻弄されてしまいました。彼女はもう限界だと語り、治療チームがよいアドバイスをくれないのなら、とりあえず別居の方向で検討するとのことでした。そのときまでは治療ミーティングはかなりうまくいっていると思われていたのですが、今になってこれほどまでに問題解決を懇願されるということは、治療は失敗に終わったと考えるほかはありません。誰ひとり、具体的なアドバイスを提案できなかったのですから。

ところが1週間後にあった次の面接で、この夫婦は、あらゆる状況が変化したと治療チームに話してくれました。前回のミーティングの後で、夫婦は成人した子どもたちみんなと一堂に会して、この問題について話し合ったそうです。そんな話し合いは初めてのことでした。話し合いの後で、妻はこう言ったのでした。

「夫を愛していることがよくわかったの。たとえ欠点があってもね」

## 「いつだって手探りです」——医師

実際の対話では、1つどころかたくさんの声が響きます。信頼できる専門家のコントロールに丸投げしないようにすること、これが対話主義の中核にあるようなのです。前頁に示した46歳女性のケースでは、このことが、チームの筆頭医師によるリフレクション（41頁訳注参照）によく言い表されていました。

「いつだって手探りです。何かがそこで起きていることは間違いないのですが、それが何であるかはうまく言えません」

あいまいさに耐えることは、医師にとってはしんどいことです。医師に限らず専門家というものは、プランとプロセスに責任を負い、確実なコントロールを追求すべく訓練されてきたわけですから。しかし対話実践にかかわる者は、もはやプランをコントロールする必要はありません。そのかわり、一瞬一瞬に進行していく相互プロセスのなかに参入することを目指します。なんらかの方法論や介入のパワーによってプロセスをコントロールしようとするような専門家は、とうに用済みというわけです。

対話実践にかかわる者は、まったく新しい経験と向き合うことになります。そのとき専門家はミーティングを仕切るのではなく、むしろクライアントの言葉に付き従っていきます。それは「治療場面」に限ったことではないことを、これからお示ししましょう。

# イタリアの小学校での体験

## 安心して間違うことができる

　2012年2月、イタリアの学校での経験は、トム・アーンキルに感動的な気づきをもたらしました。本来、学校の管理者は教員であると考えるのが普通ですが、ブレシア第二小学校では、教師たちが児童の言い分に従います。教科や教師に児童を従わせるのではなく、教師のほうから児童に合わせようとしたのです。

　ここでの基本原則は、「安全でくつろいだ状況のもとでこそ、子どもたちはよく学ぶ」というものです。恐れや不安は学習を妨げます。[1]

　教師は、いきなり本題に入るかわりに、まず児童がどんな経験をしたかをじっくり話すための時間と場所を確保します。きのうの夜はどうだったか、週末はどんなふうに過ごしたか、そんな話題について穏やかにおしゃべりをするわけです。そこでの児童の発言から、たくさんの大切なテーマが生まれ、話し合いは続きました。喜び、寂しさ、一体感、心配なこと、尊敬すること、人と違うこと……などがテーマです。読んだり書いたり計算したりするなど、いわゆる学校の「勉強」は、こうした土台の上に育まれます。

　学校で起きたことは何であれ、話し合いのきっかけになりました。うまくいかないことについての話し合いは、解決の糧となりました。「勉強」のつまずきになる「間違った答え」も、ここでは「おもしろい考え方」と受け止められるので、みんな真剣に答えます。

---

1　この基本原則の多くは、学校のスーパーバイザーであるパオロ・ペルティカリ教授の本に依拠しました。

「なぜそう考えたの?」——間違った答えは責められず、馬鹿にされることもありません。むしろおもしろがられるところから話し合いが進んでいくので、児童は安心して間違うことができるのです。

　トムは1970年代に教師の経験があったので、大いに惹きつけられました。教科を子どもたちに押しつけたり、子どもの気持ちを無視したりしないこと。対話によってよい雰囲気をつくり出し、そこから学ぶべきテーマが草木のように生い育っていくこと——。学科や教師が決めたことよりも、その子の経験や興味こそが哲学的な思索につながり、もっと知識や技術を得たいと思うきっかけになるのです。

### 違う経験について話し合う

　音楽の時間に、子どもたちはコウモリの唄を歌いました。みんなで話し合いをしてから、元気いっぱいに歌ったのです。何について話し合ったかといえば、「上下逆さまにぶら下がっている人にとって、世界はどんなふうに見えるのか」とか、「視点が違うと世界はどんなふうに違って見えるのか」といったことです。この安全な雰囲気は、子どもたちの置かれた状況や学習スタイルは多様なのだという考えによって保証されていました。

　イタリアでは、障害を持つ子も持たない子も同じ教室で一緒に学びます。イタリア語を母語としない移民の子もたくさんいます。この多様性はブレシア第二小学校の強みとなりましたが、教師たちが言うには、これは必ずしもイタリアの学校によくあることではないようです。

　子どもたちは、自分たちがそれぞれみんな違うということをわかっていますが、それでも互いの経験を分かち合い、それについて話し合います。心身に障害を持つ女の子が教室のなかを歩き回っていましたが、みんな気にも留めていませんでした。子どもたちは、女の子が歩くのが好きなことをよくわかっていました。みんなで彼女ができることやできないこと、好きなこと嫌いなことについて話し合ったことがあったからです。

　この話し合いから子どもたちは、「もし自分の名前を口にできないとしたら、どうやって自分自身のことを理解できるだろうか」という話題に行きつき、さらに「自分自身を知るとはどういうことか」という問いにたど

りつきました。

　子どもたちは、あるやり方で紙を折って、そこに好きになれることなれないこと、あるいは嫌いになれることなれないことを書くように言われました。それは書き取りと同時に図工の練習になり、これからの話し合いのため生徒たちから話題を集める方法でもありました。

　子どもたちは哲学者であり、大人たちに負けないくらい深い問題について真剣に考えています。大人が真面目に考えるならば、子どもたちも真面目に考えるものです。しかし学びというものは——ブレシア第二小学校が楽しい雰囲気のなかでやってみせてくれたように——必ずしも「真面目くさったもの」である必要はありません。

　対話的な空間をつくるには、すべての人がそれぞれに感じ、考えていることを尊重しなければなりません。学科のカリキュラムのようにどうしても無視することができない重大事があったとしても、です。

　もしゴールが、単なる学科の修了よりもずっと先にあるならば、管理や誘導はゆるめられるべきです。もちろん「教師は教え、治療者は治す」といった責務はあるにしても。もし決まり切った課題や活動をやるだけならば、クライアントや児童、両親らに指針をゆだねるなんてことは危なっかしく思えるでしょう。対話の空間など放っておいて主導権を取り上げ、専門家として方向性を指し示したいと思ってしまうかもしれません。それも無理からぬところではありますが。

# 未来語りダイアローグとは

### ☙ 家族の驚き

　未来語りダイアローグのように、ミーティングが誘導され構造化されている場合であっても、「対話性」は実現可能です。どんなダイアローグであっても、クライアントの言葉を軸にすべてが展開していくのです。

　未来語りダイアローグに参加した18家族へのインタビューでは、すべての家族メンバーがセッションで起こったあらゆることをとても詳細に覚

えていました。誰にどのような口調でどんなことを言われたか、どんなまなざしを受けたか、あるいは身ぶりや雰囲気といったことまでです。これにはトムたちもびっくりしました。

　彼らは当初のプランについてもよく覚えていました[Kokko, 2006]。クライアントの多くがそのやり方を奇妙に思い、「初めは"未来を思い出す"なんてばかばかしいと思った」と口にした人もいましたが、それでもミーティングは役に立ったと感じていました。彼らはこう言います。たいていの専門家がそうするように、どうせ初めから自分たちが責められるんだろうと身構えていたら、まったく責められなかったと。それどころか、過去の失敗について何か言われたことは一度もなかったのです。

　もう1つ家族メンバーを驚かせたのは、誰もミーティングを仕切らなかったことです。子どもたちを含む参加者全員に、話したり聞いたりする機会が等しく与えられました。とりわけ2人の中立的なファシリテーターの存在は好評でした。彼らは、「ちょっと奇妙だけどフェアな質問」を投げかけながらミーティングを導いたのです。

　さらに別の驚きもありました。ミーティングの結論が、「これからどんなふうに(家族や支援者が)連携していけばよいか」という具体的で実際的なプランにたどりついたことです。これまでいくつもの相談機関にかかわってきた家族にとって、これはめずらしいことでした。


### ❧ソーシャルワーカーのアンナの困り事

　ある未来語りダイアローグの事例を見てみましょう。

　福祉事務所のソーシャルワーカーである**アンナ**は、幼い子を持つ母親**ティナ**への支援が、思うように成果をあげていないのではないかと心配していました。ティナは飲酒の習慣をやめようとがんばって、ようやく禁酒できそうでしたが、アンナはまだ油断はできないと思っていました。ティナは福祉事務所から経済的支援を受けていて、資格講習を受けて就労することを考えていたので、アンナはそのプランを応援したいと思っていました。

　しかしアンナのいちばんの心配は、子どもの健康のほうでした。親の飲

**051**

| アンナ | ソーシャルワーカー（提案者） |
|---|---|
| ティナ | クライアント（幼い子を持つ母親、飲酒問題） |
| ライラ | ティナの親友（飲酒問題） |
| ロッタ | 職業安定所職員 |
| ピア | 依存症外来職員 |

酒習慣は、子の健康を脅かします。ティナは前にも資格の講習を受けていましたが、最初のうちこそがんばってはいたものの、だんだん尻すぼみになってやめてしまいました。そんなこともあって、アンナはティナがどのくらい真剣なのか確信が持てずにいました。職業安定所の職員である**ロッタ**にいたっては、アンナ以上に強い不信感を抱いていました。

　こんなふうにソーシャルワーカーのアンナは、自分の心配事を、未来語りダイアローグの冒頭で話してくれました。

### ⸜多くの関係者と2人のファシリテーター

　未来語りダイアローグでミーティングを開始する手順は、正確には次のようになります。いちばん心配している人がみんなに招集をかけ、自分の心配事を話します。そして、自分の悩みの解決のために集まってくれた参加者に感謝するのです。

　もちろん、人々を招集する際には、クライアント本人の同意が必要です。彼らが立ち会ってほしいと思う人々だけを招くためです。今回のミーティングに先だってソーシャルワーカーのアンナは、支援対象者のティナに自分の懸念を伝え、彼女の協力を求めました。できれば、未来語りダイアローグをやってみたいことと、それは何のためにするものなのかを説明したのです。

　アンナはティナにこう伝えました。2組の関係者グループ（network）がこのミーティングに参加してくれれば、具体的なプランを立てるうえで役立つかも、と。関係者グループというのは、クライアントの個人的な知り

合いから特に重要な何人かと、クライアントの家族を支援している専門家の両方からなり、いずれもクライアント本人が参加を望んでいる人たちです。

　そのほか外部から、中立の立場のファシリテーターが2人参加します。彼らはミーティングをうまく回すために、望ましい未来とそこにいたるための道のりについて質問します。また参加者みんなが話したり聞いてもらう機会を持てるように、話し手と聞き手を分けたりもします。ファシリテーターは問題そのものではなく、すべての参加者がそれぞれ抱えた「心配事を減らすために何ができるか」を考えられるように場を整えます。

　さて、ティナはミーティングを開くことに同意し、親友の**ライラ**を連れてくることになりました。子の父親(ティナの夫)は招かれませんでした。彼は姿をくらましていました。ティナはまた、幼いわが子も連れてこないことにしました。専門家側からは職業安定所のロッタだけでなく、依存症外来のセラピストである**ピア**も招かれました。したがって、クライアント側としてはティナとライラが、専門家側からはアンナとロッタとピアが参加することになりました。

### ☞「未来から現在を振り返る」とは

　参加者と2人のファシリテーターが到着し、ソーシャルワーカーのアンナは短い前置きとして、参加者への感謝の言葉と、いま自分が懸念していることを述べました。ファシリテーターは、ミーティングがどのように構成され、進められるかについて説明しました。「ここでの質問は、私たちが未来のある時点から、現在を振り返るような視点の質問になります」と。そのタイムスパンとしては、1年がちょうどいいことも合意されました。

　ファシリテーターの1人がインタビューを行い、もう1人がフリップチャートに板書しました。まずはクライアントのティナからです。質問が始まりました。

「1年経って、状況はすっかりよくなりました。どんな感じですか、ティナ？　何がいちばんよかったのでしょうか?」

　ティナはみんなの前で答えました。1年間はなんとか飲酒をやめ、職業

053

安定所が主催するトレーニングコースを今回はフルに受講し、（1年経った）今も職を探していて、ようやく就職面接を受けることができました。子どもについてはなんとか託児所を利用できています、と。

　ファシリテーターは彼女に尋ねました。

「そういう変化を起こすために、あなた自身はどんなことをしましたか？誰がどんなふうに助けてくれましたか？」

　ティナはこの質問に対し、今回は絶対にドロップアウトせず、友人のライラの助けを借りて乗り越えてみせると決心したのだ、と答えました。

「私が課題をサボってパーティに行きたくなったときには、すぐライラに電話したわ。ライラは必ず会いに来てくれて、がまんしなよって励ましてくれた。私らは（飲酒以外の）楽しみ方を工夫して、なんとか飲まずにしのいでこれたの。トレーニングの時間をムダにしないでね」

　ティナはあたかもこうしたことが、みんなすでに起きたことであるかのように"思い出し"ました。そしてこう続けました。

「職業安定所のロッタはトレーニングの課程をアレンジしてくれて、福祉事務所のアンナはうちの子の託児所を見つけるのを手伝ってくれたの」

　ここでファシリテーターは友人のライラのほうに向き直り、この1年がどんなふうだったか、特にどんなことがうれしかったかを尋ねました。ライラはティナと同じように答えようとしましたが、うまくいきません。ファシリテーターはライラに、あなたの立場から何をしてあげたのか、誰がどんなふうにティナを助けたかを尋ねました。

　するとライラは、アルコール依存から離れるために、お互いにどのようなサポートをしあったかを詳しく語りはじめました。さらに、"たったいま思い出した"ように、こう付け加えたのでした。「これまで別々に会いに行っていたピアのところへ、2人で一緒に通いはじめたの」と。

　ピアはAクリニックのセラピストです。ティナとライラの答えは語られるがままに、もう1人のファシリテーターによってフリップチャートに書き込まれていきました。

　ファシリテーターは、ティナのインタビューに戻りました。

「あなたは『1年前』に、どんなことが心配でしたか？　安心させてくれたのは何でしたか?」

　ティナは現在の自分の心配事について、すでにうまくいって安心を得ている未来の視点からみた「過去の心配事」として語りました。彼女の最大の心配事は、ソーシャルワーカーのアンナが彼女の進歩を認めてくれないこと、そして飲酒の再発を理由にアンナが子どもを施設保護扱いにしてしまうのではないか、ということです。また『1年前』のティナの心配事は、職業安定所のロッタがトレーニングコースの申請を却下してしまうのではないかということと、そのことで落ち込んでふたたび飲酒に走ってしまうのではないかということでした。飲酒の再開は、アンナが子どもを保護する理由となります。

　ファシリテーターは『1年経過したところ』で、何が彼女の心配を軽減させたか尋ねました。ティナが言うには、ロッタが最終的に彼女を信頼してチャンスをくれたこと、そしてライラの助けのもとでなんとかやりきったことでした。

「それで、私らは一緒にAクリニックに行ったんですよ」

　彼女は、友人のライラがまさに10分前に"思い出した"ばかりの提案を自然に取り入れていました。ここでファシリテーターはふたたび友人のライラに『1年前』の心配事と、また何がそれを解消してくれたかを尋ねました。

　ライラは一連の心配事についてはティナと同じように考えていましたが、まだその先がありました。

「私らはかなり良い感じになっていたので、ピアは私とティナに、Aクリニックの当事者グループを担当させてくれたの。グループメンバーにまっとうでいてもらうために、私らがお手本になるつもりでがんばった。もちろんやりきったけどね!」

### 支援者側も「思い出す」

　次は、ミーティングのきっかけをつくった支援者側にインタビューする番です。

　ところで、クライアント側のティナとライラには、次の3つの質問がな

されていました。

（1）あなたの状況はどうか、どんなときに特にうれしく感じるか。
（2）あなたは何をなしたか、誰がどんなふうにあなたを助けてくれたのか。
（3）どんなことを心配していたか、その心配をやわらげてくれたのは何か。

　支援者側の参加者は、このうち（2）と（3）について尋ねられます。
「ティナを支援するために何をしたか、誰があなたを助けてくれたのか?」
──Ａクリニック依存症外来のピアは、"思い出し"はじめていました。
「私はティナとライラに、一緒にクリニックに通ってみるよう勧め、危険
な状況を回避するうえでどんなふうに助け合えるかについて話し合いまし
た。ライラの存在はティナの大切な支えになっていて、それは私にとって
も同様でした。ライラはティナが崖から落ちそうになったとき〔＝飲酒を再
発しそうになったとき〕には、彼女と向き合うというプランを忠実に守って
くれました。彼女たちがずいぶん安定してきたので、私は2人にグループ
を受け持ってもらいました。このときから、彼女たちは本当の意味で私を
助けてくれたのだと思います」
　ファシリテーターはピアに、『1年前』は何に悩み、何がそれを軽くして
くれたのか尋ねました。ピアはすでに1年前からティナを信頼していた
のですが、職業安定所の職員が彼女の進歩を見ようとせず、トレーニング
コースの申請を却下するのではないかと不安を感じていました。もしそう
なれば、支援体制の大きな柱を失うことになりかねません。しかしピアは、
ティナとライラの協力関係がたちどころに彼女の心配を軽減し、他の人も
納得させてしまったことを"思い出し"ました。
　こうした発言はすべて、フリップチャートに書き込まれました。

　次は、職業安定所の職員ロッタの番でした。彼女が言うには、特にうれ
しかったことは、『1年前』のこの対話の翌日、ティナに事務所に来るよう
自信を持って勧めることができたこと、そしてトレーニングコースのオプ
ションについて十分に話し合い、彼女にうってつけの選択肢を見つけられ

たことでした。どんなふうに彼女が支援し、また誰が支援してくれたかを
"思い出し"ながら、ロッタは説明を続けました。ティナのためにしっかり
したプランをつくるべく、ふだんよりも長い時間かけて事務所で話し合っ
たこと。ティナの申し込みを後押しして、コース中でもいつでも彼女と事
務所で会えると伝えたこと。

　ロッタはまた、経済的支援のためには福祉事務所からのサポートが、A
クリニックでの治療や友人からの支援と同じくらい重要であることを話し
ました。彼女が『1年前』に心配していたこととして"思い出した"のは、
ティナの態度でした。『1年前』、ティナがそれまでよりもコースに真剣に
取り組んでいないのではないかと感じていたのです。
「どうやって不安を解決したの?」とファシリテーターが尋ねました。
「1年前の(この)対話です」とロッタは答え、微笑みました。
「どういうことでしょう?」とファシリテーター。
「他の人たちがティナと彼女のプランについて話す様子を見たので」と
ロッタは言いました。「みんながティナを信頼していると感じたんです。
私が事務所で短時間会うよりも、彼らのほうがずっとたくさんティナと接
点があり、彼女をよく知っていることに気づきました。ティナのことを話
す声のトーンからも、それがわかりました」


　支援者側へのインタビューは、最初に口火を切ったアンナへのインタ
ビューでしめくくられます。アンナはこの良き1年のあいだに、さまざま
なピースがひとまとまりになるのがいかに喜ばしいことだったかを"思い
出し"ました。そして、もう子どものことを心配する理由がなくなったこ
とも。アンナは、託児所への申し込みを後押ししました。こうしてティナ
は、なんとか子どものための居場所をつくり、1年後にはティナの家庭は、
もはや児童保護のケースではなくなっていました。子どもには居場所があ
り、ティナは安心して仕事を探すことができて、彼女はハッピーでした。

## ✎ そして再び「現在」に戻る
　ミーティングの最後のパートは、プランのピースを集めることでした。

そのためには、フリップチャートに書かれた板書が助けになります。板書は、心配事を解決するためにみんなに何ができるかを気づかせてくれます。ここまで来たら、もう未来の視点は必要ありません。未来から現在を「思い出す」かわりに、現在の視点から未来を「予測」すればいいのです。

このステップでは、今後のためにいろいろな活動を集約します。誰が、誰と、何をするのか――。ファシリテーターはソーシャルワーカーのアンナを呼び、ほかの参加者と対話しながらとりまとめるよう伝えました。

それぞれの具体的な分担を含むプランはチャートに書き込まれ、アンナはそれを清書してコピーを参加者全員に配ります。参加者全員が、フォローアップのために6か月後にふたたび会うことに合意しました。おしまいに、アンナは心配事を解消してくれたことを全員に感謝し、最後の最後に、参加者それぞれが、このミーティングの評価をシートに記入しました。

### ✎6か月後……

さて6か月後です。みんながもう一度集まったので、ファシリテーターはフォローアップの質問をしました。最近はどうですか？　お互いのどんなところに感謝したいですか？　さてこれから誰とどんなことをしましょうか？

いまティナの子どもは、託児所でハッピーに過ごしています。ティナはトレーニングコースを修了して、もうじき仕事も見つけられそうです。ティナとライラはAクリニックで、グループの多忙なメンターとして誇りを持って支援を続けています。

この未来語りダイアローグで職業安定所のロッタは「他のスタッフがティナと彼女のプランについて話す様子を見て、私も大丈夫と思ったのです」と言っていました。友人のライラは、Aクリニックのピアにも参加してもらうというアイディアを出して、さまざまなピースが1つのプランにまとまろうとしていました。

こうしてみんなで作成したプランを、不安のただ中にいたソーシャルワーカーのアンナに手渡したわけです。それは彼女1人ではとてもつくれ

そうもないものでした。どうして一介のソーシャルワーカーが、クライアントの親友や個人的な知り合いに、指図がましいことが言えるでしょうか。専門家どうしがお互いをコントロールしたり、かじ取りをしたりすることも、普通は無理です。しかしだからこそ、ばらばらだった支援のピースを結び合わせることには本質的な意義があるのです。

# やっかいな問題

## 境界にまたがる問題は苦手

　1990年代後半、未来都市ネットワークの関係者は、「すぐれた地方自治には何が必要か」をさかんに模索していました。ヨーロッパ、北アメリカ、日本、ニュージーランドなどの市当局のスタッフや幹部が、この国際的なネットワークの論議に参加していました。もちろんそれぞれの都市は大きく異なっており、達成度もばらばらでした。

　しかし、ただちにわかったことがあります。すべての都市がいまだ解決できていない「3つの困難」が存在していたのです。すなわち、(1)子ども、若者、家族のための支援サービス、(2)高齢者向けの支援サービス、(3)長期失業者向けの支援サービスです。

　これらの問題が、うまく解決しないのはなぜでしょうか。これらの問題が、現行の支援サービスシステムが想定している問題よりも複雑だからです。日々の生活は包括的なものですが、お役所仕事は部門別に細分化されています。もしあなたの抱えている問題がただ1つのシンプルなものであるならば、高度に分化したお役所システムが、ただちにその問題に詳しい担当者を見つけてくれるでしょう。もし問題が2つなら2つの相談部門が対応しますし、問題の数が多ければ、多部門が対応するでしょう。子ども、若者、家族に関する問題は、高齢者や長期失業者と同様に多面的なものです。

　しかし、この「サイロシステム」〔＝縦割り組織のこと〕は、人間の包括的な生活を、専門分野別に切り刻んでしまいます。あげくに、支援を統合す

**059**

るには境界を越える必要があるとわかって、そこで立ちすくんでしまいます。このように高度に分化したシステムは、「単一の問題解決」は得意ですが、境界をまたいだ問題については、杓子定規的な対応しかできなくなってしまうのです。そればかりか、誰が正しく誰が主導権を持つのかをめぐって、行き違いやせめぎ合いが起こりがちです。

かくして問題はばらばらに「粉砕」されてしまいます。その結果、クライアントがなんとかサービスをつなぎ合わせようと大変な思いをしたあげく、サービスどうしのすき間に落ち込んでしまうことも少なくありません。

未来都市ネットワークのメンバーは、こうした困難を「やっかいな問題（wicked issues）」と名付けました。メンタルヘルスマネジャーもこの議論に加わっていましたが、彼らはまさにみずからの専門分野を、この「やっかいな問題」リストに追加しました。

管理者のなかにはNew Public Management（NPM）［訳注］に希望を託す者もいましたが、多くの者は、市場メカニズムがサービスをうまいこと統合してくれるというストーリーに、うんざりしつつありました。むしろNPMが人々を分断し、混乱をいっそうややこしいものにしているとすら言われていたのです。

この種のやっかいな問題にはシンプルな解決策はありませんでしたが、1つだけ確実に言えることがありました。社会、健康、メンタルヘルス、教育、リハビリテーション、マンパワー、高齢者ケア、その他についての支援サービスは、「統合される必要がある」ということです。その統合は、日々の生活をお役所の担当部署ごとに型にはめるようなやり方ではなく、生活の包括性や全体性にマッチしたやり方が望ましいのです。人生の場面に応じて支援を統合するには、部門、法人、専門家らのあいだにある境界

---

2　ホルスト・リッテルは1972年に次のように記しています。ある種の問題は複雑すぎるために、頭が切れて事情に通じた職員ですら、当惑を禁じえなかった、と。リッテルはこの問題を「くみしやすい（tame）」問題と対比して、「やっかいな（wicked）」問題と呼びました。やっかいな問題を正確に定義することはできませんが、現場の職員のあいだでは、いくつか定義があるようです。
　　この種の問題は、解決してみて初めてそれとわかります。解決の方法にはたった1つの正解などなくて、せいぜい「まあまあ」なやり方があるくらいです。まあまあであるかどうかは、そのときの人間関係とか、なりゆきによって判断されます。その問題がどんなもので、どう対処するのが適切なのかが最初からわかっているような場合は「くみしやすい問題」といえます。

第1章　クライアントとともに不確実性のなかに飛び込もう

を越えなければなりません。たとえそれが役所や一般企業、第3セクター
だとしてもです。

## 対話は境界を越えるアート

　境界を越える必要があることは、とうにわかっているのです。組織は改
組され、さまざまな専門家の団体やミーティングがいたるところで生まれ
ています。それでは、クライアントと家族はどこにいるのでしょう？　そ
の友人やキーパーソンは？――彼らこそがいちばん頼りになるサポーター
なのに。

　すぐれた支援のコンビネーションを構成するには、専門家と「一般人」
のあいだにある境界を乗り越えなければなりません。もっと言えば、支援
リソースのコンビネーションは、専門的手法ではなく、クライアントの日
常生活をその中心かつプラットフォームとして構成する必要があります。
日常生活は、その中心と周縁がいつでも横断可能であることが望ましく、
そのために対話が要請されるのです。

　他者がどう考え、どう振る舞うべきかを頭ごなしに指示することで境界
を乗り越えようとする――これはよくあるパターンです。しかしそれは、
支援リソースを結びつけるうえで好ましいやり方とはいえません。専門家
たちはタッグを組んで、クライアントや家族の生き方まで指図しようとす
ることがあります。ここにもしぶとく存在するのが「やっかいな問題」です。
これについては戦略的な試みもなかなか通用しないため、「複数の問題を
抱えたクライアントや家族」のほうが〔**自己責任だなんだと**〕批判されがちに
なるのです。

　対話とは言ってみれば「境界を越えるアート」です。他者をコントロー
ルしようとするかわりに、人々は互いの場所まで出向いていきます。相手

---

**訳注**　New Public Management は 1980 年代以降に進められた動きで、公共部門
に民間企業的な経営理念や手法などを適用し、効率的で質の高い行政サービスの提
供を目指す考え方。行政活動の透明性や説明責任を高め、国民の満足度を向上させ
ることを目的とした。

の意見をよく聞き、共有言語を生み出し、リソースを持ち寄るために。

また、タテの関係（vertical layers）のあいだにも、越えるべき境界があります。管理やマネジメントは遠隔操作ではありません。活動における障害やポテンシャルをしっかりと理解するには、第一線で働く人々や中間管理職の人々とともに、対話に参加し、クライアントの声に耳を傾けなければなりません。「やっかいな問題」に対しては、あわててコントロールしようなどとは考えずに、正面から向き合わねばなりません。

ティナと友人のライラが専門家のグループとミーティングを行った先の場面は、支援をうまく統合できた一例です。あのように、みんなが直接対面して、お互いに話を聞く必要があります。縦割りのように分断されたやり方では接近できない問題があって、それは人間関係のなかで起こりがちな問題なのです。

読者はもうお気づきかもしれませんが、こういう専門性の組み合わせはそんなに特別なことではありません。それどころか、友人は助けてくれるだろうし、職業安定所はトレーニングコースを提供するだろうし、福祉事務所からは経済的支援が可能で、治療グループの存在にしても、リハビリテーションのなかで見えていないわけではありません。しかし日々の生活を中心に置いて、これらをうまくつなぎ合わせられるかといえば、対話性が重んじられないかぎり難しいことになります。

## ✎ 大規模な組織改革はいらない

対話性とは、「ちゃんと聞いてもらえた」という感覚に宿ります。相手を尊重したやりとりこそが、参加者全員の心を深く動かすような統合力を発揮するのです。

本章の冒頭で簡単に触れたリサの治療過程は、関係者どうしで対話することがいかに大切かを示すものでした。また、個人心理療法のような個別の要素が、どんなふうに組み込まれるのかも示しています。全体的な要素が劇的に変化するというよりは、そこで新しい意味を獲得することになるのです。

マネジメントにおいては、できるかぎり柔軟な姿勢で、境界線を縦横に

越えていくことが必要です。これは——繰り返すまでもありませんが——大規模な組織改革を要請するものではありません。しかしながら、「やっかいな問題」を克服するために、考慮されるべき重要な問題があります。実は縦割りにはメリットもあるわけで、対話文化は縦割りの最もよく機能しているところにも生じうるし、またそうする必要があります。

ただし、縦割りを放置したままで、統合や越境が勝手に起こるわけではありません。そのためには（それを生み出そうという）断固とした姿勢が必要なのです。そうすることでネットワークと越境がもたらされ、それを継続していくことも可能になるでしょう。こんなふうに、大きな組織改革なしに都市レベルで対話文化を立ち上げていく過程を、私たちはずっと手伝ってきたのです（詳細は第8章で触れます）。

トムがブレシア第二小学校を訪れたとき、教師たちはこれから起こるであろうことに怖れをなしていました。同校に長年勤めていた校長（女性）は退職を控えていましたが、経営陣はまだ後任者を決めかねていました。後任者は対話の実践に賛成してくれるでしょうか？

この学校は潤沢な外部資源の恩恵に浴していたわけではありません。違っていたのは、教師たちがみずからの職務内容や、基本的な業務をどのように認識し実践していたのか、という点です。ペルティカリ教授によれば、彼らはお互いに助け合いながら業務を記録し検討を重ねていました。ここでの教訓は、対話の実践は、大きな組織的な改造や想定外の資源を必要とするものではないということです。最優先事項は「応答性や相互性を大切にしながら、異なる視点どうしのネットワークをつくる」——このことです。


この本のメインテーマは、対話の中核的な要素を探ることです。対話を対話らしくするものは何か。対話文化の視点に立つとき、何が対話の実践を定着させるのか。

次の章では、何が対話性を困難にしているかを検討しながら、対話の中核的要素にさらに迫ろうと思います。心配事が起こったときほど、他者を変えてやろうという戦略が試みられるものです。対話性を危機にさらすこ

うした状況を観察することで、対話性の核心を理解することができるで
しょう。

第 **2** 章

# 心配事があるなら
# 早めに対話をしよう

ここでは、心配事に対する「早期介入」の対話実践を紹介します。早期介入などと言えば、ちょっと「干渉主義」的で、対話的じゃないように聞こえるかもしれませんが、あまり深読みしないでください。第8章でもう一度、「早期の開かれた連携」の対話文化に戻りますので。

　この章ではまず、たいへんにシンプルでありながら、関係性の根本にかかわる手法を示しましょう。その目的は2つ。職場や自宅ですぐに使えるものを読者に提供すること、そして私たちの「対話性」の基本的な考え方を紹介することです。この考え方は、本書全体を通して、だんだんはっきり見えてくるでしょう。

# 心配事とは何か？

## ☞「対話」の反対語は「戦略」

　心配事が生じた状況に目を向けてみましょう。見ようによっては、それは対話性のテストになります。というのも、何も心配がないときに対話的になるのは簡単なことだからです。人間は生まれながらに、対話する関係を自然と身につけているのです（第6章でより詳しく検討します）。

　しかし一方で、そうした対話的なスタンスを失うことも、驚くほど簡単です。心配事があると、人は「対話」よりも「戦略」に走りがちです。悪い結果が出そうなときは人はそれを避けようとして、その状況をコントロールすべく、安易なやり方を選んでしまうのです。

---

3　早期介入の背景にあるのは、小児科学と特殊教育です。「早期介入」で検索すれば、ウィキペディアの「早期児童介入」が見つかるでしょう。そこにはこんなふうに書いてあります。

　「早期児童介入は、発達の障害や遅れのある子どもと家族のための支援システムです。早期児童介入の目的は、なんらかの障害や発達の遅れ、もしくは深刻な発達遅滞のリスクが高い子を持つ家族に、以下のことを保証してあげることです。すなわち、家族や地域の多様性を尊重しながら、子どもがのびのび発達できるように、リソースやサポートを活用すること」

　こうした方針のもとでは、評価基準を設けたり、対象者やグループのリスクの特徴評価を行うことが必要になります。こうした方針には長所もありますが、偏見を生むことにもつながりかねません。私たちの対話文化のなかなら、こうなります。

　「もしも心配事があるなら、まず行動を起こしましょう。あなた自身の心配事を掘り下げ、対話を生み出してみましょう」

早期介入というのは、ごく常識的な話です。困ったことが起こらないように早めに動いておけば、うまくいく可能性は高まります。動くタイミングが遅れれば、そのぶんうまくいく可能性も減ることになります。それなのに人々はなぜ、すぐに動こうとはしないのでしょうか？　なぜ早期介入の大切さを、繰り返し注意喚起しなければならないのでしょうか？

たぶんそれは、不安と関係があるのだと思います。

私たちはいつもと違うことをしようとすると、好ましくない結果を予想しがちです。そのことが人をためらわせます。そして問題が勝手に解決してしまわないかぎりは、不安がますますふくれあがります。ついには問題が現実化してしまい、懸念していたことが当たってしまいます。そんなときこそ、対話的なアプローチが助けになります。

### 心配事が対話を閉ざす

さて、あなたはこんな経験をしたことはありませんか？

——あなたを気にかけてくれる人や、あなたにとって大切な人から心配されて、傷ついた。

——学校で子どものことが話題になったとき、ダメな親だと責められているような気がした。

——セラピストやソーシャルワーカー、医師のような専門家に会いにいったら、こちらの話を聞いてくれるどころか、あちらの話を一方的に聞かされた。

——あなたが専門家であれ素人であれ、あなた自身の心配事を口にしたら、話し相手を責めているかのように受け取られてしまった。

対話的関係は最も自然な関係ではありますが、心配事の影が差したとたんに危ういものになりがちです。あいまいな状況をなんとかしようと思うのは当然のことです。しかし他者の思考や行動をコントロールしようと思ってしまうと、関係性は戦略的なものになってしまいます。

対話性には「余白（space）」が必要となるのですが、他人に「どうしても

助言をしなければ」と感じているときほど、この余白が小さくなっています。たとえばこんな経験はありませんか。友達でも専門家でもいいのですが、自分は完璧に状況を把握していると思い込んでいる人が、あれこれ口を出したがるばかりで、こちらの言い分にはまったく耳を貸そうとしない、なんてことは？　そのとき、部屋の雰囲気が息苦しく感じられませんでしたか？　対話の空間が完全に戦略的な配置に置き換わってしまい、自分が無力で場違いな、孤立無援の存在であり、他人のほうが正しくてやり方も心得ているのだ、と感じませんでしたか？　もっと違うやり方はないものでしょうか――。

# 心配事、2つの取り上げ方

### ユッカの母親に対して

　ベテランの託児所スタッフであるサトゥ・アンティカイネンは、不安な状況をなんとかしようとしていました。[4]

　　2歳のユッカが、託児所にやって来ました。朝の（母親との）お別れがとても長引くので、託児所スタッフにとっては、まるで自分たちの力量が試されているみたいでした。ユッカは母親にしがみついて、他の子とまじわろうとはしません。母親のほうも、託児所に子どもを預けることに抵抗を感じているようで、どうも私たちスタッフはあまり信用されていないようなのです。

　　ユッカが成長するにつれて、いろいろな問題が起こってきました。彼は母親になかなか「さよなら」が言えず、一日中母親を恋しがっていました。シャイで、運動の発達に遅れがありました。他の子のことを思いやることができず、順番が待てずに割り込んだりするので、他の子たちから文句を言われることもしょっちゅうでした。

4　サトゥ・アンティカイネンによる以下の2つのエピソードは、早期ダイアローグに関するハンドブックからの引用です［Eriksson and Arnkil, 2009］。

ある日、私たちはこうした状況について話し合うために母親を招きました。私たちは、母親にユッカの問題について伝え、施設外から幼児教育の専門家を呼んで合同ミーティングを開いてみてはどうかと提案しました。しかしユッカの母親は、すべて順調なのだからそんなミーティングは必要ない、と考えていました。

ユッカが幼稚園に入っても、何も変わりませんでした。母親を恋しがって一日中泣きわめいていました。動作のスキルや問題行動についても、なんら進歩がみられません（順番を待つこと、他の子を思いやることなど）。

託児所のスタッフは、すぐにでも介入しなければ、小学校に上がってからもっと深刻な事態が起こると案じていました。ユッカの母親をミーティングに呼ぶことが絶対に必要だと私たちも考えていました。でも、そこでのやりとりがどんなことになるかは、見当もつきません。なにしろ以前、ユッカの母親は面接の提案を断っており、ユッカの問題をスルーしようとしていたのですから。私たちは彼女が慎重であるというより、問題から逃げているように感じていました。

それでも私たちは、ユッカの母親をミーティングに招くことを決めました。彼女にユッカの問題をありのままに伝え、家族カウンセリングセンターに相談することを勧めたのです。私たちは彼女にこう伝えました。「ユッカの情緒的な問題を解決するには、家族カウンセリングセンターに相談するのがベストでしょう。そうすることでユッカは、就学前に適切な支援が受けられるはずです」と。

このアドバイスの後、ユッカの母親は私たちに、「実はユッカを託児所に通わせるのをやめようと思っている」と言い出しました。私たちには、それは最悪の選択のように思われました。なので口々に、状況がどんなに深刻であるかをわからせようとしました。ユッカはまもなく秋の新学期を迎えようとしていたからです。母親は私たちの言葉に耳を傾けてくれ、もう一度考えてみると約束してくれました。

しかし２日後、彼女は電話で、「ユッカはもうそちらには行かせません」と伝えてきました。専門家のアドバイスは理解したが、それでもそう決めたのだ、というのが彼女の言葉でした。

## ☞リーサの母親に対して

　サトゥ・アンティカイネンは、別のやり方についても述べています。そちらは、まるで違う結果になったのです。

　リーサは個人の託児所から、私たちの託児所へ紹介されてきました。彼女の言葉の遅れや問題行動などが、すぐに取り上げられました。秋が深まるにつれてリーサは他の子どもたちにだんだん馴染んでいきましたが、問題行動は依然として許容限度を超えていましたし、気分の変動にも悩まされていました。

　スタッフは、リーサの母親と協力してうまくやれるかどうか、半信半疑でした。リーサの問題行動が懸念される一方で、母親の態度が一定しないことにも悩まされていて、なかなか難しい状況でした。いったいどうすれば、この母親から協力を引き出せるのでしょう？

　私たちはリーサのことがとても心配だったので、母親にこの件をどう伝えるのがベストなのか頭を悩ませていました。私たちがこの問題をなかなか取り上げられなかったのは、母親を怒らせてしまうことが怖かったからです。それに、取り上げるべき問題が多すぎて、初回の打ち合わせで母親にすべて理解してもらうのは無理なんじゃないかとも思っていました。そこで私たちは、問題を段階的に取り上げることにしました。

　リーサの母親に、とりあえずは娘の気分の不安定さだけでも伝えてみよう、そしてこれまでどんなふうに困難を切り抜けてきたのかを尋ねてみようと考えました。とりわけリーサにどう対処してきたのか。自分たちの感じている心配についても、とことん率直でオープンであろうとしました。

　私たちはまた、どんな形のサポートをリーサに提供できるのかを慎重に検討しました。それは母親も受け入れやすいものでなければなりません。

　私たちは、リーサと母親との関係のなかに、少しでも肯定的な要素を見つけようと懸命でした。誰もが強みとリソースを持っていることに気づきさえすれば、もっと楽観的になれるし、それは問題解決にも役立つはずです。私たちは母親の同意を得て、ミーティングを開きました。

　驚いたことに、彼女はとてもオープンな態度で、リーサのことをとても

心配していたことや、彼女の生活上の困難などについても包み隠さず話してくれたのです。彼女は、私たちがリーサのために考えた支援手段についても受け入れてくれました。さらにみずから進んで、リーサと過ごす時間をもっと多めにとることを提案してくれました。とても建設的なムードでした。

この時点では、まだすべての問題を話し合えてはいませんでしたが、良好な協力関係が始まりつつあるという予感がありました。

### コントロールすればするほど声を聞き漏らす

心配事に対処するとき、対話主義の基本的要素のいくつか——あるいはその足りない部分——が見えてきます。何もかもうまくいっているときは、きちんと応答したり患者の尊厳を尊重したりすることは難しいことではありません。しかしこれから不愉快なことや危険なことが起こると予想できるような場合に、そうした流れを変えようと焦ると、対話主義は危険にさらされることになるでしょう。

手に余るような状況をコントロールしようとすること（少なくとも見ないふりはしないこと）は、責任ある行動です。しかし、他人の考えや行動をコントロールしようとすればするほど、大切な声を聞き漏らすことになります。その先はどんどん隘路になっていきます。

# 予測と他者性

### 人は予測の名人

心配とは、「何かとんでもないことが起こるのではないか」と予期することです。人はみんな予測の名人です。心はつねに状況を把握しようとするので、人はみんな自分の行動に対する周囲の反応を予測するレーダーを、いつでも無意識に働かせています。

相手の出方をああでもないこうでもないと考えることは人間の本性のようなもので、いつもそういう憶測をしています。しかしながら、人間関係

というものは、たとえ1対1の関係であってもややこしいものです。まして多人数なら推して知るべし。さらに、どんな人間関係も他の人間関係と結びついています。

　こうして人々は、意図した結果だけでなく、意図せざる結果にも直面します。多くの場合その2つは入り交じっていて、それがまた次の行動の起点となり、ふたたび意図した、あるいは意図せざる結果につながります。

　ロシアの心理学者、P・J・ガルペリン[1969]はこう言っています。自分の持てる認知、感情、モラルといったあらゆる尺度を用いて自分の位置を確かめ、置かれた状況を探索しようとすることは、人間の心にあらかじめ与えられたタスクだと。人は世界を活動可能な領域とみなしており、そうした主観性ゆえに、世界に意味を見出すことができます。つねにあらゆることが重要なわけではないからこそ、私たちは選択的な観察者でいられます。重要なものごとは目立つし注意を惹きつけます。ジェームズ・ギブソン[1979]のいうアフォーダンスですね。

### ✿ 発話にはあなたの他者観が含まれている

　読者のあなたが何かの専門家だとしましょう。あなたがクライアントや患者、生徒や両親について懸念しているときは、同時に自分の専門性の領域にも目が行っているはずです。あなたは観察の対象について心配するだけでなく、あなた自身がちゃんと助けになっているかどうか（よき専門家として振る舞っているかどうか）を気にかけているはずです。

　自分の生徒の成績がいまひとつだったりすると、生徒のことを心配するのはもちろん、自分の教師としての力量や資格まで不安になるでしょう。自分が治療している患者がなかなか苦しみから解放されなければ、患者のことだけでなく、心理療法家としての自分の資質にも不安を覚えるでしょう。

　これは専門家に限った話ではありません。家族や友達についての心配事は、自分自身についての懸念でもあります。そしてこういう心配は、先取りされがちです。もろもろの状況はどんなふうに結びつくのか、私があれをしたら（しなかったら）どんなことになるのか。予測はつねに主観的です。

人は、自分自身の人間関係についてあれこれ思いめぐらしては、どんな反応が返ってくるのか知ろうとするものです。

ミハイル・バフチン[1986]は、私たちはつねに「自分の発言に対する反応」を予測していることを指摘しました。より正確にいえばこういうことです。われわれの発言は他者の発言に対する反応であり、われわれの応答はそれに対する他者の反応を予測しながら形を整えられ、その応答はさらなる応答を誘発していく。つまり、**私たちのあらゆる行いには、他者に関する私たちのさまざまな見方が含まれているのです。**

先に、サトゥ・アンティカイネンによる心配事の2つの取り上げ方のエピソードを紹介しました。取り上げ方によって、その反応はまったく異なっていました。なぜこんな違いが生ずるのか、もう少しよく見てみましょう。

## ♔ 他者を「理解を超えた存在」とみなせるか

ユッカの場合もリーサの場合も、その母親からどんな反応が返ってくるか、サトゥたちは予想していました(せざるを得ません!)。しかし2つのアプローチのどちらも予想と結果は無関係でした。いずれの場合でも望ましい結果を予想していたわけですが。最大の違いはそこではありません。それぞれのアプローチに対する反応に違いをもたらしたもの、それは他者との関係性の違いでした。

哲学者エマニュエル・レヴィナス[1969]は、非対称的な関係こそが対話を求め、それを可能にすることを強調しました。他者とはつねに、理解を超えた存在であるからです。

最初のユッカのケースでは、託児所のスタッフは母親にまず言いたいことを言い、その後に母親の言い分を聞くために対話の機会を持とうとしました。この章の初めに問いかけたことを思い出してください。あなたの友達なり専門家なりに、自分の考えや立場について自信満々な態度で語られた経験はありませんか、と。

他者がつねに理解を超えた存在であることを忘れてしまうと、かけがえのない他者性に対する関心が薄れ、対話的な余白が狭まってしまいます。

その場を「重要なこと」だけが支配してしまうのです。

バフチン[1981]によれば、権威的な言説は人々がそれを四の五の言わずに受け入れ、呑み込むことを要請します。しかしそうした発話の影響力はごく限られていて、ともに思考を発展させるような力がありません。

もし私が他者に対して、私の考えをまるごと受け入れさせるべく躍起になっているとしましょう。そのとき、私の考えと異なる視点は余計な"ノイズ"、すなわち取り除かれるべき障害にしかなりません。その核心には、ある種の(巧まざる)期待があります。つまり、人々は「実際に視座を共有したり、同じように考えたりすることができるはず」というような。あるいは「他者性が同一性によって置き換えられうるはず」というような。

そのためには私のほうから説得したりプレッシャーをかけたりしなければなりませんが、そうすることで、そのうち他者は、物事をしかるべきやり方で見たり行ったりするようになるでしょう。つまり私のやり方で、です。

一方、対話的な言説は制限なく開かれており、他者とともに考えようとします。対話は人々が同じようになることを求めません。その反対に、他者の持つ根源的でゆるぎない異質性こそが、対話を可能にする当のものなのです。他者は私自身と同じように1つの自己であり、異質な自己であり、私が彼(女)を完璧に把握したり、彼(女)が私を完璧に把握したりすることなどありえません。

バフチン[1990]はこう問いかけました。「もし私が他者と融合してしまい、二者ではなく一者しか存在しない状況になったとしたら、誰がどうやって事象を豊かなものにしてくれるのか?」と。そしてこう続けます。

「他者が私と融合することで得られるものとは何か? もしそんなことが

---

5 視点はつねになんらかの立場を要請します。厳密にいえば、この世界のなかの同一の場所を、2人の人間が同時に占めることはできません。2人以上ならなおさらです。すべての人間は関係性のなかで、独自のポジションを持っています。一卵性双生児ですら、それぞれの関係性のなかに位置づけられます。
　　フランスの社会学者ピエール・ブルデュー[1998]は、行為者はそれぞれ、社会的空間のなかで1つの地点を占めていると述べました。その地点こそは物事を観る土台であり、その個人に視座を与えるものであり、その視座の形や中身は、その個人が占めている客観的な位置によって決まるのです。このことが本質的に意味しているのは、人は主観的な存在であり、そうであるほかはないという、最も動かしがたい真理なのです!

起こったら、彼（女）が私以上の知見を持つこともありえないことになる。彼（女）はただ私のキャラクターを真似るだけの存在になってしまう。彼（女）には、あくまで私の外部にとどまってもらうほうがよいのだ。なぜならそのポジションにあってこそ、彼（女）は私の立場からは得られない知見を持てるわけで、それこそが私自身の生活を本質的に豊かなものにしてくれるはずなのだから」

## ♪ 心配事がコントロールを誘う

　心配事が持ち上がると、多様な視点や見方があることを忘れて、つい一方的なコントロールを試みてしまいます。その自覚なく戦略的なやり方が採用され、根源的な他者性を受け入れない態度が実践に持ち込まれます。そのとき、「人それぞれの見方がある」という認識論の基本は忘れ去られてしまいます。人はただ、手のつけられない状況をコントロールしたいと望みます。他者が状況を理解し、適切に振る舞ってくれるようになることを願うからです。

　サトゥ・アンティカイネンは、ユッカの母親に誠実に対応したのですが、その結果は、彼女の思いとは真逆とは言わないまでも、だいぶズレたものになってしまいました。リーサの母親に対しては、彼女は別のアプローチを試みました。他者を単なるアドバイスの受け手にするかわりに、対話のパートナーになってもらったのです。

　なぜ私たちは、早期の介入をためらうのでしょうか。事態がこじれる前に動いたほうがいいに決まっているのに。その理由の1つは、ヤブヘビになるんじゃないかと予測するからでしょう。もちろん私たちだって、動くべきかどうかで議論になります。でも、あえて言えば、行動計画いかんで予測も変わるのです。違うアプローチがとれれば、予測のあり方もきっと違うものになるでしょう。

　さてこれから、対話を促進するための試みを見ていきましょう。これを読んだら、ぜひ試してみてください。

# 対話を誘う逆転ツール

　心はつねに先のことを予測しています。仕事中や業務時間に限らず、つねに──何をしているときでも──そうなのです。以下に示す例では、クライアントや患者が、専門家と出会う場面に焦点が当てられます。同じような対話主義の危機は、日々の出会いのなかにも見出されます。夫婦や友達、近所の人たちなどのあいだで。

　もし他者ではなく、自分自身を変えてみたらどうなるでしょう？　より正確にいえば、人とのつながりに変化をもたらすために自分の行動を変えてみたとしたら？　もし私自身の行動を変えられたなら、関係性に何らかの変化が、それも望ましい変化が起こるでしょう。

　私は私の人間関係を直接にコントロールすることはできません。しかし、私には少なくとも、つながるための考えや行動を取り入れようとがんばることはできるし、何が起こるかを理解することもできます。一方的な変化はゴールではありません。目指すべきは「共進化」、ともに変わること、かかわった人みんなが巻き込まれるような変化なのです。

## ◌気遣いゆえに問題は放置される

　トム・アーンキルと同僚のイーサ・エリクソンは、1990年代初頭、フィンランドの子どもの発達をめぐるプロジェクトにおいて、ある困難にぶつかりました。児童・思春期の子どもたちとその家族にかかわる専門家は、子どもたちが大きくなってしまう前に問題の予兆に気づいても、なすすべがなかったのです。

　当時、早期介入のための手段はありませんでした。とりわけ、家庭の問題とかかわりがありそうに思われるケースが問題でした。教師や託児所職員は、子どもの落ち着かなさや内気さが、両親の薬物依存症や家庭内暴力などの問題と結びついていそうな状況について、悩みを抱えていました。

　専門家たちは、心配事を取り上げることをためらっており、そうこうす

るあいだにも心配事はふくれあがっていきました。ソーシャルワーカーや心理療法家、とりわけ依存症リハビリテーションのスタッフ（いわば「心配のプロ」）たちは、そうした問題を取り上げるための確固たる権限を持っていましたが、彼らも問題の所在がはっきりするまでは、それを取り上げたがりません。

　プロジェクトに参加した専門職たちは、親や本人が「責められているように感じるのでは?」と恐れていて、問題を取り上げることをためらっていました。また、心配事を口にしたら事態を後退させてしまうのではないか、親たちが問題そのものを否認するんじゃないか、専門家が問題について議論をする資格や権利があることを親たちは認めたがらないのではないか、そんな懸念もありました。

　教師たちが信頼関係を壊すまいとして、心配事を取り上げるのをためらっているあいだにも、関係性はどんどんやっかいなものになっていきました。まさに「あちらを立てればこちらが立たず」という状況でした。そのあいだ、ずっと子どもたちの問題は放置され、問題はどんどんややこしい方向に向かっていったのです。

## そして爆発＆コントロールへ

　発達をめぐる問題を取り上げて、かんばしくない将来を予測してみせること。あなたはそれをためらい、そのせいで実際にろくでもない結果になったりします。こういうことは専門家の仕事に限ったことでもなければ、別にめずらしいことでもないでしょう。日々の暮らしのなかで普通に起こっていることです。ときおり人は不安を抱えきれなくなり、感情を爆発させたりもしますが、それで事態はいっそうこじれてしまいます。まるで、そもそもの悲観的予測を裏付けるかのように。

　てっとり早くコントロールしようとすることで、ものの見方は一面的になります。他者の他者性を尊重できなければ、他者を傷つけることになるでしょう。婉曲な批判や善意からの助言を装ったり、一方的なコントロールなどするつもりがないように見せかけようとしても、クライアントの目はごまかせません。声のトーン、表情やしぐさ、その他あらゆる非言語的

なしるしから、あなたの意図は透けて見えています。優しい声の裏側にある「私の言うことを聞きなさい、あなたは変わるべきだ」というメッセージが。

### 🐾180度の転回──専門家がクライアントに相談する

トムとイーサは、ある"ツール"の開発にとりかかりました。専門家を、ためらいや躊躇から解放するためのツールです。具体的には、家族への批判ととられにくいやり方を見つけるためのツール。それがあれば予測はポジティブなものとなり、不安を放置するのではなく、不安と向き合う勇気がわいてくることでしょう。

その鍵はシンプルでありながら、180度の転回をもたらしました。専門家が両親に問題があると告げる代わりに、「専門家側にとっての悩み・問題点」を打ち明ける形にしたのです。

**「私は、あなたのお子さんがこういう特徴を持っていると考えていて、その支援のためにxやyの方法を試してきましたが、まだ迷っていて不安なんです。この不安がなくなるために協力してもらえませんか」**と。

ここで大切なことは、自分ですぐ変えられること、すなわち自分自身の行動だけ〔＝この場合は、専門家の態度・行動〕を変えるように心掛けることです。それも、対話やつながりに近づくような方向で。そのやり方を見つけるために、いろんな可能性を考えたり、自問自答を重ねたりもします。「私の言動に対して、他者はどんなふうに感じるか?」「それはどんなタイプの反応を呼び覚ますか?」と。

とてもシンプルですね。人はいつでも、他人の反応を予測したり誘発したりしながら生きているわけで、そういう基本的な人の営みには計画も訓練もいらないのです。しかし、他者の目に自分の行動がどう映るのかを慎重に見極めたり、他者がどう感じているのかを感じ取ろうとしたりすることは、ふだんよりもちょっと意識的に予測をすることにつながります。それは認識論的な転回です。

---

6　詳細は、エリクソンとアーンキルによるマニュアル[2009]を参照してください。

私はもはや、他者が私の考えを共有してくれることを当然のようには思えなくなります。そうなれば逆に、私は自分の言動を、他者の視点にも配慮した方向で修正するでしょう。他者が私や状況をどう見ているかを知ることはできないし、その見方をコントロールすることもできません。私にできるのは、対話のために心を砕くことだけです。他者に援助と協力を求めることは、「こうなんだからこうすべき」と押しつけるよりも、対話のための余白をもたらすでしょう。

互いに予測しあうというシンプルなやり方は、その本質において以下のことを教えてくれます。他者はその固有の場所から私を見ているということ。そうした他者の視座は、決して私と同じではあり得ないこと。その中核には、他者性の尊重があります [訳注]。

## 心配事に対処するための10のルール

専門家たちと試行錯誤を重ねながら、トムとイーサは、支援者が心配事に対処するための「おおよその目安」にたどりつきました。具体的には次のルールです。

1. あなた自身の心配についてよく考え、自分を「両親や保護者の支援を心から必要としている」という立場に置いて考えてみること。
2. 子どもにかかわる仕事では、ポジティブな事柄のリストを（頭の中で）つくること。
3. 前もってよく考えること。どうすれば心配事と同じくらいに、物事のポジティブな面を取り上げられるかを考慮する。あなたの言葉がグチや批判と誤解されてしまわないために。

---

**訳注** 「あなたのここがおかしい」「ここを改めるべき」と相手に伝えることは、その内容が正しいかどうかにかかわらず、意見の押しつけであるがゆえに対話の可能性を奪ってしまう（服従もしくは議論になるため）。相手の主観を尊重し、それを性急に変えるのではなく、むしろ自分のアドバイスの方向を変えてみよう。心配事を自分自身の不安として打ち明け、相手に協力を要請するほうが、実りある対話につながるだろう。

4. プランどおりに行動したら何が起こるか予想すること。これまで両親や保護者は、どんな反応を返しがちだったろうか？

5. 心の中で、あるいは同僚の前で、繰り返し言い回しを練習すること。あなた自身を上手に表現するやり方を見つけること。そうすることで、他者と意見や考えを共有しやすくなり、他者の言葉を恐れずに聞けるようになり、共同作業を続けやすくなる。

6. もしそのアプローチのしかたでは対話が促進されそうになかったり、長持ちする結果につながりそうにないと予想できたなら、仕切り直しをすること。

7. 自分がしっかりと敬意のこもったアプローチをしていることが確信できたなら、適切なタイミングと場面を選んで、自分の懸念を切り出すこと。

8. 注意深く傾聴し、観察し、柔軟に対応すべし。心配事を取り上げるということは、相互性のあるプロセスなので、元のプランにこだわるべきではない。

9. そこで生じたことについてよく考えること。それは予想したとおりだったか？　そこから何を学んだか？　対話と共同作業を続けていくために、自分には何ができるだろうか？

10. いちばん大切なことは、「あなたが自分の心配をなくすために支援を求めた」ことを忘れずにいること。それは子どもの状況が改善していくうえで重要な鍵となる。

---

7　1996年から2004年にかけての、349例の不安に対処した経過は、なかなか興味深いものです。多くの専門家が、先述した「おおよその目安」すらも適用をためらっていたのに、やってみた結果にびっくりしているからです。不安に処する前段階で、専門家の32%しか良い結果を期待しておらず、残りの68%は失敗を予期していました（にもかかわらず、彼らはルールどおりに不安に対処してくれたのですが）。ところが対処してみた結果として、66%の専門家が良い結果を報告しており、30%だけが良くなかったとしています。完全な逆転現象が生じているのです！［Eriksson and Arnkil, 2009］

8　近年このやり方はさらに進化して、マネジメントの現場を対話的なものに変えつつあります。管理職が部下に対して彼らの問題を告げる代わりに、管理職自身の問題、より正確には肯定的な見通しについて、さらに彼ら自身の不安と、心から助けを求めていることについて告げるのです。フィンランドのヌルミヤルヴィ市において、「対話的に不安を取り上げる」トレーニングを受けているのは児童、青年、家族の専門スタッフばかりではありません。役場のすべての部署の管理職も研修を受けています。彼らに対する研修は日常的に受けられます。

## 対話が戦略に成り下がらないために

　これらのルールは、不安のただ中にあっても、他者への敬意を忘れずにいるためものです。ここは強調しておきたいところです。

　またこれらのルールは、図式的な行動プランを意図したものではありません。そうした行動プランは、対話主義を、ただの戦略的な行動に置き換えてしまいます。そのとき他者は、「変えられるべき対象」に堕してしまいます。当事者はみんな対話実践のなかで、互いに学び合いながら、それぞれの視座の豊かさに感謝しながら、変わっていくのです。そのときこそ、「対象者」や「対象集団」の一面的な変化の代わりに、共進化が生ずるのです。

　物質依存に関する心配事を取り上げることでうまくいった私たちの経験は、次なる試みにつながりました。すなわち、保護者が抱えている精神的問題について、専門家たちの心配事を取り上げる試みです。さらに、こうした初期の対話における成功によって、トムとイーサ、そしてプロジェクトチームの専門家たちは、これまで専門家が取り上げるのをためらっていた難しい問題にも取り組むことになりました。その成果もまた、すばらしいものでした。さまざまな専門家から、ポジティブな経験や関係改善についての事例報告が続々と届いたのです。

　現在、フィンランドには、海外と同様に、このアプローチのトレーニングプログラムがあります。すべての自治体の子どもと青少年、および家族にかかわるスタッフグループが、このトレーニングを受けています。〔「病気」や「問題」ではなく〕自分たちの心配事を、心からの助けを求める懇願として取り扱うという発想は、その後、他の専門職の現場（たとえば高齢者介護）でも応用されています。

　その核心にあるものは、とてもシンプルです。モノローグ的なやり方で、自分の視点や好ましい行動プランを他者に押しつけたり、他者の思考や行動をコントロールしようとしたりしないこと。そうではなくて、他者の視点や行動プランを歓迎するというあなたの姿勢をはっきり示し、相互支援としての共同作業に導くのです。他者とは永遠に理解を超えた存在であり、それゆえに彼らの声を傾聴することは私たちの責任なのです。

# 読者のみなさんに、
# すぐ試していただきたいこと

　家族や友達に応用できるように、先に示した10のルールを次の4つにまとめてみました。やってみればわかりますが、大切なことは解決の技法ではなく、あらかじめ「見通しを持つこと」です。そうすれば、対話においてあなた自身の懸念を取り上げるまでもなく、重要な変化がいくつも起こるでしょう。

**あなたは、まだ一度も取り上げたことのない心配事を抱えていませんか？**

1. 他者にどれほど感謝しているか、よく考えてみましょう。あなたの心配事を軽くするために他者がやってくれたこと、あなたに協力してくれたことについて思い出してみましょう。そして確認しましょう。そのことゆえに、他者は賞賛に値するということを。

2. まず自分の心配事を表明できるようにしておきましょう。心配事の表明とは、心配事を軽くするために助けてほしいという懇願、それも心からの懇願であるべきです。人が心から助けを必要としていないとき、助けを求める懇願は嘘っぽくなり、表情や声もニセモノになってしまいます。他者への叱責を、助けを求める声に擬装して伝えても、それは「擬装された叱責」として受け取られるだけです。私たちが慎重に言葉を選ぶくらいには賢かったとしても、声のトーンや仕草その他の身体言語といった非言語的なメッセージが「伝わって」しまうことは避けられません。そして人はみんな、そうしたメッセージを読み取る名人です。甘い言葉と厳しい仕草との乖離があると、求める支援は得られないでしょう。よく考えてみてください。私の不安を軽くするうえで、私が本当に他者の助けを必要とするのはどんな場面でしょうか？

3. 試しに何か言ってみて、他者がどう感ずるかを感じてみましょう。他者がそれをどう受け止めるのか、予測してみましょう。他者のポジションをとろうと試みるのは、手の届かないものを追うことにほかなりません。しかしそれでも、人間の同一化能力のおかげで、他者の感覚をあなたの身体で感じることは可能です。

4. 敬意に満ちていて、決して相手を傷つけないようなアプローチのしかた。それを見つけたと感じられたなら、実践に取り入れて、何が起こるかを観察してみましょう。重要な変化が、すでに生じているはずです。あなた自身の、敬意に満ちた態度で相手を対話に導こうという姿勢は、あなたが不安を口にする前から「発散」されています。たとえあなたが緊張していたとしても、です。しかし、もしあなたが最善を尽くしても、どうしても他者を傷つけてしまうようなときは、相手に謝罪したうえで、あなたの意図を伝えましょう。不安を減らすために共同作業を望んでいることを、真剣に伝えましょう。よいリセットになりますし、相互活動に誘うきっかけにもなります。

## テクニックではなく態度である

　純粋に他者を求めるということは「テクニック」ではありません。それは関係性というものに対する「態度」なのです。

　ここに示した「おおざっぱな目安」的なガイドラインは、新米のスタッフが前に進むことを助けるでしょう。「支援を求める側になる」という意味では、180度の転回を経験してもらうことにもなるでしょう。しかしながら、図式は図式であって人生ではありません。対話実践が必要とするのはガイドラインのようなステップに従うことではなく、応答可能性のほうです。経験を重ねるにつれガイドラインの重要性は小さくなりますが、新米スタッフが経験を積むことを助けるという重要な役割があります。

　アリストテレスは実践知に関連して、『ニュマコス倫理学』のなかで次のような見事な指摘をしています。「テクネー（技術）」と「エピステーメー（理論）」は重要だが、つねに一回かぎりの現場においては、人は知恵を働

かせて、望ましい選択をしなければならない。それは行動の規範に従うことによってではなく、人が経験からのみ獲得できる「フロネシス」、すなわち「実践知」に従ってなされるのだ、と。

　ガイドラインは経験の獲得を助け、経験は勇気と想像力を豊かにし、実践それ自体が見通しをしっかりしたものにしてくれます。もし人が技術しか持っていなければ、多かれ少なかれ技術に依存することになります。そのとき創造性の余地は狭く小さくなってしまうでしょう。とはいえ、その反対もまた薄っぺらいものになります。もし人が最初の段階でガイドラインもなく一般的な知識しか持っていなければ、深みに踏み込む勇気も持たない、物見高い見物人どまりになるでしょう。

　初期段階についてはある程度まで記述することが可能であるにしても、**対話主義は方法論でもないし、技術体系でもありません。それは他者の他者性を承認し尊重し、なんとかそこにたどりつこうとする態度のことです。**対話的関係の経験は、対話的な態度と、相互性のある活動の領域を広げる勇気を与えてくれるでしょう。

＊　　＊　　＊

「対象となる人や集団」を変えてやろうとする初期介入は強い葛藤をともなうため、専門家は介入をためらいます。しかし、ためらっているうちに問題はこじれ、他の選択の余地はなくなっていきます。

　多くの場合、第一線のスタッフは、彼らの抱える困難が、彼らが好むアプローチの思想的な基盤に起因するかもしれないとまでは考えたがりません。そこにはクライアントへの不安というか、クライアントの他者性を受け付けないような傾向があります。

　こうした傾向は、「クライアントが専門家の見解をそのまま受け入れ、彼ら自身のものにしてほしい」という願望のなかに秘められています。どれほど善意にあふれた優しい言葉を用いようとも、他者性の軽視は「軽蔑」としか受け取られません。

　自分の活動を、他者とともに考え行動する方向に変えようとする。これ

は対話的関係を育んでくれます。対話的態度と、他者への敬意に満ちた関心は、それを言葉にする前からおのずと発散され、相手にも伝わるものです。ここでいう他者への関心とは、言い換えれば、他者がこの世界にただ1つの場所から物事を眺めている、その見方に対する関心のことです。

第 **3** 章

# オープンダイアローグ

対話実践への道

本章では、ヤーコ・セイックラの経験を検討することを通じて、対話実践の核心について学びます。最初に、私たちが現在行っている実践について述べることにします。

　あるカップルの心理療法記録の抜粋を見てみましょう。セラピストたちは、ほとんど何もしていないように見えます。彼らはもっぱらクライアントの言葉をそのまま受け入れているかのようです。こうした実践を、システム論的家族療法といちいち対比しながら、何が大切かを論ずるつもりはありません。それよりオープンダイアローグの原則が、西ラップランドのネットワーク実践のなかでどのように発展してきたかについて述べようと思います。そして最後に、どのような現場においても活用できるように、「対話実践の原則」をガイドラインとしてまとめます。

　なお、私たちは「オープンダイアローグ」を、特殊なアプローチを示す言葉としては用いません。どんな関係であれ、人々とともにあるあり方を示す言葉として用いることにします。

　この章では初めに、クライアントとの対話の実例をいくつか提示します。臨床心理士であり家族療法家でもあるヤーコの実践がどんなものであるかが見て取れるでしょう。心理療法家としてのヤーコの臨床実践の舞台は、大学の心理療法クリニックです。彼はそこで治療者兼教育者として活動しています。心理療法のトレーニングの一環として、心理学修士課程の学生たちは、治療チームの一員となります。学生たちは責任あるセラピストとして、ベテランの臨床家と一緒に仕事をする貴重な機会を得るでしょう。そこで治療のプロセスについて学ぶのです。

　こうした指導体制は、教師であるヤーコにとっても貴重な機会となります。彼もまた治療チームの一員として充実した仕事を続けていけるからです。もし彼が個人クリニックの心理療法家として働いていたとしたら、1人で心理療法を行うしかありません。治療チームで働くことは、深刻な危機的状況に対処するうえで、効果的かつ創造的でもあることが実証されています。

　付け加えるなら、それは対話的実践におけるさまざまな経験を活用できる仕事のやり方でもあります。たしかにチームで仕事をすることは、1970

年代後半には、システム論的家族療法においてすでにポピュラーになっていましたから。しかし対話実践においてチームであることは、「対話の生成に焦点化する」という、まったく新しい意義を帯びているのです。

# 戦略的な介入から離れる

### システム論の考え方

さて、第1章で短く言及した12歳の娘の行動上の問題に悩む両親の話です（45頁参照）。

父親は、かつてシステム論的家族療法を受けたときとはずいぶん異なった経験だったと語ってくれました。そして、いま続けている治療セッションでは、治療者が両親の態度を変えようとはしなかったことに驚いていました。問題がけっこう深刻だったので、家族は娘が1年生のときからずっと、家族療法家とコンタクトをとりつづけていたのです。以前の治療者が、両親のサブシステム［訳注］を強化しようとしていることは明らかでした。つまり治療者は、両親の娘に対する態度を変えさせようとしていたのです。

システム論的な考え方に即して言えば、家族システム内部の境界［≒関係性］の変化は、娘の行動に変化をもたらすでしょう。娘は家族のせいで、力を奪われているようでしたから。この家族の状況を見れば、表面的には、やるべきことははっきりしています。両親には、家族の問題についてしっかり向き合ってもらい、娘が繰り返している問題について責任を持って対応してもらうこと。それが家族療法家にとっては自明の結論となります。その際、彼らは、個人のことよりも家族システムのほうに焦点を当てがちです。しかし我々にとっては、個々人のことを熟慮することのほうが大切です。

システム論においては、ADHDの問題行動といった症状は、家族シス

---

**訳注** 家族システム内における両親の夫婦関係を意味する。

テムの機能の1つとみなされます。たとえばミラノ派の家族療法家のチームは、精神病とその家族における機能についての研究に取り組んだ際、若い精神病患者の病的な振る舞いは、しばしば家族の結束を強くすると述べています。

## ❧治療者の位置づけが大きく変化した

この点について言えば、たしかに子どもの問題行動は、家族をばらばらにするよりも、結束を強める方向に働きます。たとえば、思春期の若者が学業のために家族のもとを離れたいと思っていたケースでさえも、そうなのです[Selvini-Palazzoli et al., 1978]。

「家族ゲーム」において、家族はいつでも活動をともにする集団とみられていました。ヤーコが1980年代初頭に受けた家族療法の基礎トレーニングは、システム論にのっとったものでした。このためヤーコは家族システムのなかに一定の法則を見つけることや、変化を起こすためにその法則にもとづいて介入計画を立てる、といった手法になじんでいました。

さきのADHDの娘を持つ家族は、ずっとそういう経験をしてきたのでした。この家族は、システム論的家族療法による治療を何度か受けたことがあったのです。しかし父親によれば、いまや彼らの経験は、以前とはまったく違うものになりつつありました。父親が言うには、この治療を受けるようになってから、治療者は家族のさまざまな声にも耳を傾けてくれたので、結果的に父親は前よりもよく話すようになり、さらに重要な変化としては、彼自身が娘の話にも耳を傾けるようになったのです。

従来の家族療法では、家族システム内における両親の行動を変えることに焦点が当てられていました。そのとき治療者が重視していたのは、家族システム全体を俯瞰することであって、家族の発言に対して対話的に応えることではありません。そうした治療では、ミーティング参加者それぞれの声を尊重するよりも、家族システム内の境界を設定し直すことのほうが重視されるのです。

しかし対話実践においては、「家族システムへの介入によって変化を導入する」などということは、もはや治療の主眼ではなくなっています。こ

れはヤーコにとっては、治療者の位置づけを大きく変えざるを得ないということを意味していました。

　危機介入チームのメンバーとして、より相互的な実践を行っていくなかで、ヤーコはシステム論的介入からしだいに距離をとるようになりました。ある治療チームでカップルセラピーを行った際も、その姿勢はぐらつきませんでした。ヤーコにとって、家族療法の対話における治療者の位置づけは、深いレベルで変化していったのです。

### 対話のスペースを生み出すために

　かくして対話実践において大切なことは、次のようなものになりました。「注意深く傾聴し、他者を受け入れ、発言に反応すること」。いずれも、対話のスペースをつくり出すために必要な事柄です。

　こうした対話スペースの創出は、すべての心理療法家が実践できるはずのものです。つまり、患者個人やカップル、家族、あるいはさらに大人数の関係者とミーティングをする場面において応用できます。

　対話スペースの創出は、治療者仲間がいれば容易なものになりますが、治療者単独でも可能です。対話スペースをつくり出すうえで、治療組織全体の大きな改変はとりたてて必要ありません。また、こうした対話実践の基本原理は、心理療法以外の実践や関係においても応用できるようです。**多様な実践現場において対話スペースを創出すること、実はそれこそが、本書の主要なテーマなのです。**

　他者を変えようとする戦略的介入を控えることが、心理療法において対話の余地を生み出す――。もしそうだとしたら、これは他の実践や日常におけるさまざまな関係性においても応用できるのではないでしょうか? たとえば、教室における教師と生徒、あるいはPTAにおける教師と保護者、あるいは夫婦間や友達どうし、同僚との関係においても使えるのでは?

# 異文化カップル、ヴェロニカとアレックスの場合

　対話実践の現場では、特別なことは何ひとつ起こっていないように見えます。なぜならそれは、治療者の技巧的な質問や解釈によるのではなく、ただクライアントの物語に慎重に寄り添うような実践であるからです。以下に私たちは、ヤーコが心理学修士課程の女子学生とともに面接した、ある異文化カップルの事例を紹介します。

## ✿ いらだつヴェロニカ

　妻のヴェロニカはスウェーデン人の学生で、彼女がセッションへの参加を希望しました。彼女の夫アレックス──イスラエル人で彼女の大学の教師──が、2人の生活上の問題について話し合わなくなったからです。それまでヴェロニカは2年間ほどうつ病をわずらっていたのですが、回復に向かいはじめました。そこで2人の関係について話し合おうとしたところ、アレックスが混乱してパニックに陥ってしまったのです。彼女がうつ病に苦しんでいたときは、アレックスはずっと親身に支えてくれていたのに、です。

　2回目のセッションで、3つのエピソードが語られました。セッションはヴェロニカとアレックスが成果判定尺度（ORS）を記入するところから始まりました。前の週どうだったかを簡単に評価するためです。ヴェロニカはミーティングに気乗りしない様子で、開始は5分ほど遅れました。

　以下の一連のやりとりでは、Vはヴェロニカを、Aはアレックスを、Tはセラピストをあらわしています。

> V ： えーと、ちょっと気分が変わっちゃって、今日は本当は来たくなかったんです。いつもはこんなじゃないんですが。
>
> T1 ： ふむ…今日は来たくなかったんですね。なにか特別な事情か…それ

第3章　オープンダイアローグ

とも？

V　：　ちょっと働きすぎていて、それで疲れたんだと思います。

T1　：　ああ、なるほど。

V　：　寝る時間も全然なくて、なんで私たちの感じ方がこんなに違うのか
　　　　わからなくて、ちょっと悲しくなったんです。

T1　：　ふむ…感じ方が違うのがちょっと悲しかったと。つまり？（判定用
　　　　紙を指しながら）

V　：　いえ、彼の気分がいいなら、うれしいんですけど…

T1　：　そうなんですね…でもあなたは悲しかった、悲しいと感じた…

　このやりとりは、どんな気分かを話し合おうとした矢先になされました。初めに彼らがORSを記入し、そのあとでヤーコが、今の気分について何か言いたいことがあるかと尋ねたのです。

　まずアレックスが、自分は気分がよかったと話し、ついでヴェロニカが、今日はここへ来たくなかったと言いました。彼女の声はいらだちをはらんでいて、セッションの始まりは張りつめた雰囲気でした。セッションの雰囲気が深刻化しすぎて共同作業がダメにならないよう、治療者が注意すべき状況です。セラピストは彼女の言葉を繰り返しながら応答し、もう少し話してくれるように促しました（「なにか特別な事情でも？」）。

　これらのコメントはすべてオープンエンドで、クライアントになんでも話したいことを話してもらうための余地を残していました。ふたたび彼女が「ちょっと悲しい」と発言したとき、セラピストは彼女の言葉をなぞるように繰り返して応えました。

### ❧ 変化の瞬間

　セッション開始15分後に、ヴェロニカが仕事でいっぱいいっぱいだったと話したあたりで、緊張感が頂点に達しました。

V　：　ええ、私はこの何週間か、1日15時間くらいは働いていて、家に全
　　　　然帰れませんでした。でも私が家にいたとしても、彼は友達に会う

とかそんな理由で家を空けるんです。だいたい私が悪いんだけど、仕事のせいだけで家を空けているわけじゃありません。たとえ家にいられたとしても、彼と一緒にいられる機会は全然ないんじゃないかって思うんです。

T1 ： ああ、なるほど…

A ： 僕はそんなふうには感じないけどなあ…

T1 ： 全然…いま全然って言いましたけど、どういうことでしょう?

V ： 私が全然家にいなかったということ?

T1 ： そうじゃなくて…全然家にいなかったと言われたことと、家で全然一緒にいなかったと言われたことです。最後に家で一緒に過ごしたのはいつですか?

V ： きのうは何時に帰ったっけ? 何にせよ、きのうまでは5日間連続で、午前8時から仕事を始めて、夜の10時か12時で終わりです。私は学生で、この診察もあったし。

T1 ： あなたには診察がある…

V ： その後でまた仕事があります。それで私はさっきみたいに（彼と一緒に過ごせないと）感じるんです。きのうは7時に帰宅しました。

　ヴェロニカは、仕事の負担や家になかなか帰れないこと、そして自宅にいてもアレックスが友人の所に行ってしまうことなどに強いいらだちを感じているようでした。雰囲気が変わったのは、ヴェロニカが、彼らが全然一緒に家で過ごせないと言い、セラピストが彼女の言葉を取り上げて「全然…いま全然って言いましたけど、どういうことでしょう?」と繰り返したときでした。

　ひどいいらだちの物語は、別の物語に変わりはじめました。ヴェロニカは彼らの暮らしのさまざまな出来事や細部について詳しく語りはじめ、それが対話につながりました。「最後に一緒に過ごしたのはいつですか?」という質問で、一般論ではなく現実的なものごとについて語ることができるようになりました。そもそも一般論では対話になりません。

第3章　オープンダイアローグ

## アレックスの帰省について話したい

　ミーティング冒頭の28分間は、ひどいストレスの荷下ろしに焦点を当てました。セラピストがヴェロニカとアレックスに、このセッションの時間をどう使いたいかを尋ねたところ、彼らがともに望んだのは、次の週に予定されているアレックスの帰省について話すことでした。アレックスの母親がヴェロニカを良く思っていないと感じるようになってから、帰省は2人にとって気が重いものになっていました。ヴェロニカがアレックスの両親、とりわけ彼の母親が、彼女と口をききたがっていないことに気づいてからというもの、この件はずっと彼女のうつ状態の一因だったように思われました。

T1　：　うーむ…

V　：　でも、彼がよそにいるとき、私はしょっちゅうそう感じていました…

T1　：　ほほう、どんなふうに感じたと？

V　：　彼が外にいるときは、私のことを気にもかけず、忘れたがっているんじゃないかって。

T1　：　彼が（アレックスを指さして）、あなたを忘れたがっていると思う、というのはどういうこと？

V　：　私が感じたのは…わからない、まったくわからない。どうしてアレックスは私のことを考えたり、連絡したりすることもできないほど忙しいのか……私が理解できないのはそこ……別に電話がほしいわけじゃない。私のことをどう思っているのか知りたいだけ。

A　：　でもそんなことは全然…丸一日メールや電話をしなかったことなんて、なかったよね。

………

A　：　…わかったよ…日中もメールするようにするから…

T2　：　彼があなたを忘れてしまうことが心配だった、という理解でいいかしら？

095

やりとりの最初から、セラピストたちは「あなたはそう感じた」という言葉を用いながら、とても注意深く耳を傾けていました。その態度はヴェロニカを力づけ、彼女は自分の感じたことを詳しく話すことができました。核心にあったのは、アレックスが実家に帰省したとき、ヴェロニカのことをすっかり忘れてしまうのではないかと怖くなった体験でした。このことは、2人のセラピストによって確認されました。

治療セッションのおしまいのほうでは、アレックスとヴェロニカ、そしてそれぞれの両親との関係が主に取り上げられました。最後に、2人にはセッション評価尺度（SRS）を記入してもらいましたが、2人とも話をちゃんと聞いてもらえたし、大事な問題についてもしっかり話し合えたことに満足していました。

このセッションの後、さらに3回のセッションの場が設けられ、大きな変化が起こりました。日常生活におけるあらゆる問題について、お互いにオープンな対話ができるようになったのです。ヴェロニカのうつ状態は軽くなりました。アレックスは、ヴェロニカが2人の関係について話し合おうとしても、パニックになることはなくなりました。

## 分析しない、追随する

ここで手短に紹介したカップルセラピーのプロセスは、対話実践の好例といえます。セラピストはカップルの関係、もしくはその拡大家族〔＝この場合それぞれの両親〕との関係について、システム論的なやり方で見ようとはしませんでした。つねに彼ら自身の問題を具体的に追うことに焦点化しつつ、そうすることで、彼らが問題と感じていた重要なテーマが共同セッションのなかで取り上げられました。

ひたすらカップルの物語に追随し、彼らの発話の現場に居合わせよう。セラピストを導いたのは、この考え方です。発言のある部分を逐語的に繰り返すことによって、彼らが本当に言いたかったことが理解しやすくなることがしばしばありました。このような会話のしかたによってクライアントは、深刻で困難な経験について語るための言葉を生み出せるようになっていったのです。

家族をシステムとして見ることは、現在でも問題分析のための1つの方法です。ヤーコにとって「家族ゲーム」を見つけるのは造作もないことですが、彼はもうそんなことには興味も関心もありません。**家族を、問題行動をもたらす機能を持った1つのシステムとみなすことは、実に退屈な見方です。**なぜなら、システム論的介入をするためには、家庭生活の複雑さや豊かさを犠牲にして、単純な記述に落とし込まなければならないからです。

　1つのシステムとして考えるよりも、目の前にある関係性の束全体と向き合う。この姿勢は、治療者とクライアントとのあいだにずっと深い共有体験への扉を開いてくれるでしょう。そんなアプローチが1981年、トルニオのケロプダス病院で、ヤーコとそのチームによって始められました。

　その後システム論的な見方は、かつてほど適切なものとはみなされなくなりました。動機づけになるような解釈をする代わりに、対話スペースの生成に照準を合わせるようになります。そこにいたるまでの道のりは、果たしてどんなものだったのでしょうか。

# ケロプダス病院で始まった オープンダイアローグ

### ✒ニーズ適合型治療の伝統

　ヤーコは臨床心理士の基礎教育を受けましたが、かねてから統合失調症や精神病の問題に関心を持っていました。指導教員から与えられた研究テーマとして、ヤーコは、就学前の児童における統合失調症その他の重篤なメンタルヘルス問題のリスク要因を分析していました。

　フィンランドのラップランド地方にあるケロプダス病院に赴任したヤーコは、そこで小さいながらも熱意にあふれた専門家集団と出会いました。2人の医師（ユルキ・ケラネン、ビルギッタ・アラカレ）、2人の看護師（イルッカ・ヴェーカペラ、テルマ・ヒーナラ）、2～3人の心理士（初めヤーコが、次いでカウコ・ハーラカンガスとマルク・ステラ）といった面々です。

　彼らは、最も重篤な精神障害に対する家族療法的アプローチを開発した

いと考えていました。この手法は、フィンランドでユーリョ・アラネン教授らのチームによって始められた「ニーズ適合型治療」の伝統に続くものでした。アラネン教授のチームには、後年西ラップランドで開発計画の責任者になるユッカ・アアルトネン教授も参加していました。

　トルニオのケロプダス病院で急性期精神病の入院システムをつくる際に、2つの方向性に関心が持たれていました。1つは、統合失調症と診断された患者に対する個人心理療法への関心。もう1つは、入院患者の家族にシステム論的家族療法を実施するチームをつくることへの関心です。

　当時のケロプダス病院は何ダースもの長期入院患者に占められていて、彼らは治療不可能と考えられていました。ニーズ適合型治療で重要なことは、精神病的な問題を抱えた患者の心理的リソースの活用法を学ぶことと、楽観的な治療モデルに移行することです。かくして私たちの治療においても、患者自身の心理的リソースを活用するやり方を見つけることが不可欠だとわかったのです。

　フィンランドでは、心理療法の実践はずっと公的ヘルスケアの一部でした。ことのほか重要だったのは、ユーリョ・アラネンらのチームが1960年代からトゥルク市の精神科クリニックで行ってきた研究開発でした。当初は精神力動的な個人心理療法から始まったのですが、トゥルク市のチームは1970年代にシステム論的家族療法を彼らの治療に統合し、「ニーズ適合型治療」と命名しました。この手法は、すべての治療プロセスが個別的なものであり、患者個々人の変化しつづけるニーズに応えるべきだという点を強調するものでした。

## ✎「オープンな治療ミーティング」という革命

　ニーズ適合型アプローチを実践するなかで最も驚くべき変革は、オープンな治療ミーティングでした。そのアイディアはトゥルク市のチームから1984年に伝えられたものでした。

　統合失調症患者の個人心理療法と、家族に対するシステム論的家族療法を統合しようとして、なかなかうまくいかずに焦れていたときのことです。同じ治療者が両方実施できたとしても、この2つは、ひどくかけ離れて見

えました。ちょうどこのときケロプダスのチームは、オープンミーティングのことを聞きつけたのです。患者とその家族が最初から招かれていて、治療スタッフは手ぶらでミーティングに臨むというやり方です。患者の入院に際しては、医師による個人面接や心理士による心理検査よりむしろ、チームによるアプローチがなされていました。

この治療ミーティングでは、主たる参加者は、患者とともに、関係ありそうなすべての問題について話し合います。**あらゆる計画や決断が、全員参加のもとでなされるのです。**

ミーティングは開放的な場所で、みんなが1つの空間に車座に座って行われます。ミーティングの招集をかけたメンバーが対話を始めるのですが、誰が質問をするとかいった、あらかじめ決められたプランはありません。すべてのメンバーが対話に参加できます。この点については、第5章と第6章において詳しく述べることにします。

このオープンミーティングのやり方は、多くの点でハーレーン・アンダーソンとハリー・グーリシャン[1988]による、対話的で言語を大切にする家族療法のやり方と共鳴するものがあります。このやり方は後年アンダーソン[1997]によって、「コラボレイティブ・アプローチ」へと発展していきました。また、トム・アンデルセン[1991]の「リフレクティング・チーム」との類似性も明らかになりました。興味深いことにこれらのアプローチは、同時多発的に、システム論的家族療法に対する"反発"として生まれてきたのでした。

ケロプダスにおいて、システム論的家族療法から主として学んだことは、チームで仕事をすることでした。それによってきわめて高い創造性が生まれ、責任の共有という考え方が導入されました。一方、システム論的な考え方に対しては、「家族関係に問題がある入院患者に対してのみ家族療法の適応があるとみなされるのではないか」という懸念がありました[訳注]。

---

**訳注**　家族療法的なアプローチが、限られた患者に対する治療計画の一部としてしか使われなくなるという懸念。

しかし全例でオープンミーティングを開くことで、こうした懸念は解消されます。

## 家族はもはや治療の「受け手」ではなくなった

こうした開かれたやり方は最初から熱狂的に受け入れられ、ヤーコと彼の仲間に前に進む勇気を与えてくれました。しかしまもなく、予想もしなかった混乱が生じ、戸惑うことになります。それは、患者と家族が進んで問題を理解しようとし、治療プランを立てるプロセスにまで参加しはじめた結果であると、治療チームは後になって気づきました。「治療計画まずありき」で治療を実施するような旧来のやり方には、もう戻れませんでした。

ごく初期には、治療チームは事前に患者の治療計画を準備していました。家族療法は、それにふさわしいように思われました。このタイプの治療では、チームは治療計画を立てることに責任があり、手法はその計画を遂行するためのものでしかありません。そこでは患者と家族は、ただ治療手段の対象になるだけです[訳注]。

オープンミーティングのシステムは、治療にまったく異なる意味づけを与えました。まさしく新しいパラダイムの始まりでした。とはいえヤーコをはじめセラピストたちは伝統的な枠組みのもとで教育されており、まだ古い枠組みを抜け出しきれていなかったので、治療はしばしば混乱に陥りました。

当初、チームはシステム論的家族療法にもとづく介入によって、家族を変えようと試みました。しかし家族はもはや、単なる治療の受け手などではなく、進んで治療過程を共有する参加者になっていたのです。チームから与えられたシステム論的介入の課題を、もはや家族はこなそうとしませんでした。行きづまったら治療チームがまず変わり、その影響を受けて家族も変化するというやり方のほうが、大きな成果をもたらしました。こうした解決のありようを、チームは驚きと戸惑いを持って受け止めていました。

これらの経験は、心理療法や家族療法に対する、以下のような挑戦でした。

第 3 章　オープンダイアローグ

- あらかじめしっかりした治療プランをつくらず、毎回のミーティングの過程で新たなプランが生まれる。そして治療プランを繰り返しつくり直すことは非常に有益である。
- 家族療法的な介入のように、治療者のアイディアを、家族システムの変化を起こす目的で用いない。
- ミラノ派の家族療法家たちは、システム論的介入は病棟では実践できないと主張したが [Selvini-Palazzoli, Boscolo, Cecchin & Prata, 1978]、家族との共同作業は入院病棟でも実践できた。
- システム論的家族療法は、どうも問題の解決にはつながらないように思われたため、治療チームはほかのやり方を探さざるを得なかった。システム論では、問題や症状を家族システムの病理としてとらえようとする。しかしオープンダイアローグでは、私たちはばらばらの意見のすべてに耳を傾けようとしていて、それが家族システムにおいてちゃんと機能しているかどうかなどは考えもしなかった。このように、介入は家族間の相互作用を変えるためではなく、新たな言葉を生み出し、新たな出来事を語るためになされた。

# 思想としてのオープンダイアローグ

### バフチンとの出会い

　当初、オープンミーティングは単なる治療のための話し合いの場とみなされていました。それが対話の理念に基礎づけられることになるなど、思いもよらないことでした。しかしミーティングでいくつかの混乱を経験したヤーコは、熟考の果てに、ロシアの言語学者で文学研究者でもあるミハイル・バフチンの著作に思いいたりました。バフチンは生のポリフォニッ

---

**訳注**　オープンダイアローグにおいては事前に治療計画は立てられず、計画と手法は一体化しており、患者は単なる治療対象ではなくなる。

ク (多声的) なあり方と、対話主義について記していたのです。

ヤーコがバフチンについて初めて知ったのは、ユヴァスキュラ大学教授のエリッキ・ペウラネン[1980]によるロシア語論文を通じてでした。バフチン[1984]がドストエフスキーの小説について述べていることは、ケロプダスの治療チームがクライアントとのポリフォニックなミーティングで経験していることそのままでした。

治療ミーティングでは、つねに多くの声が飛び交います。バフチンが記しているように、ポリフォニックなミーティングにおいては、すべての参加者、とりわけ語り手のポジションは劇的に変化します。前に進むためには、すべての参加者の声から対話を生成するほかはなく、ポリフォニーのなかでは沈黙すらも尊重されます。

バフチン[1984]によれば、ポリフォニー小説の語り手は、登場人物の行動をコントロールできません。語り手でありつづける唯一の方法は、彼らと対話を続けること、それだけです。オープンミーティングにおけるセラピストとは、まさにこの「語り手」に当たると思われます。

セラピストは治療のストーリーに責任を持つわけですが、そこではもはや伝統的手法は通用しません。伝統的手法とは、家族システムを変化させたり症状を取り除いたりする手段や介入方法を、専門家が決定するようなやり方のことです。

## 医学・心理学へのインパクト

この結論は、精神医学のコンテクストにおいては、とてつもない変化を意味しています。精神医学とは本来、医療科学という学問分野であると考えられていたからです。

医学では、助けを求める患者にはまず特定の診断がつけられ、医師をはじめとする専門家によって、その診断にもとづいた治療が実施されるものとされています。そこでは医師が専門家であり、患者は医師による介入の対象にすぎません。医師は病気の治療を物語る「語り手」なのです。こうしたコンテクストにおいて、コントロールを諦めるほかはないと観念し、患者に寄り添った行動を余儀なくされた医師たちは、大きな混乱を経験し

ました。

　原則的なことを言います。一般的な対話実践の基本は、他者を無条件に受け入れることです。家族のなかで、家族療法ミーティングのなかで、この原則はきわめて興味深い現象をもたらします。他者を条件なしに受け入れることは、心理療法においてとてつもない変化を意味します。**つまり「受け入れること」そのものが、重要な変化なのです。**

　しかし私たちの立場の変更は、医学のコンテクストにおいてのみ革命的な結果をもたらしたわけではありません。私たちにとっても驚きでしたが、それは心理療法においても革命的だったのです。心理療法士——家族療法士もそうですが——たちもまた、標的となる精神病理などの問題に、特定の治療法を適用することが職務であると自認していたからです。

　医療と同様に心理療法士は、自身の仕事を、特定の診断カテゴリーに特定の介入を当てはめることに慣れ親しんでいます。共通因子モデルがもてはやされる時代——つまり変化をもたらすのは特別な治療の特殊な要因に限定されないと考えられる時代——になっても、いまだ甚だしいセラピスト頼みが続いています。つまり、「セラピストの行為を通じて治療関係が築かれ、その関係の枠内でのみ介入がなされる」というぐあいに。

　**従来の心理療法とは異なり、オープンダイアローグのミーティングでは、セラピストは介入を行う立場にありません。**家族療法の諸学派は、特殊な面接形式をつくることに腐心しがちですが、オープンダイアローグでは、しっかりと耳を傾け、打てば響くように反応することこそが大切なのです。チームメンバーは、家族のいる前でリフレクティングを行い、互いにコメントを述べ合うこともできます[Andersen, 1995]。

# システムとしてのオープンダイアローグ

### ❧ オープンダイアローグはミーティングだけではない

　オープンミーティングは、西ラップランドの公的精神医療サービスと密接につながっています。「オープンダイアローグ」という名称は、1995年、

家族と社交ネットワークに焦点化した治療を包括的に説明するための用語として最初に用いられました[Seikkula et al., 1995]。

オープンダイアローグには、2つの側面〔＝**手法とシステム**〕が含まれています。まずは、ミーティングです。ミーティングには最初からすべての関係者が参加して、対話を通じて新しい理解を生み出していきます。次に、1つの医療区域における精神科診療システム全体に、原則を提供したことです。これは、オープンダイアローグが対話の手法だけに限定されないことを意味しています。つまり対話を可能にする原則が、そのまま精神医療システムを組織化する基本原則となったのです。

新しいアプローチを開発するにあたり、西ラップランドの精神医療システムについて調査する必要が出てきました。

アクションリサーチの視点から、オープンダイアローグ・アプローチの有効性と治療プロセスについて、いくつかの評価が行われました[Aaltonen, Seikkula, & Lehtinen, 2011; Haarakangas, 1997; Keränen, 1992; Seikkula, 1991, 1995; Seikkula et al., 2003, 2006, 2011]。アクションリサーチは、人間のシステムを内側から研究するための手法としてデザインされています。そこでは、研究者は観察される側の対象として、システムの一部になります。

これらの研究を通じて、西ラップランドの精神医療システムには、精神病やうつ病の患者にとってよい成果をもたらすための膨大なリソース〔＝**多職種の専門家と家族、社交ネットワークなど**〕が含まれていることがわかりました。特に精神病に関してオープンダイアローグ・アプローチは、他のアプローチよりもはるかにそのリソースを活用できます。これらの研究によって、患者の家族や社交ネットワークを活用する最適な原理が抽出されました。

### さまざまな組織化

1988年から91年にかけて、大規模な研究プロジェクトが初めて実施されました[Seikkula, 1991; Keränen, 1992]。これにより初めて、新しいオープンシステム内でいかなる相互作用が起きているのかを垣間見ることができました。ここからミハイル・バフチンのダイアローグの思想が注目されるようになり

ます。バフチンが文学と言語の研究において見出したアイディアは、心理療法のプロセスで起こることの理解にもうまく当てはまると考えられたのです。これは予想外の驚きでした。

ヤーコはユッカ・アアルトネンとともに、1985年から94年にかけて精神病を初めて発症した患者について、その治療プロセスを2年間かけて分析しました。この質的研究において、よい治療をするうえで大切な要因が、いくつか浮き彫りにされました。ヤーコはユッカとともに、1985〜89年に入院した患者集団と、1990〜94年に入院した患者集団とを比較検討しました。後者の期間では、すでに新しいコミュニティケアのシステムが始まっていましたが、前者の期間ではまだ、入院治療が中心の時代でした[Aaltonen et al., 2011]。

病院中心だった時期には、診断が何であれ、あらゆる危機的状況において同じ介入手順をとるシステムが適用されていました。当時は、入院治療が必要となるかもしれない場合、病院の救急外来が治療ミーティングを手配していました。ミーティングは、任意入院の場合は入院を決める前に、強制入院の場合は入院の翌日までに行われます。ミーティングのために、外来スタッフと入院スタッフの両方から成るチームが、ケースごとに結成されます。このチームは通常、2〜3人のメンバーで構成されます（たとえば、精神科救急外来の精神科医、患者の居住地域のクリニックの心理士、入院病棟の看護師など）。在宅であろうと入院であろうと、あるいは治療期間がどれだけ長引こうと、同じ治療チームが患者の治療をずっと担当します。

別のタイプのある緊急事例では、入院は考慮されなかったのですが、その地域のメンタルヘルスクリニックが責任を持って対応しました。患者に合わせてチームを結成し、患者に関連のあるさまざまな施設からメンバーを招いたのです。たとえば複数の機関にまたがるような患者の場合、治療チームは外来診療所の看護師と、社会福祉事務所のソーシャルワーカー、児童相談所の心理士の各1名ずつで構成されることになります。

こうした組織化の原則は、この地方全域のソーシャルケアと医療のネットワークに取り入れられています。実際、同じコンセプトが精神医学的、

あるいは社会的な危機以外の場合にも適用されています。たとえば、心的外傷後のさまざまな状況において、デブリーフィング・チーム[訳注1]を編成するときなどです。

# オープンダイアローグ、7つの原則

新しい"危機 - 解決"志向において、適切な治療プロセスから得られた結論を示しましょう。オープンダイアローグ・アプローチの原則の正当性は、専門家のためのガイドラインとしても使えることによって担保されています。その7つの原則は以下のように要約できます[訳注2]。

(1) 即時の援助
(2) 社交ネットワークという視点
(3) 柔軟性と機動性
(4) チームとしての責任
(5) 心理的連続性
(6) 不確実性への耐性
(7) 対話主義

これらの原則は、実践に先立って立案された原則ではありません。調査研究の結果からもたらされた原則だった点に注目してください。この後、よい治療についての一般的なアイディアが、さらに追加されました。

以下、対話に焦点化した治療のガイドラインとして、原則的なことを述べていきます。オープンダイアローグに関する研究の多くが、精神病の治療に焦点を当ててきましたが、それらは診断ごとに特化した治療のことではありません。これから述べるのは、〔診断を問わない〕危機的状況においてひときわ役立つような、対人ネットワークをリソースとした治療の全体像についてです。

## (1) すぐ対応すること

危機的状況において最善の治療は、すぐに行動することです。たとえば、**「精神病患者の状態がもっと落ち着くまで待ってから家族と会う」などというのは好ましくありません。**

即時対応は一般に、24時間以内とされています。治療チームは、初めて連絡を受けてから24時間以内に、最初のミーティングを手配しなくてはなりません。その連絡が患者本人からのものであれ、親戚や支援機関からのものであれ、そういう決まりです。これに加え、24時間体制の救急サービスも準備態勢に入ります。

この即時対応の目的の1つは、できるだけ入院を避けることにあります。患者も含めたすべての関係者が、精神症状の最も激しい時期に、初回ミーティングに参加します。

そのとき患者は、家族にはわからないような何事かを経験していることがままあります。たしかに患者の話すことは、初回ミーティングではまとまりのない内容に聞こえるかもしれません。しかししばらくすると、実は患者の生活のなかで実際に起きたことについて話していたのだということがわかってきます。その「起きたこと」には、何か恐ろしい要素や脅威が含まれていることが少なくありません。それらは危機的状況にいたるまでずっと言えずにいたか、患者の言葉では言い表せなかったことなのです。

精神病体験は、実際の出来事を含んでいることがとても多く、患者はそれまで言葉にされてこなかったテーマを持ち出そうとします。それは、別の問題行動という形をとることもあります。患者は怒りや抑うつ、不安のような激しい感情によって"話す"のです。いまだかつて話し合われたこ

---

**訳注1** 災害などのトラウマ的な体験の直後に行われる急性期介入をデブリーフィングと呼ぶが、それを実施するチームのこと。当事者にトラウマ的体験を話すように促し、トラウマ対処の心理教育を行う。PTSDを予防するとみなされていたが、その予防効果は現在では否定されており、むしろ有害な刺激になるとみなされている。

**訳注2** 「7原則」の用語は必ずしも統一されておらず、文脈によって微妙に異なる。

とのないテーマについて。このようにして危機の中心人物である患者は、まわりの人間には触れることもできない何かにたどりついています。それまで言葉や共有言語を持たなかった経験を言い表す言葉を構築すべく、そのための形式を生み出す。これが治療における目的になります。

危機的状況が始まった直後の数日間は、時間が経ってしまうと話題にしにくいようなことについても、患者は話すことができるようです。この時期はもっぱら幻覚にかかわることが中心となりますが、こうすることで幻覚はあっさりと消失します。その後、数か月間の個人心理療法を受けた後もずっと、幻覚が再発することはないでしょう。

**そもそも幻覚のような激しい経験に通ずる「窓」は、初めの数日間しか開かれていないようです。**そのときにチームが迅速に対応し、患者が訴えるテーマすべてにじっくり耳を傾けることによって、十分に安全な雰囲気を生み出せたとしたらどうでしょう。重要なテーマを取り扱う余裕が生まれ、経過や予後もよくなるはずです。第7章では、治療チームが、患者が話す精神病的な、あるいは混乱した話題にうまく対応できなかった場合にどんな危険が生じたか、その事例を提示しています。

### (2) 社交ネットワークを包摂する

患者とその家族、その他の社交ネットワークの重要メンバーは、初回ミーティングに参加するよう声を掛けられます。支援を結集するためです。「重要メンバー」には、人材紹介所や復職のリハビリを支援する機関など、さまざまな組織の代表者や、職場の同僚、上司、隣人や友人も含まれます。

社交ネットワークは、問題そのものを明確化するうえでうってつけの存在です。**「問題」とは、患者自身や患者に近しい人々の言葉によって問題であることが明示されて、初めて「問題」となるからです。**最も深刻な危機にあって、患者の行動が予想どおりには改善しないことに気づいたとき、患者に近しい人々はそれが問題であると認識します。たとえば、自分の子どもがドラッグを使用しているのではないかと疑われる場合などです。子ども自身がそれを問題視することはめったにありません。しかし親たちは、薬物乱用の兆しに気づいてぞっとするかもしれません。

第3章　オープンダイアローグ

　患者とその家族が合同ミーティングに参加しやすくなるように、シンプルかつ堅苦しくないやり方で、招くべきメンバーを選びましょう。たとえば、最初に連絡をくれた人に、こんなふうに尋ねてみましょう。

(1)　いちばん状況を把握していて、心配してくれている人は誰ですか?
(2)　力になってくれたり、初回ミーティングに参加できそうなのは誰でしょう?
(3)　みんなに声を掛けてもらうとしたら、誰に頼んだらいいでしょう。病院の窓口か治療チームに連絡してくれた人でしょうか?

　このように進めていくと、ミーティングに参加してもらうことがふだんのやりとりの延長のように感じられて、患者に近しい人々にも警戒されにくくなります。その場合、窓口に連絡した人が、ミーティングに参加してほしくない人を決めてよいとされています。
　合同ミーティングを事務的な口調で提案したりするのは好ましくありません。たとえば、「ミーティングにご参加いただきたいので、ご家族に連絡をとることをお許しください」などと伝えたら、誰も参加したいとは思わないでしょう。
　参加者の役割の1つは、いま問題となっている状況について、「患者が他の専門家に相談したことがあったか、あるいは以前に支援者にコンタクトをとったことがあったか」を尋ねることです。(もしあったのなら)患者とかかわりのあったすべての関係者がミーティングに招かれるべきですし、それも早ければ早いほどいいのです。他の専門家が初回ミーティングに参加できない場合、合同ミーティングはみんなの合意で後回しにもできます。
　患者の社会的つながりには、さまざまなものがあります。患者の関係者がミーティングに参加してもよいし、誰かがどうしても参加できない場合は、患者に次のことを尋ねてみてもいいでしょう。すなわち、ほかに事情を知っていて力になってくれそうな人がいるか、その人に参加してほしいかどうか、です。
　ミーティングのあとで参加者に連絡をとり、来られなかった人のコメン

**109**

トを次回の合同ミーティングで伝えてもらってもよいでしょう。出席者には、たとえばこんなふうに尋ねることもできます。

「もしマッティおじさんがこの場にいたら、何と言うでしょうね。それに対するあなたの答えは？　あなたの意見に、おじさんは何と返すでしょうね?」

　社交ネットワークという視点は、クライアントの個人的なネットワークを重視します〔＝家族だけではなく、ということ〕。そのネットワークには、家族であるかどうかにかかわらず、重要な人々はすべて含まれます。家族は、拡大家族〔＝核家族以上〕のメンバーを含め、つねに重要な存在です。仕事仲間や学校の友達は、友人や隣人と同様、状況によっては重要な存在でありえます。専門家のネットワークメンバーは、困難な過程をともにしてきた患者とふれあうなかで、新しい意味を発見できるかもしれません。

### (3)　個別のニーズに柔軟に対応すること

　それぞれの事例の、たえず変わっていく個別のニーズに対して、適切な方法によって対応すること。そうするかぎりにおいて柔軟性は保証されます。治療ミーティングは家族の了承を得たうえで、患者の自宅で行われます。

　患者はそれぞれ、いちばんふさわしい方法で治療されなければなりません。その際、彼らの独特の言葉遣いやライフスタイル、他の治療手段を必要とするかどうか、実際の問題に見合った治療時間の長さなども考慮されます。これは従来の、どの事例に対しても同じような共通のプログラムを実施するようなやり方に代わるものです。

　また、ニーズは経過とともに変わるものです。**危機的状況が起きた直後の10〜12日間のニーズは、3週間後のニーズとはまるで違います**。たとえば急性期には、毎日ミーティングができるようにしておくことが望ましいのですが、もう少し安定してきてからは、そこまでは必要なくなります。もうそのころには、どのくらいの頻度でミーティングするのがベストか、家族にもわかってきています。これらの考え方は、ユーリョ・アラネン[2009]のチームによって創始されたニーズ適合型治療に即したものです。

第3章　オープンダイアローグ

　ミーティングの場所は、みんなの都合に合わせて決めなくてはなりません。家族がOKしさえすれば患者の自宅がベストですが、別の状況では、救急病棟もしくは総合病院のほうがふさわしいと家族が考えるかもしれません。自宅でのミーティングは、家族のさまざまな治療リソースが利用しやすくなるため、不必要な入院を回避しやすくなるようです[Keränen, 1992; Seikkula, 1991]。

　精神病の心理社会的な治療については、近年新しいアイディアがいろいろと出てきました。こうした新しいプログラムの主要部分は、「疾患モデル」という考え方にのっとっています。このモデルでは、精神病性の反応は病気の兆候とみなされます。過剰な刺激や再発を避けるうえでは、家族が精神病性反応について学ぶことが役に立つとされています。そしてこうしたアプローチにおいては、心理教育モデルが採用されます。家族は病気についての情報を与えられ、家族間の交流のためにストレスマネジメントの研修を受けます。ほとんどの場合、どの症例にも同じように幅広く適用できるような治療プログラムを目指すことになります。

　このようなプログラムを科学的にこなすこと自体は容易なのですが、個人のニーズに適合させるには問題があります。家族も参加したがりません[Friis et al., 2003]。ニーズ適合型アプローチなら、こうした事態は避けられます。それぞれの治療プロセスの独自性を考慮できるという点で優れているのです。またこのアプローチは、各精神科病棟が管轄地域のすべての患者に全面的な責任を負うという北欧型のシステムにも合っているようです。

## （4）責任保証

　すべての専門家が即時対応することに協力的でなければ、危機対応サービスは編成できません。経験則としては、誰であれ連絡を受けたスタッフが初回ミーティングを準備し、チームを招集する責任を負うことになります。専門家に連絡をとるのは、患者自身やその家族かもしれませんし、照会先の開業医や、養護教諭のような別の専門家かもしれません。

　これを可能にするためには、特殊な危機介入チーム、もしくは緊急対策チームが必要です。治療スタッフは全員、自分が連絡を受けたらどこに相

**111**

談して初回ミーティングを準備すべきかわかっています。この原則がある以上、支援を求められたのに、「これはうちの専門外なので、他の診療所を当たってください」などと回答することはありえません。そうではなくて、たとえばこんなふうに提案してみます。

「あなたの息子さんにはアルコールの問題がありそうですね。明日のミーティングに、アルコール問題の専門家を呼んでもかまいませんか?」

ミーティングでは、治療を担当するチームのメンバーに誰がふさわしいかが決められます。問題が多岐にわたる場合には、さまざまな機関の専門家が集まるのがベストです。たとえば、1人は福祉事務所から、1人は精神科の総合病院から、もう1人は入院病棟からといったぐあいに。

初回ミーティングに招集された治療チームは、問題の分析から治療の計画にいたるまで、すべての責任を負うことになります。**必要なものはすべてミーティングの空間にあります。もっとよい知恵を持ったえらい人がどこかにいるわけではありません。**

ということは、チームメンバー全員が、「治療上の意志決定に必要な情報を集めなければならない」わけです。もし医師がそこに参加できない場合は、ミーティング中に電話で相談を受けなければなりません。もし決定に異論があるなら、家族同席のもと、あらためてオープンに議論するための合同ミーティングを開くべきでしょう。そうすることで、家族はより主体的に、意志決定に参加しやすくなります。

### (5) 心理的連続性の保証

治療チームは、外来治療であろうと入院治療であろうと、その期間、治療に責任を負います。それは初回ミーティングからの連続性を保証するベストな方法であり、治療プロセスの一部をなすべき条件です。多くの機関からのメンバーからなるチームをつくることは、異なる治療機関の垣根を越えやすくなることに加え、ドロップアウトも起こりにくくなります。

初回ミーティングの時点で、治療がどのくらい続くのかは予想できません。1回か2回のミーティングで十分な事例がある一方で、2年間の集中的な治療が必要となるような事例もあります。問題になりやすいのは、危機

介入チームが数回ミーティングを行ってから、別の専門家に引き継ぐような場合です。そうした状況では、初回ミーティングにおいてすら、治療プロセスそのものよりも、どんな治療行為をしたかのほうに注意が向いてしまいがちです〔＝次の治療者への申し送りのため〕。

　患者の社交ネットワークの主要メンバーは、途中で他の治療方法が用いられる場合も含めて、治療が終わるまでミーティングに参加しつづけます。一般に急性精神病の危機的プロセスは、2〜3年は続くとされています[Jackson & Birchwood, 1996]。しかし西ラップランドにおけるオープンダイアローグの調査によれば、事例の65%で、治療は2年目の終わりには終結していました[Seikkula et al., 2003, 2011]。

　さまざまな治療方法を統合することも、心理的連続性の一部をなしています。その際、手法どうしが競合するのではなく、お互いに補い合うような統合を目指すことになります。

　たとえば危機介入ミーティングにおいて、患者に個人心理療法を行ってみてはどうかというアイディアが出されたとします。その場合、治療チームの1人が個人心理療法家の役割を担うことで、心理的連続性はたやすく確保されます。それが無理だったり、望ましくなかったりする場合は、心理療法家が合同ミーティングに1〜2回招かれることもあります。そうすることで、その後の個人心理療法の土台として役立つようなアイディアが得られるでしょう。その意味からも心理療法家は、折にふれ合同ミーティングに参加すべきなのです。

　問題は、個人心理療法家が合同ミーティングへの参加を望まなかった場合です。家族は個人心理療法に不信感を抱き、それはめぐりめぐって合同ミーティングへの不信につながります。こうしたことについては、児童や思春期の事例について考慮する場合に、特に注意しなければなりません。

## (6) 不確かさに耐えること

　危機介入を担う専門家が最初にすべきことは、現実的な解決策がまだわからない状況であったとしても、できるだけ安全を確保することです。その目的は、患者とその最も親しい関係者の心理的リソースを総動員して、

彼ら自身の人生を媒介してくれる要素〔＝他者と共有するための言葉、物語などを指す〕を豊かにすることです。それはすなわち、彼らの最悪な体験について、物語を創造することにほかなりません。合同ミーティングで信頼感が醸成されるとともに、こうしたプロセスが促進されていきます。

　深刻な危機において十分な安全感を育むには、少なくとも最初の10〜12日間、毎日ミーティングをしなければなりません。その後は、家族の希望に即した間隔で、定期的にミーティングを行います。

　危機的状況の最中には、詳しい治療契約はとりかわせないのが普通ですが、かわりにミーティングではそのつど、次のミーティングをやるかどうか、やるとしたらいつがいいかについて話し合われます。こうすることで、拙速に結論を出したり治療上の決断を下したりすることは回避できます。

　たとえば、初回ミーティングから継続的な薬物治療が始められることはありませんが、薬物を使うことの妥当性は、処方開始の少なくとも3回前のミーティングにおいて議論されるべきでしょう。このやり方の妥当性は、後述する研究（第9章参照）においても確認されています。

　オープンダイアローグは他の治療法と比べて、少々異なる点があります。疾病志向アプローチでは、急性期治療においてまずやるべきことは、症状の軽減あるいは除去であり、薬物はそのために処方されます。精神病患者であれば、それは抗精神病薬（神経遮断薬）ということになります。

　**薬物は役に立つ場合もありますが、症状を改善する一方で心理的リソースそのものも奪ってしまうため、リスクにもなります。**抗精神病薬は心理活動を鎮静化するわけですが、それゆえに心理的作業の妨げにもなりえます。安全に鎮静化をはかる一方で、活動性を高めるような治療プロセスがどうすれば可能になるか──。難しい問題です。

「問題を抱えた家族を放っておかない」という実際的なアドバイスに付け加えるなら、ミーティングの安全性を高めるということは、質の高い会話によって、参加者全員が傾聴されたと感じられることを意味しています。感情的にも一触即発の危機にあっては、〔安全性を高めるためにも〕チームでかかわることが必要不可欠なのです。

　以下は、ある家族の例です。息子が「僕には何の問題もない、治療が必

要なのは家族だ」と主張したとします。チームメンバーの1人が彼の言い分にいっそう注意深く耳を傾けるところからミーティングを始めることになります。残りのチームメンバーは、息子の薬物乱用を止められなかったという家族の負担感に、より注目することになるでしょう。

　最初のミーティングから、こうした正反対ともいえるような立場のもとで、リフレクティングを行うことが推奨されます。チームメンバーどうしが互いに傾聴しあえるのであれば、家族のメンバーどうしも互いに耳を傾け合うようになるからです。

　家族メンバーの心理的リソースを最大限に活用しようというのなら、専門家が次のミーティングを控えて気がせいていたり、急場しのぎの結論を提案したりといったことは適切ではありません。状況がオープンであることを、きちんと示しておくべきです。たとえば、こんなふうに言ってみてはどうでしょうか。

　「かれこれ1時間あまり議論してきましたが、何がどうなっているのか、どうすれば前に進めるのか、まだよくわからないままです。ですが、これはとても大切なテーマだと思います。ここはいったんペンディングとして、明日また続きを話しませんか?」

　その後、翌日のミーティングに向けた具体的なステップについての合意がはかられます。これは、助けが必要な場合にどうすべきかを家族自身に理解してもらい、安心してもらうためです。

### (7) 対話主義

　**対話の第一の狙いは、対話そのものを推し進めることであって、患者あるいは家族の改善や変化は二義的なものです。**対話とは、患者と家族がなんらかの問題について論じ合いながら、自身の人生においてより多くの媒介物〔**=共有言語など**〕を利用できるようになるための空間を意味しています。新たな理解は、対話主義的なやりとりからもたらされます。新たな意味は、議論の参加者どうしのあいだの空間から生まれてきます[Bakhtin, 1984; Voloshinov, 1996; Andersen, 1995]。

　かくして専門家たちが「信頼に値するエキスパート」でありつづけるた

めに、新たな資質が要請されることになります。専門家は、対話に熟達していなければなりません。なぜなら対話を通じてこそ、高度な専門知識がコンテクストのなかに位置づけられるからです。

# 対話を生み出す空間としての「治療ミーティング」

### ☞ ミーティングの機能

　対話実践の主たる場面は、治療ミーティングです。そこでは、問題の主だった関係者が患者とともに一同に会して、問題にかかわるあらゆることについて話し合います。治療方針や重要な決定も、全員が出席するなかで決められます。

　アラネン[1997]によれば、治療ミーティングには以下の3つの機能があります。

(1) 問題に関する情報を集めること。
(2) やりとりのなかで診断を下し、それにもとづいて治療プランをつくり、必要な決定を行うこと。
(3) 心理療法的な対話をすること。

　この治療ミーティングでは、患者の成熟した〔＝健康な〕側面を補強すること、患者の振る舞いを退行反応〔＝病的な反応〕と見るのではなく、強いストレスに対する自然な反応としてとらえることが重要です[Alanen et al., 1991]。
　治療は、家族の"言葉"から始まります。家族の1人ひとりが、患者の問題と現在の状況全体をどんなふうに見ているかを示す言葉。参加者はそれぞれ、自分自身の"声"で話すので、アンダーソン[1997]が述べたように、傾聴がインタビューの手法以上に重要となります。治療チームのメンバーは、家族の目の前で、それぞれが聴取した内容についてのコメントをリフレクティングします[Andersen, 1995]。

第3章　オープンダイアローグ

## ☞ミーティングの流れ

　ミーティングは、開放的な場所でなされます。参加者は全員、1つの部屋で車座になります。ミーティングを招集したチームメンバーが、その対話実践に責任を持ちます。

　誰が質問をするか、あらかじめ決まっていない場合もありますが、そんなときはメンバー全員がインタビューに参加します。チーム内であらかじめ、誰がインタビューを行うかを決めておくこともありますが、このやり方は、治療チームが構造化された家族面接になじんでいる場合にはうってつけです。

　最初の質問は、できるだけ「開かれた質問」であるべきです。これは、家族メンバーや社交ネットワークの参加者に、「まさにその場においていちばん差し迫った問題から始めてよい」と請け合うためです。**それゆえチームは、前もってミーティングのテーマを決めたりしません。**

　ミーティングが始まったら質問者がなすべきことは、クライアントの発言に沿った応答を返していくことです。そのときチームからの応答は、さらなる質問の形をとることがしばしばです。その質問は、クライアントとその家族の発言にもとづきながら、その内容に配慮したものでなければなりません。

　参加者は誰でも、希望すればいつでも発言することができます。ただしコメントするときは対話を遮ってはならず、発言者は議論のテーマに即した発言をしなければなりません。専門家は、議論のテーマについてさらに質問を重ねてもいいし、発言を聞いて思いついたことを、他の専門家にリフレクティングの形でコメントしてもかまいません。多くの場合、これらのコメントにおいて、クライアントのいちばんしんどい体験をうまく言い表すような新しい言葉が出てきます。

　治療スタッフがその責務に注意を向けてもらうべきタイミングとしては、家族が自分たちの差し迫った問題について、ひととおり話し終えた後がいいでしょう。そのミーティングのしめくくりに向けて、責務〔＝ミーティングをしめくくるもろもろの手順〕にフォーカスするのです。

　重要な問題の落としどころが決まったら、チームメンバーがミーティン

**117**

グのしめくくりを提案します。しかしながら、ここで重要なのは、クライアント自身の言葉を引き出しながらミーティングを閉じることです。たとえば次のようにクライアントに尋ねてみましょう。

「そろそろ、ミーティングのまとめに入ってもいいでしょうか。その前に何か話しておくべきことはありませんか?」

　何らかの決定がなされたか否かにかかわらず、ミーティングの最後に、話し合いのテーマについて手短にまとめておくといいでしょう。決定事項がある場合は、それについても確認します。ミーティングにかかる時間はさまざまですが、通常は1時間半もあれば十分です。

# 対話を日常の実践に落とし込む

## ❦ どんな場合にも外してはいけない三大原則

　見てきたようにオープンダイアローグは、すべての専門家が同じ基本原則を共有することで、システム全体が同じ方向を目指して機能するように構築された、理想的な治療システムです。初発精神病エピソードのアウトカム研究からもわかるとおり、オープンダイアローグの成果は注目に値します。実際、精神病治療に関するこれまでの報告のなかでも、最高の成果を上げています。

　しかし、1つのキャッチメントエリア〔＝往診可能な地域〕のなかで、治療システムをどのように組み立てるべきかをコントロールするのは不可能です。ですから私たちは、西ラップランドにおける経験のエッセンスを、実践にうまく取り入れるやり方を見つけなければなりません。

　この章の冒頭で紹介したヴェロニカとアレックスの事例は、ヤーコがトルニオから転勤になって、それまでとはかなり異なった治療環境のもとでなされた実践報告です。つまり対話実践は、トルニオのような総合的な治療システムとの交流がなくても可能なのです。そういったリソースが利用できない場合でも、オープンダイアローグの核となるいくつかの原則は、他のいかなる治療システムにおいても重要であり実施が可能です。ただし、

これまで述べてきた原則のうち、少なくとも次の3つは押さえておくべきでしょう。

(1) 危機にすみやかに対応すること。
(2) 治療プロセスの始まりから終わりまで、クライアントの社交ネットワークとの協働作業を一貫して取り入れること。
(3) 可能なかぎり心理的連続性が担保され、不確かさにも耐えられるような、安心できる共有スペースをつくり出すこと。

　たとえオープンダイアローグのすべての原則を遵守できない場合であっても、以上の原則に沿っているかぎり、治療システムは患者や家族を傷つけることなく、彼ら自身の持つリソースを動員することに集中できます。

### ✐ 対話を促すためのガイドライン
　実際のセッションにおいては、対話を生成する十分なスキルをどう伸ばすかが重要です。多種多様な声を響かせる対話を促していくことは、特殊な面接や介入のトレーニングによって達成できるものではありません。実際、なんらかの特別な面接テクニックをなぞることは、むしろ対話の妨げになるでしょう。なぜなら、オープンダイアローグのいちばん基本となるのは、対話に参加する者みんなが、自分の発言をその直前に語られた言葉に即応させていくというものなのですから。
　自分自身の話し方に注目することで、対話の支援について深く学ぶことができます。最も深刻な精神病の急性期を診てきた私たちの経験から、以下のガイドラインを提案しておきましょう。

● **ミーティングの参加者全員が、なるべく早い段階で発言の機会を確実に持てるようにすること。**最初に全員が、現状についてどんなふうに見ているかが問われます。最初の発言は一言で終わってしまうことが多いのですが、これはそうした発言がまだ、他の参加者と共有されていないためです。治療チームのメンバーが、その発言に興味を示し肯定的に受け

止めるようになると、他の参加者も同じように、お互いの発言に興味を持ちはじめます。すでに述べたように、こうしたことは、意見が対立していたり、病的な発言が出てくるようなときこそ、ことのほか重要です。

● **発言するときは、第一声は他者の発言に合わせること。**発言を続ける前に、相手の言葉を繰り返してみてもいいでしょう。たとえばこんなふうに。

「お父様が去って行ったときが、ひどくつらかったと、そうおっしゃいましたね?」

その後に、短い沈黙を差し挟みます。そうすることでクライアントが、それが本当に自分の言いたいことであったのかどうかを考えるための余白が生まれます。もしそれが言いたかった言葉なら、クライアントはみずからの言葉を他者の口から聞くことになります。そうすることでクライアントは、その言葉が実際にはどんな意味を持つのかを考えざるをえなくなります。この短いやりとりが、チーム、家族、患者、そして他の参加者とのあいだでの共有可能な言語領域を構築していきます。この共有言語領域において、いま起きている問題や治療上の決定についての理解をそろえることが可能になるのです。

● **精神病的な発話を解釈したり、「現実に即した」方向づけをしたりすべきではありません。**そうではなくて、本人がどんなことを経験しているのか、もっと詳しく尋ねてみましょう。病的体験についての議論も、通常のコメントとまったく同じようにしてかまいません。患者や家族が、その経験を病気の症状として話したいようなら、専門家も同じ用語で話してもよいでしょう。その経験が現実のものか幻覚なのかという答えが求められているときは、こんなふうに応ずることもできます。

「私はそういう経験はしたことがありません。もっと詳しく教えていただけませんか?」

● **あなたが見たことや考えたことを、他の専門家と一緒にリフレクティン**

グしてください。リフレクティングを進めるなかで、別の表現や何らか
の解決のための余白がもたらされます。その過程で、家族の役割が重視
されるようになりますが、それは想定済みの治療的判断よりも、その人
の人生の選択が問われることになるからです [訳注]。ですから、家族が
日常的な言葉で話すのなら、あなたもそれに合わせて日常的な言葉を使
うようにしてみましょう。

　以上はあくまで例として示したもので、適切な質問やコメントをするた
めの実用的なガイドラインというわけではありません。対話とはつねに固
有の状況がもたらすものです。このことは、第5、6、7章でより深く掘り
下げます。

---

**訳注**　治療においては家族の存在は度外視されるが、人生の選択においては家族が
重要な役割を担うためである。

第 **4** 章

# 未来語りダイアローグ

研究手法の臨床応用

この章では、トム・アーンキルの手法を取り上げます。すなわち「未来語りダイアローグ」についてです。

「オープンダイアローグ」は精神医学から生み出された手法であり、最も深刻な危機における治療、とりわけ心理療法的な側面を発展させることに力点が置かれていました。しかし未来語りダイアローグは、精神医学に根ざしたものでもなければ、心理療法的なアプローチを目指したものでもありません。それはもともと、多数の機関がかかわる混乱状況を解決することに焦点を当てたものです。クライアントや家族のばらばらな要望や相談事をいっぺんに解決しようとするときに、しばしばそういう混乱状況に陥りますね。

いちおうここではネットワーク的なアプローチを取り上げます。しかしだからといって、ダイアローグ実践は、多数の人がかかわる場面にしか適用できないわけではありません。たとえばヤーコ・セイックラは比較的少人数の場面でも、オープンダイアローグの原則を適用した経験を持っています。このようにダイアローグは、さまざまな形式で実践できるのです。未来語りダイアローグにおける中核的な対話の要素も同様に、いろいろな状況で応用できます。

ヤーコは、臨床現場の最前線から調査研究へと転じて、結果的に実践と理論を結びつけることになりました。一方トムはもともと研究畑にいたのですが、それを実践に応用することによって、やはり実践と理論の結びつきという同じ地点に到達しました。[9]

# どのようにしてアイディアが出てくるか

### ☙ 「私のなかに湧き起こったんです」

第1章を思い出してください（57頁参照）。職業安定所の職員であるロッ

---

9　トムは1970年代は学校教師として勤務していましたが、その後、社会科学研究に取り組んでいます。1992年の彼の博士論文は、ソーシャルワークの発展における境界システムと隣接ゾーンにかかわる社会政策に関するものでした。トムは現在、フィンランド国立保健福祉研究所の（非常勤）臨床教授です。

タは、ソーシャルワーカーであるアンナが相談したケースについて、次のように語りました。クライアントのティナについて他のメンバーが語るのを聞くうちに、彼女の誠実さが信じられるようになってきたのだと。そして、「重要なのは声のトーンでした」と。

セッションの最後には、職業安定所のロッタはティナのために、翌日2時間の予約を入れました。ミーティングの後でトムはロッタに、1人のクライアントにそんなに時間を割くのは普通のことかと尋ねました。答えはきっぱり「ノー」でした。ロッタは、「自分の職場では45分でも長過ぎるほうですね」といくぶん自嘲気味にため息をつきました。

ではなぜティナを特別扱いをするのか、というトムの問いに対しロッタは、今の時点でティナに十分な時間をかけて対応しておけば将来的には手間と時間の節約になるだろうからだ、と答えました。

トムはまた、ティナの友人であるライラに尋ねました。未来語りダイアローグを実施する前に、すでに「Aクリニックへ一緒に行ってグループのメンターとしてボランティア参加する」という考えがあったのか、あるいはセッションのなかで得られたアイディアなのかと。

「ただ私のなかに湧き起こってきたんです」と彼女は答えました。「ピアのところへ一緒に行こうという考えがまず浮かんできて、その直後にグループのアイディアが浮かんできたんです」

このように、セッションのなかで新しいアイディアを思いつくことはまれではありません。まったく新たに思いつくこともあれば、すでに考えていたことが、具体的にあらわれることもあります。

## 変化のドミノ倒し

誰かが実現可能なアイディアを思いついたら、それを他の人々が自身の実践を通じて結びつける。すばらしい未来という視点から、いま現実にとっている行動を「想起」し、そこから心配事に「立ち戻る」。それは、いま抱えている希望や心配について別の見方ができないかを考えたり、それについて語ることを可能にします。

そのプランは、浮世離れした突飛なものではありません。そうではなく

て、この現実世界に生きる人々の具体的な行動や、日々の小さな実践からもたらされます。それが「違い」を生み出すのです。[10]

　対話というものは、計画を立てるうえで唯一の方法ではありません。おそらく、主要な方法ですらないでしょう。参加者が、他者の発言に注意深く耳を傾け、彼らの考えや計画を表現に結びつけるとき、その空間は相互性の感覚に満たされます。答えをもらうことは力づけられることなのです。

　実はこのアンナ、ティナ、ライラ、その他の参加者によるセッションは、大勢の研修生の前でなされました。そのためミーティングの直後に、思考や感覚がどんなふうに発展してきたかについて、リフレクティングがなされました。トムはこのセッションを、未来語りダイアローグのなかでも最も興味深いものの1つとして、今でも記憶にとどめています。

　職業安定所の職員ロッタが、ティナを信頼するようになると、ちょっと張りつめていたその場の雰囲気がやわらぎました。ただでさえ多くの人の前で、個人的な生活や仕事について語るのは容易なことではありません。まして研修生の大集団の前です。ところが一度、話題がつながり出すと、場の雰囲気は大きく変化し、新たなことが次から次へと語られました。こうしたことは、さんざん他の手法を試してきて、変化というものに懐疑的になっている人にすら起こり得ます。

　このように、ダイアローグ空間が開かれる際に「鍵」となる要素がいくつかあります。その核心部分に触れる前に、まずセッションの基本的な構成について、簡単に説明しましょう。

# 未来語りダイアローグの構成

　未来語りダイアローグのセッションの構成は、オープンダイアローグとは違って、前もって十分に検討されています。そこには大きく分けて2つ

---

10　このアプローチは、対話における期待にかかわっています。私たちはそれを期待型ダイアローグと名づけましたが、それはまた将来型ダイアローグ（Future Dialogue）でもありました。そのため、スマートではないですが「未来語りダイアローグ（Anticipation / Future Dialogue）」と呼ぶことにしました。

の段階があります。(1)「うまくいった未来」という視点からインタビューされる段階と、(2)現在の計画をうまく要約する段階、です。

## 第1段階──インタビュー

外部から来た2名のファシリテーターが、インタビューを重ねながら対話を先導します。自分が話すことと、他人の話を聞くことは明確に分けられているため、誰もが考えていることを口に出せるし、さまざまな内言とともに人の話に耳を傾ける余裕があります。

クライアントと家族は最初に、次の3つのテーマについてインタビューを受けます（現在の時点を、近未来から振り返るように）。

──すべてがうまくいった今の状態を、どんなふうに感じていますか。
──あなたはどんなことを行い、誰に助けられ、どうやって今の状態にまでいたったのでしょうか。
──（当時）あなたを悩ませていたものは何だったのでしょうか。何があなたの悩みをやわらげてくれたのでしょうか。

次に治療チーム側が、未来の視点から2つの基本的質問について問われます。

──この良い状態を続けるために、あなたは何をしましたか？　誰がどんなふうに助けてくれましたか。
──（当時）あなたを悩ませていたものは何だったのでしょうか。何があなたの悩みをやわらげてくれたのでしょうか。

## 第2段階──具体的計画

第2段階では、具体的な計画を詰めることになります。「誰が、誰と、何を行うか」を決めるわけです。

オープンダイアローグとは、ここがいちばん違うところです。オープンダイアローグには段階的構造はありません。治療チームのメンバー以外に、

外部者やファシリテーターもいません。決められた質問項目によるインタ
ビューもありません。

　こんなふうにセッションが構造化されていたり、質問項目が決められて
いたりすると、対話の良さが失われて、戦略的に行動を変えてやろうとい
うやり方になってしまわないでしょうか？　答えは「ノー」です。むしろこ
うした手法は、いろんな心配事を抱えている参加者に対して、「他者性を
尊重するための余白」をもたらしてくれるのです。

# セッションのポイント

## ☞(1) ファシリテーターの質問に答える形で語る

　すべての参加者は、ファシリテーターの質問に答える形で、彼ら自身の
観点から語ります。
「どんなことがいちばんうれしかったか。うれしいことが起こるために何
をしたのか。その当時は何が心配だったのか。心配事はどのようにやわら
げられたのか」
　このやり方は、大勢が参加するミーティングに限らず、たった2人から
でも実践可能です。

## ☞(2) 実現しそうな希望を強化する

　もう1つ重要なのは、将来の展望を開くことです。未来語りダイアロー
グでは、将来の良い出来事は天下り的にもたらされるものではありません。
この点は強調しておきましょう。将来の展望は、参加者それぞれの、現実
的なアクションを通じて実現するものです。「誰が、誰と、何を行うのか」
という計画を煮つめるためには、抽象的なアイディアだけでは不十分で、
実際の行動が必要となります。参加者それぞれにとって臨場感のある、実
現可能なプランであることが重要です。
　ファシリテーターは、参加者の発言に注意深く耳を傾けます。そこには
何人かの参加者がいるわけですが、ファシリテーターは1人ひとりに間近

で目を合わせてインタビューします。こうすることによって「私に相談してね」という親密な雰囲気が生まれます。家族も他の参加者も、決まって「その場に他人がいることがほとんど気にならなかった」という感想を話してくれるのは、この雰囲気あってのことです。

このプロセスは、「ファシリテーターはきわめて注意深く耳を傾けなければならない」というルールに支えられています。彼（女）が未来に「到達」し、実際的な計画案にたどりつけるには、他の参加者からの助けによるところが大きいのです。もし参加者が協力を拒んだり、自分に何ができるかを具体的に言おうとせずに、抽象的な行動計画しか口にしなければ、どうなるでしょう。ファシリテーターは、そうなったら何も得るものがないということを知っています。ですからファシリテーターは、参加者がどんな立場で他者との関係を結ぼうとしているか、それを知るためのあらゆるヒントを聞き取ろうとします。彼が強い関心を持って問いかけることで、参加者の主観は肯定されることになるでしょう。

未来語りダイアローグの目的は、実現しそうな希望を強化することにあります。しかし、実際に誰が何をするのか、あるいは誰が何をしてもかまわないのか、このあたりをあいまいにしたままミーティングが終わるようでは、その目的は達成できません。残念なことに多職種がかかわる作業では、しばしばそんな状況に陥りがちです。

考えや行動が袋小路に陥っているとき、思考可能な未来について考えることは、大きな前進となります。不安の影が差している場面で、前向きな変化の可能性を見出すには、手応えのある具体性が第一です。だからファシリテーターは「ぜんぶうまくいったとしたら、何がいちばんうれしいですか？」などと問うてはいけません。温かく、しかしきっぱりと尋ねましょう。

**「時が経ち、すべて順調になりました。何がいちばんうれしいですか？」**と [訳注]。

---

**訳注** 仮定ではなく「ぜんぶうまくいった」と断定している点がポイント。

将来に向けてよい見通しを持つと、具体的なアクションを思いつきやすくなります。たとえば「さて、私たちは問題の渦中にいるわけですが、あなたはそれにどう対処しますか」という問いから始めようものなら、すでに何度も検討してきたことの繰り返しになってしまうでしょう。「将来へのよい見通しから始めること」、それは思考可能であるばかりか、それぞれの参加者が行動を起こすことを要請します。そこから、通常の人間関係の交流だけでは生じ得ない何ものかがもたらされるのです。[11]

## ☞(3)「私は……」と主観的に語り出す

　未来語りダイアローグでは、対話的な空間をつくり出し、それを維持することが重要になりますが、その手法は、少人数で交流する場合にも使えます。

　すでに述べたように、すべての参加者が「私は……」という主観的立場から話すことが大切です。将来に対する主観的な視点は、その展望をポリフォニック（多声的）なものにするうえで役立つからです。1人の声が大きすぎれば、その他の意見は片隅に追いやられます。大きな声というのは、ものごとに対する一般的な見方を「代表」しようとする声のことです。しかし、集約されたものの見方は、誰の観点でもありません。そこには生身の人間がいません。

　また「家族の考え方」などというものは存在しません。もし存在するとして、誰がそれを示すのでしょうか？　たとえ家族の一員がそうしたとしても、「その人が家族の考え方をそう認識している」ということでしかありません。実際に何かまとまった考え方があるというわけではなく、多彩な視点からなる万華鏡があるにすぎないのです。

　まして、専門家のほうが勝手に家族の明るい未来について述べたとしても、実際の家族の見方からはかけ離れてしまうでしょう。うまくまとめようとすれば、個々の声は消失してしまいます。だから専門家は、家族の将来に関する意見を問われることはありません（話し合われているのは、彼

---

11　家族メンバーは、この未来語り、すなわち思考実験という視点を、驚くほどあっさりと把握してくれます。むしろ専門家のほうが、過去の問題や欠点から頭を切り換えることが難しいようです。

ら専門家自身の家族のことではないのですから）。そうではなくて、専門家に問われているのは、彼らの「活動」についてです。つまり家族が述べたような明るい未来へ導く専門的な「活動」について、専門家は問われているのです。

ポリフォニックな視点を維持するためには、将来について一般的な言葉で語ることは避けなければなりません。参加者それぞれの発言を無条件で受容し、注意深く耳を傾けなければなりません。

これは参加者によっては難しい場合もあります。そんなときファシリテーターは、参加者が話すことと聞くことをしっかりとていねいに区別して、それがうまく調和するように手助けします。また、彼らが「私は……」という主観的立場から話せるようにサポートします。

主観的かつポリフォニックな明るい見通しは、ネットワーク・ミーティング以外の形でも導くことが可能です。1対1の交流においても、安易に統合された視点にいたらないように配慮することで、対話的な空間を維持することができるでしょう。

### ☞（4）互いの発言をさえぎらない

未来語りダイアローグは、「内なる対話」のための空間を無数に提供してくれます。この内なる対話こそが重要なのです。他者の発言が、賛同しかねるものだったり、表現が偏っていたり、不十分だったりすると、傾聴しつづけるのが難しくなることもあるでしょう。しかし参加者は後になって、こんなふうに言ったりします。「コメントを控えるのは大変だったけど、"ルール"に従って傾聴することで、いろいろなことがわかってきました」と。コメントによって他者のリフレクティングをさえぎってしまうよりも、将来の見通しについて、より豊かな見方が展開されるのです。

コメントすることは、他者の発言を中断するばかりか、みずからの内なる声までも中断させてしまいます。未来語りダイアローグでは、耳をよく傾ける参加者の心のなかにこそ、濃密な内なる対話が喚起されます。もちろん、発言している参加者も、豊かな内なる対話を宿しているわけですが、それは傾聴している側に生ずるものとは異質な対話です。ファシリテー

ターは、要所要所で発言者の言葉をおうむ返しにしながら、内なる対話を支援します。同時に参加者が、自分自身の考えと、他の参加者の考えを把握できるよう手助けします。

「歯を食いしばってでもお互いの発言を中断しない」というルールを守ることは——ファシリテーターの要請を尊重することとは別に——他人には他人の意見があることをも受け入れていく態度を示しています。セッションが進むにつれてはっきりするのは、「要因は同じなのに、将来に対する見方はみんなばらばらである」ということです。娘の見方、息子の見方、母の見方、父の見方、叔母の見方、そして祖父の見方、それらがみんな同じということがあるでしょうか。さまざまな専門家が、それぞれの専門性から物事をとらえるとき、見えるものが全部同じなんてことがあるでしょうか!

　ポリフォニーのただ中で、その一部になることで、内なる対話はいっそう活発になるでしょう。将来への視点はより豊かに、ただしそれぞれ異質なものになっていきます。このような経験を経て、参加者のなかには対話主義的な態度が育まれていきます。すなわち、他者の他者性への敬意と関心、他者に固有な視点をより深く理解したいという気持ち、そして多面的な将来像とそこにいたる道筋をともに創造するプロセスに、自分の考えも加えていこうという心構えです。

### ☞(5)　主観的な心配事について話す

　もう1つの、別の場面でも使えるであろう重要な要素は、主観的な心配事を取り上げてみることです。

　未来語りダイアローグでは、問題についての議論はなされません。これは他者への敬意を維持し、育むためでもあります。もし参加者が問題点を洗い出すことからはじめてしまうと、俯瞰的な視点になってしまったり、主観的要素が欠けた統合的な見方や考え方に陥ってしまうおそれがあります。問題についての共通の見方にこだわりすぎると、「人の数だけ問題がある」という単純な事実を見落とすことになるのです。

　アンナにはアンナの、ティナにはティナの、ライラにはライラの問題が

ある。それらの問題の結びつき方はさまざまな形をとりえますが、決して同じ1つの問題にはなりません。ティナの問題は依存症の問題や子育て、就労や生活費にかかわることですが、アンナの問題はそれと同じではありません。彼女はむしろ、問題解決に際して、ソーシャルワーカーとしての自分の専門性に不安を抱えているのです。俯瞰的ではない、より人間的な見方を強化するには、問題をしっかり定義づけるよりも、参加者にそれぞれの主観的な心配事を話してもらうよう促すほうが役に立ちます。

　とはいえ私たちの経験上、事態の問題的な側面をまるで無視するわけにもいきません。というのも、問題を無視すると逆に、将来に向けた期待にも懸念が生じてしまうからです。その結果、現実的な希望を通じてエンパワーする力が乏しくなってしまいます。

　**ここで大切なのは、問題を定義しなくても問題点は認識できる、ということです。**とりわけ個人の主観とは無縁の、共有可能な定義は不要です。参加者みんなが、問題に関するそれぞれの懸念をはっきりさせれば、およそリアルではない俯瞰的視点など必要なくなります——それゆえ、主観的な心配事を語るほうがよいのです。

　現実の状況は流動的です。心配事もひとところにとどまりません。でも問題を定義してしまうと、ずっとそこにとどまってしまいます。もっと言えば、問題の定義というのはつねに議論の余地がありますが、主観的な心配事はそうなりません。彼（女）がどんなふうに心配事を抱えているかについて他者が議論してもしょうがない。そうではなく、なぜあなたはそのことが心配なのかを尋ねるべきでしょう。

　問題を定義するよりも主観的な心配事に焦点を当てる。こうすれば、多職種が参加するような形以外のミーティングにおいても、対話の扉が開かれることになるでしょう。

## (6)「誰が、誰と、これから何を」を決める

　未来語りダイアローグでは、きわめて具体的なプランづくりを目指します。これはおそらく他の状況でも役に立つでしょう。しかしそのプランは、隅から隅まで遵守されるべき、ガチガチの枠組みなどではありません。そ

うではなくて、それは第一歩にすぎないのです。

　参加者の考えいかんで、1年あるいは1年以内、ときには2年など、長めのスパンについて話し合われることもありますが、[12]焦点はあくまでも、「誰が、誰と、これから何をするのか」にあります。もちろん、未来語りダイアローグを育んできた多職種連携という状況のもとでは、プランのそれ以外の要素を尊重することも忘れてはなりませんが。

　断片化した支援システムにあっては、支援も細切れになってしまいます。断片化とは次のようなことです。すなわち、しょっちゅう入れかわる人事や組織。膨大なケースを抱えて手いっぱいの職員。合同での仕事はごく少数の支援対象のためにしか計画されず、クライアントや家族に責任を持ってかかわるのは、つまるところたった1人の職員だけ。しかも、彼（女）とともに共同作業を調整しようという試みは、他の関係者からははかばかしい反応を得られなかったりします。

　アンナやティナ、あるいはその他の職員としたようなフォローアップ・ミーティングは重要な里程標です。そうしたミーティングを持つことによって、専門家のネットワークがかかわりを維持できるのです。

　先に述べた「あなたはこれから誰と何を」計画は、多職種連携以外の場面でも構築できます。個々の関係についての視点は、持続可能な成果をもたらすために必要となる、社交ネットワークのリソースについて理解を深めてくれます。

# 良いセッションのためのいくつかのヒント

## ❧アドバイスはしないこと！

　未来語りダイアローグで、ファシリテーターになるためにどんなトレー

---

12　未来をどのくらいのスパンでとらえるかを決めるための簡単なやり方は、インタビュー前にこんなふうに聞いてみることです。
　　「心配事が軽くなるような、よい方向への変化は、いつぐらいになると思いますか？　2か月後？　半年後？　それとも1年後でしょうか？」

ニングをするか。それは1つのアドバイスに集約できます。

「アドバイスしてはいけない!」

　ファシリテーターの役割は、対話空間を生み出し、熟成させることです。アドバイスを始めてしまったら、互いに懐疑的だったりシニカルだったりさえするグループの「部外者」としての立場は保てなくなってしまいます。アドバイスをすることでファシリテーターは「関係者」になってしまいます。ファシリテーターは、クライアントに対して責任を負うわけではありません。彼らは、すべての参加者に耳を傾けてもらえるようなミーティングを組織するという点に責任を負うのです。縦割りの部署どうしのあいだでは、はっきりした序列がなく、みんなが認めるリーダーもいません。そんな状況のなかで、**ファシリテーターは、クライアントを導くのではなく、ミーティングを導くのです。**

　ファシリテーターは、未来の展望を上手に使いこなすための研さんを重ねています。質問には決まった形式はなく、インタビューのような形で進められます。未来についての前向きな質問が、さまざまな方向から投げかけられます。実際の対話では、ファシリテーターは人々を支援するためにいろいろな手を繰り出すでしょう。みんなが自分の希望や不安について考え、それについて語れるように。しっかり話を聞いてもらい、他の人たちの考えや発言からも、なんらかの印象を受け取れるように。ファシリテーターはこうして、みんなの不安を追い払い、現実的な希望を高めていくような活動計画を立てます。

### ❧ 未来をツールにして日常生活を支援する

　未来から現在へアプローチするのは、あくまでも手段であって、目的ではありません。参加者はファシリテーターによって、日常的な(楽しい)出来事について考えるように支援されますが、それは日常生活の支援こそが専門的支援の根幹をなすものだからです。それゆえ専門用語は使わず、ふだんどおりの言葉で話すことが大切です。

　人は与えられた制度上の役割(たとえば生徒、患者、クライアント)にしたがって話すわけではありません。自分自身の人生を生きるうえで、た

またま教育機関、医療機関、福祉事務所などにかかわっているだけなのです。未来語りダイアローグにおいて、専門家はさまざまなアイディアの組み合わせを手に入れます。まずは私的な人間関係（ネットワーク）を考えることで、具体的に何を修正していったらいいかのポイントを理解するでしょう。

「未来を思い出すこと」は、通常のコミュニケーションとは少しばかり異なります。それは一種のファンタジーです。未来をツールとして用いると、大いなる創造性がもたらされます。参加者はよく、その状況について軽口を言いたがりますし、「未来を思い出す」などというとまるでゲームのようですが、もちろんこれは遊びではありません。それは、以下のことを可能にするインタビューの手法なのです。

すなわち、今まさに感じている心配事を位置づけ、よりよい状況への希望をいだき、互いに助け合いたいと心から望むこと、です。

それぞれのことが、まさに対話がただちに希望をもたらす形で実現します。すでに述べたように、心配事を明確に位置づけることもまた、現実的な希望を生み出すうえでは不可欠です。心配事と、それを減らすための要因をしっかりと位置づけられなければ、その心配が本当に解決できそうだという気持ちにはなれないままでしょう。これは家族や私的な人間関係（ネットワーク）に限ったことではありません。専門家も同じことです。

### ☞「思い出す」は対話空間を広げる

アンナとティナの場合、信頼感が広がった瞬間から、ばらばらだったピースがきれいにはまっていきました。このとき、ピースを無理にまとめようとしないことが大切です。ファシリテーターから見て、ある行動のかけらや断片をつなぎ合わせたら、もっとすばらしい計画が完成するのにと思えたとしても、口をつぐんでいなくてはなりません。ものごとを組織化すると、対話の空間が狭くなってしまうからです。

創造的な対話空間を生み出すには、人を「そうせざるをえない状況」に追い込んではいけません。他の人が〔未来の視点から〕「思い出した」から、という体が必要で、無理に選ばされたと感じないような配慮が求められます。

このようにして生み出された「語り」（ナラティヴ）は、必ずしも統一された形である必要はありません。むしろ「思い出す」という形式ゆえに、さまざまな思いの余地が生まれます。ファシリテーターは「あなたの記憶ではどうでしたか」といった問いかけで、こうした思いの余地を広げようとします。その問いには、こんなふうに答えてもよいのです。「私の記憶では少し違います。正しくはこんなふうでした……」と。

実際、参加者は「思い出す」という形式をツールとして用いています。未来語りダイアローグではよくあることですが、はじめは途方に暮れていた参加者が、「自分が未来にいる」という設定をコミュニケーション・ツールとして使えるようになっていきます。すべての発話が1000ピースものパズルのような場所に閉じ込められたら、対話主義はほとんど成り立たないでしょう。息をつくためのスペースと、ポリフォニーこそが求められているのです。

## ある母子の「1年前」

ある母親は、「思い出す」形式をとてもうまく活用しました。彼女は息子のために、専門家からどんなふうに助けてもらったかを「思い出し」て、こう言ったのです。

「学校の先生が、そんなにしょっちゅう電話してこなかったのは、本当にありがたかったです。先生は『1年前（つまり現在）』の対話で、事がうまく運んでいることや、私たちにはたくさんの頼れる人たちがいることをわかってくれたのでしょう」

その教師の番になったとき、彼は専門家の立場から、自分がしてきたサポート、されてきたサポートを「思い出し」ました。

「私は『1年前（現在です）』に、その子をとりまく状況がうまくいっていることや、家族がしっかり支援されているということを聞きました。これなら心配ないと思ったので、もうそんなに電話はしませんでした。あとは家族の望むに任せました。お母さんはたまに電話をくださって状況を伝えてくれたので、それがとてもありがたかったです」

また、別の未来語りダイアローグでの息子の言葉は母親を驚かせ、その

ときたまたまファシリテーターだったトムまでも仰天させました。息子の参加で面接が始まり、母親（シングルマザー）とその場に居合わせた専門家の前で、彼はこう言ったのです。

「あれから1年が過ぎて、いろいろうまくいきました。いま僕は、職業訓練校に通っています」

　母親はびっくりして口をあんぐりと開けました。少年は話しつづけました。彼が学校に入るためにどんなにがんばったか、とりわけ母親が自分のためにどんなことをしてくれたか。母親の驚きは増すばかりでした。

　トムが尋ねました。

「『1年前』、君は何を悩んでいたのかな？　それで、どうやってその悩みから抜け出せたの？」

　少年は答えました。

「『1年前』の悩みの種は、母さんが僕の言い分を全然聞いてくれず、いつも怠けていると叱ってばかりいることでした」

「何がその悩みを解決してくれたの？」トムが尋ねました。

「母さんがやっと、僕のしてほしいことに耳を貸してくれたんです」

「それはいつ？」トムが尋ねました。

「『1年前（つまり今）』、あなたがその質問をしてくれたときです」と少年は答えました。

### ❧ うまくいかないことも

　未来語りダイアローグは、すばらしい反応を引き出しました[13]。しかし、いつもうまくいくとは限りません。成功が別の意味を持ってしまうこともあるのです。

　ある未来語りダイアローグではこんなことがありました。ミーティング

---

13　ある母親は未来語りダイアローグの最中に、家族と面談していたリタ＝リーサ・コッコ［2006］に対して、びっくりするような反応を返してきました。「ええ、でもそれを言うにはまだ早すぎます」。コッコが、このやり方が役に立っているか尋ねたときの彼女の答えです。ミーティングは1年前から続けていたにもかかわらず、それが役立っているかどうかを言うのはまだ早いと言うのです！　母親は説明してくれました。まだいくつか解決に向けて話し合いを進めていることがあって、だからまだ結論を出すのは早いのだと。実際、クライアントは手法や進め方をそれほど重視しませんし、最もうまくいった対話ミーティングですら、人生の中心ではなくその一部に過ぎないのです。

に出席するため、刑務所を一時出所してきた夫がこう言ったのです。「君たちが助けてくれるなんて、夢にも思わなかったよ」と。

それは胸を打つ瞬間でした。ファシリテーターは母親とその夫に「うまくいった未来」その他のもろもろを尋ね、ついでに専門家たちにもどんなふうに支援してきたかを尋ねていました。夫はびっくりした表情で1人ひとりの専門家の顔を見渡し、ごく真剣に先ほどのコメントを述べたのでした。

子どもが保護されてしまうことを避けるべく、連携して支援しようという彼らのプランは、実際的でうまくいきそうでした。みんな満足げな笑みを浮かべながら解散し、これから刑務所に戻される夫までもが微笑んでいました。

しかしその後、彼の子どもは保護されることになりました。夫婦はヘロインの使用と取引をやめられず、夫にいたっては、刑務所内から取引の指示まで出していたのです。ソーシャルワーカーは、今こそためらわずに〔子どもの保護を〕決断しましょうと言いました。今までさんざん試行錯誤を繰り返してきた挙句、これなら絶対にいけると思ったプランが失敗したのです。子どもたちは危機にさらされていました。彼女は方針転換の必要性をよくわかっていたのです。

# 未来語りダイアローグはこうして生まれた

### ☙多人数で集まる意味

アンナとティナのセッションには、関連する業種から、さまざまな経歴を持った研修生が参加していました。教師、心理療法士、カウンセラー、保育所職員、総合診療医などです。彼らはそれぞれの職場における専門家ネットワークに参加するために、未来語りダイアローグのファシリテーター研修を受けていたのです。

これは対話の文化を生み出し、育むことを目指すプロセスの一部として、フィンランドの地方自治体で行われている事業でした。多職種グループが連携するためのトレーニングは、たしかに縦割り分業に対して強力な介入

になりますが、しかしだからといって持続可能な変化につながるわけではありません。第8章と第10章では、この持続可能性のジレンマをもう一度取り上げますが、ここでは未来語りダイアローグがなぜ生み出されてきたのか、もう少し詳しく見ていきましょう。

　第2章では、（リーサの家族の）メンタルヘルスの危機的状況と、それに対するネットワークチームの対話的な反応が記されています。西ラップランドの危機対応チームは、必要に応じて毎日家族とミーティングを開いており、初めの2か月間で9回のミーティングが行われました。しかしソーシャルワーカーのアンナがティナとかかわったケースでは、必要ならば毎日でも会い、何か月でもそれを続けるなどということは無理だし、無用のことでした(45分ですら長すぎると考えるような職業安定所のロッタにそんなことを提案したら、どんな顔をされるでしょう!)。

　ティナの問題には緊急性はありませんでしたし、アンナも緊急性を理由にミーティングを開くことはしませんでした。アンナは子どもが幸せかどうか、あるいはソーシャルワーカーとしての自分の責務について、不安でいっぱいでした。しかし、彼女が直接かかわっている領域以外にも、助けになることがあったのです。

　未来語りダイアローグは本来、多職種ネットワークが1人のクライアントについて行きづまってしまう状況をなんとかするために開発されたものです。そうしたケースは慢性患者に似ていて、長いあいださまざまな形で出会ってきた当事者、不安とイライラを抱えた当事者たちが、その周囲にいます。

　アンナとティナの場合のような未来語りダイアローグは、2時間半から3時間を要します。多忙な専門家に、たった1つのケースのためにそれだけの時間をとってもらうには、それなりの理由が求められるでしょう。しかし、時間をかけて対面で話し合わなければ得られない成果もあります。

---

14　アンナはミーティングの提案者でした。彼女自身が自分の心配を解決したかったのです。なので、これを「アンナとティナのケース」と呼ぶことにします。

あなた固有の専門性は、文字どおり独自の視点をもたらしますが、その視点ゆえにあなたは必然的に視野狭窄に陥ります。家族全員と会えるような専門家はほとんどいないでしょうし、まして親戚やその他の重要な関係者を含めれば言わずもがなです。

アンナであれ誰であれ、私的あるいは専門家のネットワークを完璧に把握すべく、がんばってみたとしましょう。関係者全員に個別に面談しに通いつめたら、アンナは詳しく状況を把握でき、アンナ自身の内なる対話も豊富になり、個別の関係者ともよい対話ができることでしょう。しかし、かかわった誰ひとりとして、同じポリフォニックな全体像を共有することはできません。全員が時間をとって直接会うことでこそ、みんなでこうしたリソース（ポリフォニックな全体像）にアクセスすることが可能になります。

しかし、それ以上に重要なことがあります。まさに対話のなかで、対話であるがゆえに、その場、そのとき、その瞬間に「つながり」が起こるということです。

### ✒「心配のグレイゾーン」にいるとき、あなたは……

こうしたアプローチが発展してきた背景を理解するために、以下のような状況に出くわした場合を、ちょっと考えてみてください。

あなたは今……

――自分のかかわっているケースとなんらかのつながりがありそうな他の専門家の存在を直感している。
――望む方向に物事が進んでいきそうにないことを予期している。
――支援のためのリソースや、さまざまな関係者間でのコラボを求めている。
――何が起きているか、どうもよくわからないと感じている。
――他者のなすことが、自分の到達点に影響を与えると感じている。
――全体の状況をもっとしっかりコントロールしたいと願っている。

もしこんな経験をしているのなら、あなたはただ心配しているというば

かりではなく、いろいろなことが不明瞭な「心配のグレイゾーン」にいるのです。誰かに会って話し合うことが必要だとしても、それはたやすいことではありません。もしそれができたとしても、その話し合いが、相手の行動や考えをコントロールする試みに切り替わってしまうかもしれません。

　トムと同僚のイーサ・エリクソンは、対人支援の専門家が、自身の心配に対処できるようにするために、心配な状況を把握しやすくするツール（表1）をつくりました。

　このツールは、関係性にかかわるものであることを強調しておきましょう。「彼（女）はこの区分にいる」と感じるのは、今まさに彼女とかかわっているあなたなのですから。心配とは、固定された現象や、まして事例の特徴などではなく、その時その時での「予期にともなう感情」です。しかし客観主義的戦略のパラダイムは、心配というものを、対象（生徒、両親、クライアント、患者）を分類するためのツールへと安易に変換したがるものです。

　以下は実際にフィンランドで起こったことです。全国の学校で、生徒たちを「少し心配な生徒」や「グレイゾーンの生徒」などに分類し、登録しようという動きが急速に進められました。そうこうするなかで、心配というものは、そもそもある関係性において人が主観的に推測するものであり、つねに流動的なものだということが忘れられていきました。人々はインターネットからツールをコピペしただけで、他者性への尊重を強調したテキストなどは読もうともしませんでした。そこには「もしあなたが心配な状況に置かれたとしたら、対話のために何をするでしょうか」と記してあったはずなのですが。

　トムはテレビや他のメディアに出演して、そうした危険な状況に歯止めをかけようとしました。そのようなやり方で子どもたちを分類することは、無用かつ危険であるばかりか、違法ですらあると指摘したのです。文化的な変容についての疑問点については第8章でまた触れます。

### すべてのゾーンで非戦略的に振る舞うために

　先ほど読者のみなさんには、「グレイゾーン状況」について考えてみる

## 表1　主観的な心配の区分〔心配のゾーン尺度〕　　　　　　　　　　　　　　　　[Arnkil & Eriksson]

| 心配なし | 小さな心配 | グレイゾーン | 大きな心配 |
|---|---|---|---|
| 人間関係に心配なし | わずかな心配や懸念の感情あり | 心配が増大しつつある | 強い心配をつねに感じている |
| | ▶自身でサポートできる自信はある | ▶自分でサポートする自信が減少、枯渇しつつある | ▶子ども、クライアント、患者が危険な状態にある |
| | ▶追加の支援リソースが必要だと考えている | ▶明らかに追加のサポーターや仕切り役が必要と感じている | ▶自分1人ではもう打つ手がない。子ども、クライアント、患者の状況に変化をもたらす追加のリソースと仕切り役がすぐに必要 |

ようお願いしました。

　さて、ではあなたは「強い心配」の状況を経験したことがありますか？ すなわち、あなたがかかわっている子ども、クライアント、患者に何か悪いことが起こるかもしれないという恐れを感じながらも、もうあまり時間がない、というような。

　これは緊急事態です。明るい未来の対話に向けて徐々にネットワークを形成していこうという悠長な場面ではありません。むしろ、危機的状況のためのオープンダイアローグのような実践が必要です。よい未来についての対話はあとからやればいいのです。

　あるいは逆に、あなたはこれまで（もしくはちょうど今）「小さな心配」の状況を経験したことがある（している）でしょうか？ たとえば、ちょっとした当惑や違和感を持ちつつも何か違うことに挑戦してみたいと感じていて、それについて両親や同僚などからアドバイスをもらうのもよいかなと考えているような状況です。こちらは明らかに、拡大ネットワーク全体で話し合うような状況ではありません。むしろ第2章で説明したような「心配事を取り上げる」方法のほうが予防的な意味を持つでしょう。

　とはいえほとんどの人間関係は、心配事などには縁がありません。一方が適切に振る舞い、他方も同様に振る舞うなら、たいていうまくいくものです。あまりにスムーズなので、なぜそれがうまくいっているのか考える

必要もないほどです。

先の**表1**にある「小さな心配」には個人の心配事を取り上げる手法で対処し、「グレイゾーン」には未来語りダイアローグで、「大きな心配」にはオープンダイアローグで……と区分ごとに適切な実践があると図式的に考える人がいるかもしれません。そうではなく、すべての状況において柔軟かつ迅速に対応できるような対話的実践が必要です。前章で述べたように、オープンダイアローグの核となる要素はあらゆる状況で応用が可能で、そこからさらに発展させることもできます。

前章で述べた、ヴェロニカとの対話を思い出してください（92頁参照）。彼女は抑うつ的ではありましたが、危険的状況ではありませんでした。そこで活かされたのは、オープンダイアローグの実践から得られた対話的要素でした。

すべてのゾーンで、開かれた、ことさら戦略的でない対話が必要となります。対話的に個人の心配事を取り上げる方法は、小さな心配の場合だけに限定されるわけではありません。人が他者の他者性を尊重し、相手との関係にきちんと責任を負うのならば、（しぐさや身振りから見るからに不安がにじみ出ているのに）「何もかも大丈夫」といった態度を装ったりはしないでしょう。その相矛盾したメッセージが他者をいっそう当惑させてしまうことに気づかなければいけません。また相手との関係に責任を負うつもりがあるならば、自分の不安をこっそりソーシャルワーカーのような

---

15　「ボノの帽子」はエドワード・デ・ボノが開発した面談技法であり（http://www.debonothinkingsystems.com/tools/6hats.htm）、希望や心配事を表明し話し合うことを支援するための、すばらしいやり方です。黄色い帽子をかぶった参加者はポジティブな見方のみをし、黒い帽子をかぶった参加者は、ネガティブな見方のみをします。すべての参加者は必ずどちらかの見方をし、誰も場の雰囲気を損ねるような、斜に構えた"腐ったリンゴ"にならないようにします（他の見方をするための、別の色の帽子もあります）。ここでのポイントは、「ある種の状況で、あるやり方で行動をすることは対話を促進するが、対話をすることはどのような特定の行動にも帰着することはない」〔＝行動は対話を促すが、対話が行動に結びつくとは限らない〕ということです。

16　エヴァン・インバ＝ブラックは、さまざまなニーズを抱えた家族が、当惑した専門家によって「多重問題家族」などとレッテルを貼られてしまいがちであることに気づきました。もっと適正でスティグマ性の少ない視点があれば、専門機関の複雑な相互作用における「多機関がかかわる家族」と見ることになるでしょう。この複雑さに焦点を当てなければなりません。家族のリソースを相互に強化してこの迷宮を抜け出すために［Imber-Black, 1988]。

第3者に任せきりにするようなこともしないでしょう。

　**ここで大切なのは、個人の心配事に対してガイドラインどおりに対処することではありません。**まずは心から手助けと協力を要請することなのです。「私の見方 (I-perspective)」でオープンに話し、周囲の協力を誘発する。そのためには、戦略的でない手法が必要となります。未来語りダイアローグから得られた教訓は、「グレイゾーン」に対してのみならず、より広い範囲で使えます。いかなる出会いや交流においても、手応えのある希望を育むことが大切です。その人の主観的な見方を尊重するためのやり方はいくらでもあります。[15]

### ♪ 対話が多職種間のすきまを埋める

　グレイゾーンの問題に多機関がかかわるような複雑な状況は、専門的な援助が断片化してしまう「やっかいな問題」の典型です。官僚的な縦割り構造を横断するような問題に対応するための仕組みは、ふつうは存在しません。多面的でホリスティックな状況に直面したとき、明確に定義づけられ区切られた職域は混乱に陥ります。日々の生活全体を、部門と責任の配分によって細分化し、それによってこうしたジレンマを「手なずけよう」とする——これがシステムというものだからです。

　しかしたとえば、次のような状況では、誰が責任を持って対応すべきでしょうか？　子どもが潜在的な危険にさらされており、薬物依存の問題もあり、職業トレーニングが受けられないための経済的困窮もあり、その結果、労働市場でも割を食うといったような複合的な問題を抱えているケースには？　児童福祉司 (child protection worker) に加えて、福祉事務所のソーシャルワーカーもかかわり、薬物依存の専門家、職業安定所の職員等々もかかわるといったケースには？

　つまり、部署と部署の隙間に位置する、多職種連携の必要なケースです。[16]これは私たちがティナと支援者に出会った際と同じ状況ですが、その隙間を埋めるためにこそ、対話が必要だったのです！

　家族の対話、友達どうし集まって何をして遊ぶか決める話し合い、町内会、職場での会議、教師と親の話し合い、家族療法のセッション、多人数

での議論……さまざま対話シーンがありますが、心配がないか小さければスムーズに事は運びます。それに対して複数の専門家や機関がかかわるようなときは、たいていは心配に満ちた事態になっていて、対話性は失われてしまっています。そこで、未来語りダイアローグがどんな場面で必要になるか、多職種連携でありがちな問題に目を向けてみましょう。

# 専門家どうしのせめぎ合い

### ☞「位置づけ」という問題

　組織の垣根を越えて協働する必要性が高まると、職域を越えた交渉のための話し合いの場がやたらと増えていきます。これは、専門職が定番のかかわりを結びにくい「あいまいなケース」がますます増えていることを意味しています。

　ベイトソン[1972]が指摘したように、人間というものは、問題についてだけでなく関係性についても伝え、言語的方法だけでなく非言語的方法（声の強弱や高低、ジェスチャー、表情など）でもコミュニケートしています。つまり人は"問題そのもの"だけでなく、問題を定義づけている自分自身についても伝達しているわけです。

　そのとき彼らは、自分自身をどこかに位置づけようとします。しかしそうした位置づけは、彼らの意志だけでは決まりません。他者からの反応も影響してきます。あるテーマについて語ろうとする人は、自分がそのテーマの専門家（という位置づけ）であるとほのめかしたことになってしまうのです（あからさまではなく暗黙裏になされることがほとんどですが）[訳注1]。

　関係者どうしのあいだで、話し合われる問題とお互いの関係について合意が得られているならば、討議はスムーズに進みます。関係者で意見が食い違っていたとしても、お互いの立場を尊重していれば、それほど大きな問題にはなりにくいものです。

　しかし関係者どうしで問題の理解度や、相手の専門性を批判したりするようなときに、やっかいな状況が起こります。こちらが相手の能力をどう

見ているかとか、あまり評価していないとか、そんなことをわざわざ口に出して言う必要はありません。討議というものは、互いの主観的な視点をやりとりするだけで十分なのです。たとえば、ジェンダーの序列意識を克服できているかどうかがポイントの1つです。つまり男女が平等に考慮されているかどうかを見ればよいのです。[訳注2]。

### ☞問題解決かストレス軽減か

いろいろな人が話し合いに参加すると、その豊かなポリフォニーゆえに複雑なものになります。1人の相手に発言しても、それは他の参加者に対しても何らかのメッセージとして伝わってしまいます。したがって、個人の位置づけはたえず揺らいでいます。不安の解消のためにその人の位置づけを固定してしまったらどうなるでしょうか。そのとき、対話主義を困難にするものが見えてくるでしょう[訳注3]。

ものごとを成し遂げるには力を集結しなければなりません。あからさまであれ控えめな形であれ、仲間が必要になります。しかし仲間意識というものは、ある問題についての理解のいかんに影響されます。問題をどう理解するかが「仲間になれるか否か」を決定づけるのです。

ある問題が医学的なものであるとみなされれば、それは医療関係者の問題となります。それが社会的つながりの問題ならば、そのほかのつながりの可能性を模索することになります。それが経済的困難や学習上の問題であれば、それぞれの専門家が対応することになります。アンナとティナのケースは、ここに含まれるすべての方向性を、同時に指し示しています。

---

**訳注1** コミュニケーションにおいては、言葉で語られる内容に加え、表情や声のトーンなどのメタコミュニケーションとして、話し手の立場や相手との関係なども伝わってしまうということ。

**訳注2** 性差にまつわる偏見が議論の妨げになっていないか、など。

**訳注3** たとえば、目下の不安の解決を誰か1人の専門家に押しつけたい〔≒懸念と願望の融合〕という提案は、対話的とは言えない。

多職種の専門家がかかわる状況に参加しようとする人は、どうすれば参画できるかを模索しつつも、ひょっとすると、つながりの外に放っておかれることをこっそり願ったりするかもしれません。彼らは、いま担当しているケースの負荷に加えて、さらなる重荷を抱えたいとは思わないでしょう。人は自分の負担分については慎重に判断するものです。この問題は自分にとってどの程度義務として考えるべきなのだろうか、と。

　よって、多職種の専門家が出会ったときの緊張関係の1つは、「どうやって問題を解決するか」と、「どうすれば個々の専門家のストレスを軽減できるか」という課題のあいだに生じます。どうすればストレスに圧倒されずに、専門家としての責務を引き受けられるのでしょうか？

　多少なりとも疲労困憊していて、それでなくても所属機関の人員や予算を削減されてうんざりしている専門家が、一緒になって複雑な問題を抱えたケースについてどうすればよいか議論するとします。そこでは誰が問題を引き受けるべきかの押し付け合いばかりではなく、自分の担当件数をどう減らすかという駆け引きもなされるでしょう。そこにかかわらないために、困窮している人々に共感しすぎないように、巧みに立ち回る必要があるかもしれません。

　リタ゠リーサ・コッコ[2003]は、フィンランドの社会復帰分野で働く多職種の専門家に対する調査の結果、**「共同責任は無責任」になりやすいことを見出しました**。追跡調査の結果、多くのクライアントがセーフティネットからこぼれ落ちてしまったことが明らかになったのです。

## 対話もまた権力関係にある

　第2章で述べたように、芳しくない反応が予想されるとき、人は、自分の懸念を話題にすることをためらいがちです。“仕切り屋”と思われたくなくて、むしろ控えめな態度を続けたり、仕切り役を他の人に振ろうとしたりします。家庭なら「お父さんに決めてもらいましょう」のたぐいですね。専門家の世界なら「警察官の側がすべきなのは……」「ソーシャルワーカーの側がすべきなのは……」などでしょうか。少なくとも私とクライアントや家族との関係性がよりタイトになって、仕事の分担をきっぱりと割り振

れるようになるまでは、そのような態度が続くわけです。

　しかし、完全に権力関係のない関係性などありえない、ということは指摘しておくべきでしょう。ミシェル・フーコー[1980]は、権力関係はどこにでもあると主張しています。「この社会のあらゆるところに、男女間でも、家族間でも、先生と生徒のあいだでも、知っている人とそうでない人とのあいだでも、権力的な関係が存在する(…)」

　これが真実ならば、権力関係から抜け出すことは不可能です。それゆえ、以下の点に注意が必要です。「権力関係それ自体は善でも悪でもないが、危険なものにはなり得る。だから、あらゆるレベルで、権力がその力を振り向けるやり方において、なにが最善の道であるかが考慮されるべきである」[Foucault, 1983]。

　対話的な関係も権力関係であり、どのようにしてその力を最善の方向につなげるかを考えなければなりません。オープンに心配事を取り上げること、協働活動を賦活しながら主観的視点のための空間を広げること、他人を変えようという戦略的なやり方を避けること、これらも非対称的関係における権力の行使です。たとえ非対称性を認めており、尊重している場合であってもそうなのです。

## 🐟水面下の争い

　さまざまな立場の人々からなる集団が出会い、自分自身やお互いを位置づけるとき、彼らは同時に、自分自身やお互いを「制御タスク」〔＝その立場ごとに分担すべき職務、仕事〕という視点から位置づけようとします。問題を定義することも、その手続きの1つです。

　たとえばあるケースで、子どもが危険にさらされていると定義された場合、ただちに児童福祉司に責任の矛先が向かうでしょう。「ケースにかかわらずにすむチャンスだ」と感じて、これさいわいと賛同する人々もいるかもしれません。こうした賛同者がほかにもいれば、このソーシャルワーカー（児童福祉司）は、権威によってしっかりと連帯した一団に対抗せざるを得なくなります。つまり、このケースではまさに子どもが危険にさらされており、それは間違いなく児童福祉司の責任の範疇であるとみなす一

団に、です。彼らを論破しようと思うのなら、その問題の定義が客観的に正しいかどうかを議論することになるでしょう。

さまざまな立場の人々が参加している状況で、対話性を育むのは容易なことではありません。そのことを理解するために、私たちは今まで以下のことを論じてきました。（ほとんどは「あうんの呼吸」でなされる）相互の位置づけをしあうプロセス、同盟の取り決めや責任分担の調整、制御タスクの割り当て、などの複数の次元についてです。

表面上、問題の定義に関する議論であって、必ずしも位置づけ、同盟、責任について一言も語られていなくとも、にもかかわらず、発言の1つひとつがそうしたこと（位置づけ、同盟、責任）を形づくってしまうのです[訳注]。

### 客観主義の追求が何をもたらすか

人はしばしば、まるでその問題を俯瞰したかのような定義を求めます。すなわち、その問題についての"客観的な視点"です。客観的な視点では、主観的なバイアスは取り除かれており、限定的な個人の視点よりも拘束的なもの〔＝自由度の低い視点、従うべきもの〕と思われています。討論のなかで自分の客観性を主張するには、相当な勇気がいるでしょう。しかし、人はみな社会のなかで固有の場所を占める主観的な観察者でしかない以上、本当は客観的視点などというものは存在しないのです。

もちろん、より正確な定義と、やや正確さに劣る定義というものがありうるでしょう。「症状とその原因」が1つの例です。このとき、診断するほうも診断されるほうも、それぞれが自身の問題を抱えています（一方は症状を抱えており、もう一方は責任ある医師としての課題を抱えている）。

---

17 主観的バイアスが注意深く取り除かれた検査済みの知識は、正確な評価のために、なくてはならないものです。しかし、ある分野で最も慎重な客観主義者であったとしても、そのような知識に絡め取られているときには、彼（女）は「客観的な情報の主観的な解釈」しか形づくれないのです。ロシアの心理学者であるアレクセイ・レオンチェフ［1978］は、文化的な意味（科学論文における議論など）は主観的な感覚としてとらえられると指摘しています。何がどのように主観的な感覚をつくるかは、文化的な意味といったものから決定されるのではなく、主体の生命活動によって決定されるのです。最も客観的な事実でさえも、ある種の活動のなかにある主体にとって、まさにその活動のなかにおいて意味を持つのです。

150

両者の問題は関連づけられますが、さらに客観的な視点をもたらすために
は、関係者全員の問題が考慮されるべきでしょう。すなわち私的なネット
ワークと、専門家のネットワークの重要な人物すべてにかかわるわけです。
これこそまさにネットワークの対話で行われることです。**ただし、俯瞰的
な視点からすべてを見ようとすることは抜きに、です。**

　人は人生の主体として、客観的な事実を考慮せずにはいられません。し
かし「客観的な事実」の意味は、主体ごとに異なります。つまり異なるこ
とこそが、客観的な事実です。視点はつねに誰かの視点であるがゆえに、
主体は客観的な視点は持てません。しかし主体がみずからの視点に依拠し
た主観を持つことは、客観的な事実なのです。解釈学においては、客観性
は間主観性として理解されることになります。[17]

　仲間であるためには強いつながりが必要ですが、「多分野にまたがる仕
事」という皆が違うタスクを持っている状況においては、誰もそれをまと
め上げる力を持っていません。「客観的な問題の定義」を示すことが関係
者をつなげるのだ、とも言われますが、そういうことは上下関係のはっき
りした組織ならある程度は可能です。

　しかしブルーノ・ラトゥール[2002]が述べているように、関係者の興味の
対象がばらばらで弱いつながりしかなければ、複数の「翻訳」に導かれる
ことになるでしょう。つまり、関係者おのおのが、それぞれに都合がいい
ように、アイディアや手段、コンセプトを修正し、「翻訳」して採用する
のです。いったん「翻訳」が成立すると、多職種連携などよりもはるかに
強力な権力関係のもとでなければ修正が効かなくなってしまいます。

　その一方で、先頭に立って一方的に場をコントロールしたがる参加者も
しばしば存在します。彼らは問題の客観的な定義を提案し、直接間接に自
身の専門性をアピールするかもしれませんが、そのような人をこきおろす
人もまた少なくありません。

---

**訳注**　表向きは客観性についての冷静な議論に見えても、水面下では立ち位置や責
任の分担をめぐる権力闘争がある、ということ。

興味深いことに、**最も疎外されたクライアントに手を差し延べるのは、ディスカッションの場でみずからも周辺的な位置にいるスタッフの場合が多いのです。**ここで私たちは「同型パターン」というものに目を向けなければなりません。そこにおいては、相互作用のモードがシステムを横断するからです。

# 同型パターンとは何か

### 境界システムという存在

治療関係のなかで錯綜した相互作用パターンを経験している専門家どうしが、事例検討のために集まったとします。このとき、治療関係におけるその相互作用を、専門家どうしの関係にも持ち越してしまうことはめずらしくありません。この過程での中心的なメカニズムは「同一化」です。これは必ずしも専門家の不手際というわけではありません。しかしこうした多数の専門家がかかわる状況では、この独特の過程によって、状況が完全に行きづまってしまうことすら起こりえます。

1980年代末にヤーコと共同研究者のマルック・ステラが、「境界システム」について分析を行いました。境界システムとは、治療チームと患者家族との境界領域において機能しているシステムのことです。その分析は、境界システムを克服できるかもしれない相互作用のプロセスにまで及びました [Seikkula & Sutela, 1990]。

治療チームと銘打ってはいても、その仕事がわかりやすく「治療」だったわけではありません。より重要だったのは、チームが組織性や柔軟性、あるいは多様な視点を、相互作用のなかに取り込めたかどうか、という点でした [訳注1]。

家族の危機的な相互作用——危機への対応とそれにともなう苦悩——が、チーム全体に広がってしまうというようなことも同様に起こりえます。境界システムにおいて、集団のあいだの相互作用のパターンは、そのシステムそのもののパターンを形成しようとします。危機的状況にある家族の治

療ミーティングにおいては、治療者と家族とが共同でつくり上げたパターンが、最初の危機のパターンをなぞっていないことが望ましいのです。

## 互いに相似形になっていく

トムはこの境界システムの概念を1990年代初頭に「すきまの領域」（先述した部署や機関どうしのあいだの領域）の分析に応用しました。そこでは、いくつかの機関とそこに所属する専門家どうしが、共通の事例を通じて接点を持っていました（ソーシャルワークがかかわる状況、とりわけ危険な状態におかれた子どもを扱う場合）。

専門家どうしが、こうした接点を持つ際に、境界システムのなかに柔軟性や組織性、多面性を導入しなければなりません。では、そうしたものはどこで調達すればいいのでしょうか？ トムは福祉事務やそれ以外の機関の関係者によるケースワークを観察しましたが、状況は特に秩序だったものではありませんでした。

結論はこうです。無秩序で柔軟性もなく、一面的な思考に陥った組織や機関では、その成員たちの相互作用のなかに秩序や柔軟性や多面性をもたらすことはできないのです。言い換えるなら、マネジメント、リソースの割り当て、そして組織づくり等もろもろのパターンというものは、あるいは組織立てる作業というものは、治療行為のなかで起こっている微妙な相互作用に対して、その外部や単なる背景だったり、あるいは距離のとれる「文脈」などではないのです。それは全体の構図の一部分をなしています。活動と構造は分離できないのです [訳注2]。

この議論の中心にあるのは、同型パターンについての仮説です。つまり

---

**訳注1** 「治療チーム」と名づけられた枠組みがあったおかげで、ミーティング中は治療を意識せずに済んだ、の意か。

**訳注2** たとえば、治療行為とそれを成立させているシステムの構造は一体化していて、後述するように治療関係におけるある種の問題パターンが、システム全体で繰り返されたりする。まただからこそ、オープンダイアローグの手法とそのサービスを供給するシステムは一体として考えるべきなのである。

「相互作用のパターンが似通ってくる」というものです。この仮説には、チームや家族のような相互作用システムが共同で構造をつくり出しながら、互いに似通ったものになっていくという考え方が盛り込まれています。

とりわけウンベルト・マトゥラーナとフランシスコ・ヴァレラ[1980]は、このことをシステム論に結びつけて論じています。もしシステムどうしが接続すれば、システムは共進化を遂げ、その過程のなかで、接続している集団システムも変化していきます。

ヘレン・B・シュワルツマンと、アニータ・W・ナイフェル[1985]は、子どもの事案にかかわるチームが、クライアントの家族と同じパターンをなぞってしまうことについて論じています。それはこういうことです。固い絆で結びついた家族にかかわっていると、そのチームの結びつきも緊密になりがちで、その結果、チームの外のほかの専門家とは距離ができてしまう。一方、結びつきがゆるい家族とかかわるチームは、共同で省察を深めるための時間すらとれない、ということになりがちです。こういったチームではケースロード〔＝一定期間内に取り扱う事例数〕が厖大になります[訳注]。

### 感情は感染する

トムと共同研究者のイーサ・エリクソンは、福祉事務所の児童保護プログラムと思春期専門の精神科クリニックとで調査研究を行い、同型パターンの中核的プロセスについて分析しました。彼らの結論は次のようなものでした。感情の「感染」こそが、このような共進化の中核にある、と[Arnkil & Eriksson, 1995, 1996]。人間は相互に同一化する能力、すなわち互いの感情を感じる能力を持っているのです。

同一化こそは、相互理解の本質です。もしあなたが、他の人がどう感じているかを汲み取れなければ、その人のことをほとんどわかってあげられないでしょう。「わかる」ということは、単なる認知過程ではありません。他人の歓びは伝わりますし、恐怖も同様です。悲嘆も熱狂も伝わります。ヴェイッコ・スラッカ[1999]はその論文「人間の感情の伝染性と変調」において、感情の伝達は身体的なものから、より高次なものにまで及ぶことを示しました。たとえば、人々は顔の表情のごくわずかな変化すらも反響し

合いますし、声帯の動きを真似てしまうものです。そうしたこと抜きでは、人々は言葉や表情の意味を理解することができません。

同一化を通じての理解は、あらゆる社交的な相互作用の本質です。人間の感情は、膨大な相互作用のサイン（言葉はそのごく一部にすぎません）を読み取ることができる、驚くべき「受信装置」です。感情は、いくつかのグループが相互作用している場面でもフル稼働しており、グループどうしの位置取りにおける嵐のような厖大なやりとりすらも読み取ろうと試みます。

トムとイーサは、同一化の理論を、注意に関する理論と結びつけました。先に述べたように、P・J・ガルペリンは人間の精神が、その活動可能な領域で主体に何が起こるかを知ろうとして、認知的・感情的・道徳的な注意をつねに働かせていると論じました。これが予期というものです。

感情は相互作用の場面における重要な探索者であり、斥候<sup>せっこう</sup>でもあります。感情は、主体にとって状況や他の人々の態度がどうなっているかを「見分けて／教えて」くれます。ガルペリンが強調するように、人々は世界を活動の可能性に満ちたフィールドとして観察しており、まさにこの主観性こそが世界を意味づけるものなのです。他者の感覚に同一化することが可能であるからこそ、これにもとづいて、少なくともある程度までは、その相互作用の向かう先を予測することが可能になります。

このようにして、主体は少なくとも、これから起こるであろうことについて、わずかなりとも理解できるようになります。

### 同一化がマイナスにはたらくとき

対人支援の専門家が、多数の関係者によるミーティングに参加する際には、自分のクライアント関係からの影響を持ち込みます。そこには、単なる認知分析ではとらえきれないものがあります。クライアントとの関係においては、彼らはいつでも、必ずしも自覚することなしに、相互作用がど

---

**訳注** 治療が進まないので溜まっていく、ということを指している。

こへ向かい、これから何が起きようとしているかを手探りしています。

　その際専門家は、ある程度は「同一化」による理解を試みています。彼らはクライアントについて理解したことや同一化によってわかったことを、クライアントとの関係性についての議論に取り入れます。それゆえ、専門家が個人的にかかわってきた相互作用のパターンが、多くの関係者が参加するミーティングに持ち込まれたとしても不思議ではありません。

　クライアントに同一化し、相互作用に巻き込まれることは、理解に際して本質的に重要なことです。その一方で、相互作用のパターンがあまりに似通ってしまって、役に立たなくなってしまうこともあります。同一化、または繰り返される相互作用のパターンそれ自体に問題があるわけではありません。ただし、もし仮に専門家がこうした過程に巻き込まれていることに気づいていなければ、熱意があるかどうかにかかわらず、その活動は問題をはらみます。その場合、活動のパターンを変えたり視点を豊かにしたりする機会が縮小してしまうからです。

　その結果、何が問題であり何がなされるべきかを他者にわからせようとするグループがイニシアチブを握るようになるでしょう。その一方で、誰からも相手にされず子ども扱いされるグループもあるでしょう。ある者は彼らの議論が尊重されるべく力を合わせようとするでしょうし、またある者は意味ありげにひそひそと話すばかりで、他のメンバーが議論をまとめようとする試みにとりあおうとしないでしょう。彼ら自身のクライアントとの関係においても、こうしたパターンがまれならずみられるのです。

## ☞同型性という新しい次元

　本書ではすでに、問題の定義、位置づけ合い、協力体制、かかわる度合いの調整、そして担当作業の割り当て、等々の関係について論じてきました。私たちが新たに付け加える次元は、「同型性」です。

　読者のみなさんは、ご自分が経験した、大勢の人が参加する交渉場面と重ね合わせてみるのもおもしろいかもしれません。たとえば、こんなふうに感じがちなメンバーはいませんでしたか？　自分がいちばんに尊重されるべきメンバーとして扱われるべきなのに、隅っこに追いやられて、軽視

第4章　未来語りダイアローグ

され無視されている、と。

　いつも中心にいるメンバーと引っ込み思案なメンバーとでは、担当する
クライアントのタイプも違っていませんでしたか？　いつも話題の中心を
占めていて一目置かれているクライアントのほうをひいきにしているのは、
どの専門家ですか？　あるいはどの専門家が片隅にいて無視されやすいク
ライアントを大切にしているでしょうか？ [訳注]

　私たちはクライアントと専門家の作業パターンの1対1の類似性を主張
しているわけではありません。私たちは、相互理解のためのすばらしいリ
ソース〔＝感情のこと〕に同一化できる人間の基本的な能力が、多数の関係
者が出会う場面においても役に立つことを強調したいのです。この諸刃の
剣〔＝感情のこと〕は、他者の反応を予期させてくれる一方で、相互作用の
パターンを模倣させるものでもあります。

# 実験的な社会研究のために

### なぜ膠着状態から脱することができたのか

　多数の関係者によるミーティングにおいて、心配事が起こると、（機関
どうしの）すきまの領域の緊張が高まります。そうなると、全員がマニュ
アルどおりに適切に振る舞ったとしても、専門家のシステムは膠着状態に
陥ります。マニュアルはクライアントの問題点を正しく見つけたり、どの
専門家に紹介すればよいかは教えてくれますが、膠着状態の脱し方は教え
てくれません。複数の専門家がかかわる作業について論じられることはほ
とんどなく、それらしいものがあったとしても、たいていは単独の専門家
向けの作業を足し算しただけだったりします。

　それでは、アンナとティナのケースにかかわった人々は、どうやって膠

---

**訳注**　こう列挙することで、特定のクライアントとの関係が、専門家どうしの関係でも
繰り返される可能性に気づくよう促している。

着状態を免れたのでしょう?

　同じことの繰り返しでもなく、前代未聞の変化を起こしたわけでもありません。就労支援スタッフのロッタは、ティナの誠実さを信頼し、彼女のために時間を割くようになりました。なぜでしょうか? **「彼女の声のトーン」**ゆえです。クライアントと支援者が向かい合い、そこに専門家が参加することで、膠着状態は防げます。しかも、他者をコントロールするためのパターンは必ずしも必要ないのです。

　アンナとティナの場合のような対話的ミーティングを、一度限りではなく必要に応じていつでも開催するためには、膨大な準備が必要です。専門家のネットワークと同様に、〔その上司である〕トップと中間の管理職も行動を起こさなくてはなりません。トムの研究開発の目的は、事実上、こうした全体のシステムに対する「介入」だったのです。

## ☙ 管理者の同意とサポートを調達する

　アンナはいかにして未来語りダイアローグを用いるようになったのでしょうか? 彼女はどうやって、忙しい人たちを集められたのでしょうか? 語ることと聞くことを分離し、足りないものについてくよくよ考えずにすむよう手伝ってくれるファシリテーターを、どこで探したのでしょうか?

　そうしたことが可能になるためにはまず、周囲がその必要性をあらかじめ認識していなければなりません。少なくとも地域の専門家には、未来語りダイアローグのようなサービスが利用可能であることを知っていてもらわなくてはなりません。サービスを利用するには、訓練されたファシリテーターが必要となります。言い換えるなら、未来語りダイアローグが助けになることが知られておらず、訓練されたファシリテーターも存在しなければ、そもそもあるべき「需要」も「供給」も生まれないのです。

　このアプローチを伝え、まとまった数のファシリテーターの訓練をすることは、組織の管理者の同意と精力的なサポート抜きにはありえません。

---

18　トムはこうした構造のモデルをニュージーランドのカンタベリーに見ています。そこでは多職種団体が一般的な事例について論じ、領域横断的な舵取り集団によって導かれます。コーディネーターが2つの集団を仲介します。

しかし本来、この需要と供給は合致させねばならないものですし、そのためには管理者とスタッフによる、よりいっそうネットワークを志向したやり方が必要になります。単に専門家を招くことと、彼らにほんとうの意味で参加してもらい、対話のために2〜3時間とどまってもらうことは別の問題なのです。

このアプローチを採用している自治体では、ネットワークを招集するコーディネーターが雇用されています。コーディネーターはネットワークばかりではなく、一定時間をそのために割くよう命じられた同僚も招集し、このアプローチについての十分な理解を促進します。複数の専門家が必要に応じて参加することを確実にするためにも、ネットワーク・ミーティングの日程が自治体スタッフのために定められています。

彼らは全員が一定の日（たとえば毎月第2月曜日など）を未来語りダイアローグのミーティングのために空けておきます。招集がかからなかった場合は、ほかの事務仕事などをすることになります。当然のことですが、管理権限を使わずには、そうしたアレンジはとうてい不可能です。管理者は分野横断的な目的を踏まえた決断をしなくてはなりません[18]。

### ◌ たこつぼ vs. 明らかな邪魔者

アンナとティナのケースのようなミーティングを必要に応じて行うには、業務システム全体の再編成が必要でした。しかし、大規模な組織の再編成や巨額の予算は必要ありません。〔縦割りの〕境界を横断することこそが必要でした。トムたちのチームにとって、こうした変化を支持することこそが、実験的な社会研究のやり方だったのです。

彼の仮説はこうです。お役所的カテゴリーに当てはめられにくい問題や課題を抱えたクライアントほど、ネットワーク志向の活動を強く求めるのです。一連のプロジェクトにおいて、多数の関係者がかかわるケースでの対話に専門家を参加させることが試みられましたが、最初は専門家のみ、次いでクライアントと家族が参加しました。

この実験には管理運営上の決断が必要でした。その決断が領域を越えたミーティング、専門家とクライアントのボランティア的参加、そして対話

実践の入念な開発を可能にしたのです。これらすべては、断片化したサービスシステムの側にとっては「明らかな邪魔者」でした。

　しかし四半世紀が過ぎた今、フィンランドの多くの自治体が、ネットワーク志向の対話文化に向かいつつあります。トレーニングの普及、対話主義的ミーティング、領域を越えたマネジメント、そして一般社会からのフィードバックによって。しかし自治体によっては、プロジェクトが終わるとまたすぐに"たこつぼ"の発想に「退行」してしまうところもあります。プロジェクト開発の成果を自分たちのものにしなければならない、まさにその時であるにもかかわらず。

# 決定的な瞬間
## ──クライアントが対話に参加する

### ✍ 膠着状態から脱する方法を研究しよう！
　専門家に対話の時間をとってもらうためには、対話が役に立つものであると知ってもらう必要があります。1990年代に実施されたプロジェクトで、トムと同僚のイーサ、トムの兄で共同研究者のロバートは、児童青年期の事例やその家族の治療の専門家に、次のような質問をしました。

──膠着状態に陥った事例を経験したことがありますか？
──その膠着状態から脱するための助けがほしいと思ったことがありますか？
（このときに開発されたのが、先述した「心配ゾーン」というツールです。トムたちは、彼らが「グレイゾーン」にいると感じたことがあるかどうかを尋ねました）

　回答は、圧倒的に「はい」で、そこから研究者どうしの関係も築かれました。トムたちは、自分たちの得てきた知見を提供し、専門家らも情報を提供してくれました。こうして、共同でのアプローチ手法の開発が進んでいきました。研究の準備が、そのまま現場での実践につながったのです。

160

第4章　未来語りダイアローグ

　未来語りダイアローグを中心としたネットワーク実践開発の第1段階は、次のように進みました。自分がグレイゾーンにいると感じた専門家は、クライアントの許可を得て、かかわりのある専門家を招き、事例の相談をトム、イーサ、ロバートと一緒のセッションに持ち込みました。

　トムたちは、一連の「未来語り」の質問をしました。先行するプロジェクトのなかで、1980年代の終わりごろから開発されてきたやり方です。そこでは話すことと、聞くことは分けられていました（トム・アンデルセンのリフレクティブ・チームに触発されたやり方ですが、発言を中断するようなコメントはいっさいしないという点で「より厳密な」バージョンといえます）。

　各参加者は、一人称の「私」という立場から、彼（女）の行動の結果や反応の予想を語るよう後押しされます。トム、イーサ、ロバートは、みんなが聞いているなかで、それぞれの参加者に次のような質問をしながらセッションを進めていきました。

　(1) あなたが何もしなかったら、どんなことが起きるでしょうか。
　(2) 支援のために、何か別のよい方法があったと思いますか。
　(3) もしあなたがそれをしたとして、どんなことが起こるでしょうか。

　話し合いは集中的に行われ、参加した専門家は強い関心とともに、お互いの話に耳を傾けました。そして、最終ラウンド「全員それぞれが、これから誰とどんなことをするかについて」、協働（joint action）に関する具体的なプランが生まれました。

### クライアントのことを何も知らない……
　当初のクライアントや家族抜きで行われたセッション（もちろん当事者の同意のもとで）は、共同作業を模索するための定番のやり方に比べて、ほどよく異なっているようでした。専門家はそのセッションをとても有意義であると感じ、こうしたやり方は、実験的プロジェクト終了後も、より永続的な形でやっていけるという見通しが立ってきました。

対話のなかで予測を行うという基本的な「型」が形成されました。人は、同じことに巻き込まれている他者がいる前では、思考実験として予測を行います。その際ファシリテーターは、話を聞いたり、語ったりできるスペースを確保し、全員が主観的な視点で話してよいと保証します。

　しかし、こうした状況で繰り返し確認されたのは、〔直接の支援者である〕専門家が、クライアントの日常的な人間関係や、彼がどんなネットワークを持っているか、ほとんど何も知らないということでした。もし何もしなければどんなことが起きそうか予測する際、クライアントが頼れそうな近親者や、その他の個人的な人間関係がどれだけあるのかを十分に把握していないということがわかったのです。

　トム、イーサ、ロバートは、クライアントがその場にいないことについて、だんだんと居心地が悪くなり、専門家にクライアントや家族を連れてくるように促すようになりました。最終的に専門家がそのようにしてみたところ、あらゆることが変化するようになったのです。

## ❧クライアントが同席したら、すべてが変わるほかはない

　クライアントと専門家のミーティングは、クライアントの人生に対する直接の介入になりますから、セッションを始めるときよりもクライアントが元気になって、その場をあとにできることが最低条件になります。

　あらかじめ入念に準備された未来語りの質問は、こうしたミーティングにはふさわしくないように思えます。「もし何もしなければ、どんな結果になると思う?」といった最初の問いですら、責められていると受け取られかねません。自殺やそれに準ずる危険が迫っている場合、そんな質問はまったくお話になりません。このモデルは徹底的に見直される必要がありました、しかも早急に。

　あるソーシャルワーカーが、他の機関でうまくいかなかった母親を連れてきて、かかわりがありそうな専門家たちに集まってもらいました。まったく手ぶらでやってきたトムとイーサは、自分たちがすべてのセッションについて再吟味しなくてはならないことに気づきました。彼らはあらかじめ、把握しうるかぎりの社会資源を用いた支援モデルについては検討ずみ

でした。そこで、参加者に確かな希望を持ってもらえるように、彼らの個人的経験のほうを強調することにしました。

トムはロバートとともに、組織内での助言やスーパービジョンのための手法を開発していました。トムとイーサは、これにクライアントからのアイディアを組み合わせて、未来の視点からクライアントや専門家にインタビューするという計画を立てました。こうして、「未来を思い出す」と呼ばれる一連の質問の概要が出来上がりました。**簡単にいえば、予期の構造を逆さまにしたのです。**行動から始めてどんな結果になるかを予想するのではなく、まず望ましい結果から始めて、そこから行動を「引き出し」たのです。

「望ましい未来の視点」を用いた最初のセッションは、驚くべき経験をもたらしました。好ましい雰囲気のなかで、創造的な意見が生み出され、そこから具体的なプランが導かれたのです。**帰っていく参加者はみな、笑みを浮かべていました。**そのとき以来ずっと、トム、イーサ、ロバートは、クライアントとの対話をいかに設定するべきか、といった点に腐心してきました。その成果はいつもすばらしいものでした。

現場と管理職が一体となって、さまざまな状況における未来志向のセッションのやり方のバリエーションを開発してきました。それは、クライアントや家族の相談にかぎらず、それ以外の共同作業を計画する際にも応用されました。まず望ましい——ポリフォニックな——近未来を想定しつつ、主観的な心配事や、そうした未来にたどりつくまでの具体的なルートを詳しく思い描くやり方は、さまざまな分野で幅広く応用されてきました。たとえば組織の再編や開発プロジェクト、地域の活動などで。学校では指導法のスーパービジョンなどに応用しました。応用面で特に重要だったのは、〔生徒の〕評価にかかわる領域です。

経験を重ねながら、未来志向のセッションのやり方もまた進歩しています。それは、問題を無理やり型にはめるようなやり方ではありません。相手を尊重しつつ傾聴し、創造的に思考し、確かな希望とともに協働を前に推し進めることなのです。

# 対話的実践の文化へ

　初めて未来語りダイアローグを試みてから約10年後、アンナやティナ、ロッタ、その他のメンバーが集まって、未来を志向した対話がなされました。これは、実際の彼らの生活状況についての対話というだけではなく、ファシリテーターのトレーニングの一部として行われたものです。

　社会保健省は、トムたちのチームに、全国各地でトレーニングを行ってほしいと希望しました。しかしトムたちのチームは、事後的な追跡や検証の可能性を維持できないようなプロジェクトやトレーニングコースに飽き足りないものを感じていました。トムたちのチームは交渉を重ね、2つの自治体だけに集中して取り組めるようにしました。そこで実践の文化というものをまるごと生み出すことができるのかどうかを確かめるためです。対話志向の実践家が、管理上のサポートもなしに孤立してしまう懸念もありましたから。

　2つの自治体における6年間の実践から、そうした文化を生み出すことが本当に可能であることが明らかになりました。こうした文化の鍵となる要素については、本書のいたるところで論じています。

第 **5** 章

# 他者との対話において

先の2つの章で、どんな対話的実践があるかを見てきました。この章では、私たちが対話実践や対話性 (dialogicity) の基本要素をどんなふうに考えているか、これについて論じます。

　もちろん多様な対話の形式が、対人援助活動においては求められています。それゆえ、これまで述べてきた対話実践もまた、いずれ乗り越えられるべきものです。しかし私たちは、「オープンダイアローグや未来語りダイアローグのそれぞれがどんなふうに特別なのか」について見ていくところから話を始めたいと思います。そうすることが、より一般的な議論の出発点になると思うからです。

　見てのとおりこの2つはそれぞれ、対話ミーティングのやり方からして異なっています。オープンダイアローグでは、ミーティングごとのコンテクストや状況にもとづいた構造が生まれます。未来語りダイアローグでは、あらかじめ決まった順番どおりの構造です。オープンダイアローグでは、それぞれの参加者が当事者として治療プロセスに参加できます。未来語りダイアローグでは、対話を進行するファシリテーターがいます。

　この章では、この2つの形式による対話的な実践を、対話形成のサンプルとして取り上げていきます。いかなる対話実践においても見出されるであろう、「対話性にとって最も基本的な要素」を見つけ出すためです。つまり私たちは、対話を対話ならしめている要素を探し求めているのです。

# クライアントとつながりのある専門家をまじえる

### ⌇個人的な「関係」があることが大切

　この2つのアプローチは、いずれもそのケースをよく知るグループ〔＝ケース特化チーム〕[19]の実践から導き出されたものです。専門家も、クライア

---

19　ケースごとに、現実に起こった問題が人々を結びつけ、それが共同作業につながるのだと私たちは考えています。かくしてその人は孤立を免れるのです。

ントのネットワーク（関係者）も、同じ困難な状況にかかわりを持つ人た
ちでした。困難な状況というのはたとえば、精神医学的な危機に陥ったり、
子どもが福祉サービスを受けられるかどうか懸念されるような状況です。

　実はこれは、（通常の）対人援助の実践とは、異なります。普通は、扱
うケースが変わっても、専門家チームはずっと変わらないままですから。
それどころか、専門家が自分の職場や拠点——たとえば病棟や福祉事務所
——を代表するような立場で参加する場合さえあるのですから。そこでは
彼らは個人としてではなく、自分の職場の一般論的な視点を維持したまま
ミーティングに参加します。そうしたチームは、クライアントとの関係性
には配慮せずに各々のケースを扱うでしょう。つまり、クライアントや家
族と個人的に接触している者が専門家のなかに１人もいない場合であって
も、彼らはクライアントや家族の問題について議論しようとするのです。

　私たちの対話的実践は、これとは別のやり方を用います。ミーティング
に参加する人が、クライアントとつながっていることがとても重要だから
です。**それがプライベートな関係であれ、彼らを支援する専門職としてで
あれ。**

　こういう「ケース特化チーム」の原則は、ここで取り上げている２つの対
話実践に限らず、ほかのタイプの対話実践にも応用できると私たちは考え
ています。目下の問題に個人的につながりがあるか、この問題の（少なく
とも１人以上の）関係者に個人的な接点がある人は、とても貴重な情報源
です。彼らの知識は、互いに理解を共有するための対話に必要不可欠なも
のです。

　またこのことは、１対１の関係にも応用できます。人間関係にかかわる
仕事をしている人は、関係性のなかにおいて、それぞれ独自の視点から得
られた知識を持っています。彼らは認知的な意味で「知る」のみならず、
ひとりの生身の人間として、その関係性が持つ意味を、独自のやり方で感
じ取るのです。

　これは、文章の記録や間接情報を通じて問題に迫ろうという人には向か
ないやり方でしょう。ジョン・ショッター [1993] は、（1）（それが）何であ
るかを知ること、（2）どのように（実行されたか）を知ること、（3）（関係

性のなかからどのように生じたかを）内側から知ること、について記しています。この3番目の知識は、関係性のなかでのみ獲得されうるものであり、参加者それぞれにとって固有の知識になります。

対話の参加者が、他の誰かとランダムに入れ替わることはできません。相互理解というものは、ケースにプライベートなかかわりを持つ、「代わりのきかない個人」の参加を前提としています。理解は個人と個人のあいだから立ち現れるのであって、制度のなかからではありません。

## ☙ 事例ごとに「別の言葉」が生み出されるべき

オープンダイアローグと未来語りダイアローグは、「言語の多数性」（言語的多様性）と「社会的言語」という2つの発想にもとづいています。

実際の問題にかかわりを持つ人とその関係者が会話に参加することによって[20]、彼らはクライアントとの個人的な接触のなかで、状況に応じて社会的言語をつくり出します。それゆえ、その治療共同体の抱える問題は、他のどんな会話〔がもたらす共同体の問題〕とも違ったものになるでしょう。

未来語りダイアローグは、すでに支援の努力がある程度続けられてきた事例において実施されます。参加者は、それまでの支援のなかで、ひんぱんに個人的接触を取り合ってきているわけです。一方、オープンダイアローグでは——とりわけ初回の危機的状況では——参加者全員が初対面という可能性もあります。未来語りダイアローグではフォローアップに限界があって一回かぎりの介入になりがちですが、オープンダイアローグでは連続して数回のセッションを持つのが普通です。

このように共有言語は、それぞれの実践ごとに異なった形で生み出されます。共有言語、すなわち状況特異的な社会言語は、どちらのアプローチにおいても中核的なアイディアなのです。

---

20　ただし未来語りダイアローグのファシリテーターは、部外者です。だからこそ彼らは、関係者が二重の役割から自由になるようなミーティングを組織できるのです。二重の役割というのは、たとえば事例のケースワーカーが、ミーティングの進行を担当しつつ、担当する事例の利益のために動いてしまうような場合を指します。ファシリテーターは参加者全員をそうした二面的な立場から解放するので、そのおかげで参加者たちは、問題や事例に対して個人的な接点を持つ立場を獲得することになります。

第5章　他者との対話において

　オープンダイアローグと未来語りダイアローグ、いずれのアプローチにおいても、参加者の配置は境界を越えてなされます。クライアント個人の、あるいは専門家の、双方のネットワークメンバーが参加し、対話の実践者は別の職場や専門領域から招集されることもしばしばです。ミーティングの目標は、協調して前進するための実り豊かなやり方を見つけることです。

　このように境界を乗り越えることで、新しいタイプの専門性や共通理解が生み出されますが、その前提となるのは「素人と専門家の協力関係」です。それを実現するために専門家は、専門知識を持つ専門家のみならず、クライアントやその個人的なネットワーク（関係者）にも積極的にかかわってもらうよう要請しなければなりません。

　いずれの実践においても、ポリフォニックな世界観が重要となります。**全員が納得するような問題把握が目的ではありません**。それとは逆に、そもそもの出発点は、参加者それぞれが問題について独自の見解を持つことです。それぞれの見方を互いに理解しようと試みることが重要なのです。新たな理解は、集団の境界領域において形成されます。そこでは、特定の個人の視点が、唯一の正しい理解として優先されることはありません。

# 他者（the Other）を認める

### ✍「根源的に把握できない人」として

　この小見出しの「他者（the Other）」の頭文字が大文字になっているのは、人と人との根源的な関係性を強調するためです。それは単に、他者というものが自分自身とは独立に存在することを認めるといった問題にとどまりません。何よりもまず、**他者とは、最も親密な相手であっても、永遠に異質な存在であることを意味します**。

　人それぞれの見方がある、といった程度の理解では、むしろ対話主義の本質を「認知心理学的」に表現することになってしまいます。人は特定の状況において、まるごと生身の人間存在であり、ただ状況を眺めているだけでなく、人間関係をじかに感じ取り、内的かつ外的な対話に参加してい

**169**

ます。あらゆる人間存在は、自分自身の把握を超えた存在であり、それゆ
えにこそ対話が必要となり、また可能になるのです。われわれは相手の声
を無条件に受け入れ、彼らに固有の他者性を尊重しなければなりません。
誰も自分の見方を否定されなければ、そこからおのずと対話が生み出され
ます。

　セラピストやファシリテーターは、クライアントの持ち込むテーマや語
り口をすべて受け入れます。そうすることで、クライアントにとって最も
身近で重要な他者がいる前で、新しい体験が生み出されるのです。これは
非常に強力な体験です。そこでは参加者全員の声や体験の価値が強調され
ることになります。

　第1章で、ブレシア第二小学校でのトムの体験について述べました。子
どもたちの考えたことや意見は、すべて無条件に受け入れられました。一
般に学校では、間違った答えは歓迎されません。しかしこの学校では、間
違いはむしろ尊重されていました。間違った答えは、対話のきっかけにな
るからです。

　もちろんスキルや知識を教える際、そこに正答や誤答があるのは当然で
す。しかし、生徒に対話という文化を身につけてもらうには、彼らに安心
してのびのびと思考実験（もちろん他の実験も）をしてもらう必要があり
ます。スキルや知識を不安定な基盤の上にただコピーするのではなく、安
らいだ気持ちで自分のものとして生み出してもらう必要があります。クラ
イアント、患者、そのほかの「他者」と同様に、生徒たちもまた、状況の
ただ中にある、まるごと生身の人間として、ただちに応答されなければな
りません。そこで彼らは、ただ状況を眺めるばかりではなく、関係性をじ
かに感じ取りながら、内的かつ外的な対話に参加することになるのです。

### ☙無条件に他者を受け入れるとは
　ここでちょっと立ち止まって考えてみましょう。われわれが他者を認め、

---

21　悪化を避けて安定を回復することは、悪くなるのをただ見ているほかはない状況からすれば、ましな変化と
　とらえられます。

彼（女）の声を無条件に受け入れることを強調する際、相矛盾したことを言ってはいないでしょうか？　ブレシアの対話精神にあふれる教員は、生徒が間違った答えをしたとき、受け入れると言いながらも実際はその考え方を変えようとしていませんでしたか？　また同様に、セラピストやソーシャルワーカーも、実際は健康改善にとってよくない状況を変えようとしてはいないでしょうか？

〔**「変えようとしていないか」という問いに対する**〕答えはイエスであり、ノーでもあります。イエスというのは、変化が求められているからで、そうでなければ、教育やセラピーのたぐいはまったく不要でしょう[21]。しかし、もし変化が一方的に起こすべきものとして理解されているのであれば、答えはノーになります。対話的な実践は共進化をもたらします。そこでは参加者全員が変わっていくのです。

　対話には必ずしも全員の合意は必要ありませんし、合意が得られないことが対話の妨げになるわけでもありません。また対話は決まった結論を目指すわけではありません。他者を無条件に受け入れるということは、他者の考え方や行為をそのまま肯定することが前提ではないし、複数の考え方を融合・収束したり、妥協点を探ることでもありません。

　ミハイル・バフチン[1995]は、「われわれは互いの外部にいるため、他者の生に直接つながることはできない」と強調しつつ、「生きていくうえでは"出来事の見方が絶対的に対立してしまう"ことを認めざるをえない」とも指摘します。バフチンによれば、ある出来事について、われわれは他者とは違った考えを持つことができます。しかしわれわれはお互いの外側にいるため、他者の人生について自身の見解を受け入れるよう強いることはできません。「**他者が自分自身を否定するのも正しいし、こちらが彼を肯定し擁護するのもまた正しい**」のです。

　私と他者のあいだに存在する価値観の対立についていえば、たとえ私が他者の自己否定を認めてもよいと思えたとしても、価値観の対立は残るということを受け入れなければならないのです。後年バフチンは、対話こそが人間関係における「外部性」に対する回答になることを見出し、そう著書に記しています。

「対話性」の中心をなす「無条件に他者を受け入れること」において、このような否定と肯定の逆さまの関係がもたらす意味とは何でしょう。もし私が、彼（女）自身が否定しているものを肯定するならば、彼（女）と反対の立場になることは明らかです。それは他者の声や他者性を受け入れること、そしてもちろん、他者を無条件に受け入れることと、どう結びつけられるのでしょうか。[22]

　簡潔な答えはこんな感じでしょう。「対話性」とは他者の声を受け入れることだが、その行為までも受け入れることは必ずしも意味しない、と。これはたしかにもっともらしく聞こえますが、皮相的で、簡単に鵜呑みにはできません。たとえば娘を性的虐待してきた父親とソーシャルワーカーが行うミーティングを想定してみてください。この男の独自性を認め、彼の感じ方や物の見方を受け入れながらも、同時に彼が犯したとんでもない行為については非難することになるかもしれません。こんな状況のどこに「対話性」があるというのでしょうか?

# 対話的な空間を生み出す<br>さまざまな手法

### ある友人との「対話」

　上のような安易なやり方を採らずに、まずはそれほど劇的ではない反対の例を見てみましょう。

　無条件に他者を受け入れることと、相手を否定／肯定することの関連を論じようとすると、われわれ（ヤーコとトム）は、ある友人のことを思い出します。

　彼はいつも「対話性」の実践におけるこちらの限界を試していました（それがわれわれにとっては学びとなるわけですが）。彼との会話は、いつもほとんど変化の余地のないまま終わっていました。彼は自分が被害者であ

---

22　私たちが言い回しに苦労して堂々巡りしていることにお気づきでしょう。

り、どんな不憫な子ども時代を送り、同僚や上司にどんなにひどく扱われたか等について繰り返し語りました。延々と繰り返される説明は、退屈だと感じずにいられないものでした。むろんそういう感情は、口ではどう言おうと顔に出てしまいます。

読者のあなたは、彼が否定的に語ることを「肯定して守ってあげたい」と願うでしょう。彼が否定していること、すなわち、彼が自分で思うほど受け身的な存在ではなく、もっと能動的な主体なんだ、と伝えたい。あなたは今一度、彼は周囲に振り回されるだけでなく、自分自身で選択もできていたし、今もできるはずだと励ますでしょう。しかしそう言ったところで、彼は自分がひどい扱われ方をしたことの証拠を積み上げ声高に主張して、あなたを説得しようとするでしょうし、あなたが彼の感情を無視してさらに傷つけているだけだとも言い張るでしょう。

あなたは最終的には、彼が「自身を否定していることは正当だ」と認めたくなるでしょう。とはいえ彼が単なる一方的な被害者であることを肯定することなく彼に共感しようとしても、満足のいく結果にはなりません（動作や表情によってそうした気分は相手に伝わってしまいます）。

さて、先に述べた「他者が自身を否定するのも正しいし、こちらが彼を肯定するのも正しい」という主張は、このやりとりにおいてどんな意味を持つのでしょうか?


### ☞「聞いてもらえること」がすでに対話である

ここで、われわれの経験を振り返ってみます。まず、対話的な空間が開かれた瞬間を思い出しました。モノローグ的に他者を説得しようと繰り返すかわりに、われわれ自身の岐路や選択、ためらい、後悔、安堵などについて率直に語ることで、お互いに傾聴しあう瞬間がうまいぐあいに生じてきました。自分の基準やモデルにとらわれることなく、他者よりもむしろ自分自身について熱心に語ることで、お互いに関心を持つ余地が生まれます。

しかしながら、もし友人がそこにある種の「駆け引き」を感じたとしたら──つまり彼のことを親身に考えているかのように見せかけつつも、彼

**173**

を説得することを秘かに狙っている様子を感じ取ったとしたら——彼はあなたの意図を声のトーン・表情・身振りなどからただちに見抜き、ふたたび心を閉ざしてしまうでしょう。

　その友人が執拗に私たちに教えてくれたのは、それでもあなたは以下のことを誠実に認めなければならないということです。つまり、彼が体験したことが彼の思考や感情のもとになっているということ、そしてあなたは彼の外部にいるので、内側からそれを把握することはできないということです。彼が自身を否定することは正当な行為です。またあなたも「正しい答え」や「道徳的指導」のことは忘れて自身を誠実に見つめることで、もっと相手の声に耳を傾けられるようになるかもしれません。

　バフチンが指摘するように、「聞いてもらうこと」がすでに対話的な関係そのものなのです。私たちの経験では、「聞いてもらうこと」によって、専門家としてのありようや日々の人間関係にも変化が生じます。「対話性」は、私たちの〔＝支援の〕ための方法論ではなく、人々とともにありつづけるためのやり方です。その中心にあるのは、他者から無心に聞いてもらい、応答してもらうことで力づけられた経験です。

　われわれが主張したいのは、レジリエントな変化をもたらすすべての実践のなかに、それを対話的と呼ぶかどうかはともかく、対話的なるものの核心が見出されるということです。**その核心とは、他者の持つ他者性が受容され尊重されること、そして尊重されるべき他者として無心に話を聞いてもらえる可能性です。**

### ✺ いくつかの実践例から

　ここで、別の切り口から「対話性」について考えてみましょう。以下にあげるのは、それ自体が対話的とされているわけではない実践例における「対話性」です。イギリスの心理療法家、ポール・チャドウィックが幻覚を取り扱ったやり方です。

　彼が認知療法と呼ぶ手法では、セッションは最大15回までに制限されています。最初の6回のセッションでは、チャドウィックは患者の発言のフォローに専念し、患者の考え方に異を唱えることはまったくありません

第5章 他者との対話において

でした。セッション中のやりとりを通じて、クライアントの持つ考えが確認され、それが無条件で受容されました。これは、セラピストとクライアントが安心して作業に取り組むことを保証するためです。

　治療後半になるとセラピストは、患者の幻聴のもとになっている考え方について、徐々に疑問を呈するようになりました。むろん、これはクライアント自身の説明に正当性があると認めたために生じた疑問です。セラピストは患者を安心させるために、こんなふうに言えます。

「あなたは店の中で『何か盗め』という声を聞いたと言っていましたね。またその声は、あなたを操ろうとする何者かの声であるとも。よくわかります。ところで、その声についてほかの説明を試してみるのはどうでしょう。その声があなたの外側から聞こえてくるものではないとしたら、声についてどんな説明ができると思いますか?」

　これは患者の他者性を認めるうえで、親しみやすく敬意のあるやり方です。また「聞こえてくる声が何なのか」についての対話空間を開くためのやり方でもあります。セラピストは無条件に患者の説明を受け入れつつ、患者が他の可能性を探るのを助けようとします。ここでは安心できる関係をつくることが決定的に重要なのです。

　このケースとブレシア第二小学校での実践例とのあいだには、いくつかの類似点を見出すことができます。

　セラピストは根気よく患者の言葉をフォローしました。同様に教師も生徒の言葉をフォローしていましたが、目的によって説明も変わります。むろん生徒は患者ではなく、誤答は幻覚ではありません。けれども、安んじてみずからの考えを表明するには、相手からまともに受け止めてもらった、受け入れられたと感じる必要があります。もちろん、自分の考えを変えようとする場合も同じです。

　加えて重要なのは、専門家が介入することで生じる不確実性に耐えながら、専門家向けの戦略型のマニュアルに書いてあるように、むやみに相手をコントロールしようと焦らないことです。ブレシア第二小学校において、このことは目標として明確に意識されていました。ペルティカリ[2008]は、それを軽業師の身のこなしに喩えています。つまりその教師たちは、人間

**175**

存在の土台となるような対話が生まれるチャンスを捕まえようと、〔軽業師のように〕身構えているわけです。逆に、教師がクラスをコントロールするような従来どおりのやり方では、そのチャンスは潰えてしまうでしょう。

ヤーコのカップルセラピーでの体験も同様です。第3章で説明したように、ヤーコはあえてシステム論的家族療法の原則から距離を置きました。介入方針を定めるため「家族の相互作用の背後にある法則性を見出す」といった原則から離れたのです。そしてマニュアルに書かれている、対象をコントロールするための手法から、実際に距離をとりました。「家族ゲーム」の構造を明らかにするよりも、より重要な問題について対話するための空間をつくるべく、そうしたのです。

## ❧ ではハードな事例では？

ここまでをまとめます。

対話的な関係は対話的な空間を求めます。また対話は非対称性を原動力としています。他者の他者性を受け入れることは、その他者に同意することを前提としていません。しかし他者に従うばかりで、相違点にまったく触れなければ、対話的な空間は狭まります。対立する考え方に無理やり他者を従わせようとするのも、同様の結果になります。**自身の思考や感情に対する純粋な内省的関心こそが、対話のための空間を開放します。**

逆に相手をコントロールしようとする戦略的な手法は、純粋な内省的関心が生じる機会を邪魔してしまいます。他者の他者性に対して、賛同するかどうかはさておき、敬意を払うことができれば、お互いに安んじて、敬意にみちた傾聴の余地が生まれます。このように聞いてもらうことがすでに、変化を促す対話的な関係になるのです。

では、たとえば娘に性的虐待をしている父親とソーシャルワーカーが行うミーティングについてはどうなるでしょう。この文脈において、他者性を受容すること、関係を結ぶための十分な安心感を与えること、そして対話的な空間はどのような意味を持つのでしょうか。この問いは、以下のようなチャレンジになります。

父親が自分の行為に全面的な責任を感じ、二度とそれを繰り返さないた

めには何が必要となるか。ソーシャルワーカーはDVを振るった夫（ときには妻）に会います。彼らソーシャルワーカー、セラピスト、あるいは刑務官は、加害者――そのなかには殺人者もいます――と出会い、彼らを深いレベルで変えるよう求められています。そんなとき、「無条件で他者を受け入れる」なんてことが妥当だなどと言えるでしょうか？

## ⌇ ある殺人犯との「対話」

　スウェーデン人ソーシャルワーカーのユーディット・ワグナーは、長いあいだスウェーデン南部の刑務所で働いてきました。この刑務所は、殺人罪の受刑者を収容していました。ユーディットはトロムソ大学のトム・アンデルセンとゲオルグ・ホイヤーの支援を受けながら、受刑者とのリフレクティブな対話を行うための特別な方法をつくり出そうとしていました。彼女は刑務所のリアリティを出すために、セッション中に看守を招くことを習慣にしていました[Wagner, 2007]。

　リフレクティブ・ミーティングの最初の段階では、受刑者は決まって、自身が犯した犯罪の責任について否認します。しかししばらくすると、彼らは問題の核心、つまり最初の重要な出来事に向かいはじめます。ユーディットによれば、重要な場面に向き合い、人が殺されることについての語りに耳を傾けることは、ワーカーにとってもつらい体験です。

　ユーディットは、重要な行為を再構成する新たな方法をつくり上げようとしていました。彼女は、自身が犯した殺人について語ることを望んだカールという若者について述べています。

　ユーディットは、「いま話すことは大変なのではないか、もしそうなら次回のミーティングまで延期することもできるが」と彼に確認しました。しかしこのとき、カールは初めて前へ踏み出す姿勢を見せ、自身の犯罪について語ろうとしていました。彼はすべてのことが起きたその夜について語りはじめ、感極まった様子でした。ユーディットや同席した同僚たちもまた、そうであったように。

　カールが相手を刺すためにナイフを手に取った場面について話しかけたところで、ユーディットはいったん話を止め、こう提案しました。

**177**

「ちょっと一息入れましょう。あなたがその夜にしたことについて話すかわりに、その状況で何が起こり得たのかについて、みんなでイメージしてみませんか？　あなたは監督です。この場面で登場人物がどう動くかについて指示できます」

　カールは承諾し、場面ごとに登場人物がどう振る舞ったかについて語りはじめました。ナイフを取る場面にさしかかったとき、ユーディットはもう一度彼を制止して言いました。

「ちょっと待ってね。いま私たちは事件が起きるまさにその瞬間にいます。この場面で新しい演技をつけてみるのはどうかしら？　たとえば誰が、カールが犯罪をおかさずに済むよう助けられる存在になりえたでしょうか？」

　短い沈黙の後で、カールは自分が保護観察中だったときに里親になってくれた養父ならそれができたろうと答えました。ユーディットは、養父がそこにいたらどうしたと思うかとカールに尋ねると、自分の体を押さえて止めてくれていただろうと彼は答えました。その状況では養父の言うことに従って殺さなかったのかとユーディットが確認すると、カールはそうだと思う、自分は養父に従って殺人を止めていただろうと答えたのです。

　ユーディットが示したやりとりは、人生に変化をもたらすリソースを用いて、新しい物語を創造することでした。そうすることが、加害者が責任を引き受け、新たなリソースを探し求めることを可能にすると実証されたのです。またユーディットが説明するように、ときとして加害者自身に、被害者とその家族や関係者に対して申し訳ないと感じさせる強力なプロセスが生じることもあります。

　ユーディットの刑務所での事例が強調しているのは、今この瞬間に無条件に他者を受け入れること、たとえその行為を受け入れることができなくても、対話のための空間を開くことの重要性です。

# 心からの気遣いのもとでの
# コミュニケーション

## ❧ ドラマチックな爆発！

　先述のチャドウィックの心理療法であれ、今の刑務所のソーシャルワークであれ、あるいはブレシア第二小学校の教育現場であれ、忍耐と時間が必要でした。しかし、他者を真剣に対すべき人間存在ととらえるような、敬意をともなう関係は、一瞬にしてあらわれることもあります。このことは映画『アバウト・ア・ボーイ』〔＝ワイツ兄弟による 2002 年の作品〕の、とあるシーンで強調されています。ニック・ホーンビィの同名小説が原作で、フィクションですが洞察に富んだ作品です。

　ヒッピーのような生活をしているシングルマザーのもとで、1 人の男の子が悲惨な生活を送っていました。友達はなく、クラスメイトからはいじめられています。母親の自殺未遂がきっかけで、男の子は 38 歳の独身男性と親しくなります。男は無職で、ナンパにしか興味がありません。男は子どもとかかわりたくなかったのですが、男の子がいつまでも彼のところにやってくるので、しだいに 2 人は友情を抱くようになります。

　あるとき男は、クラスメイトに盗まれた靴の代わりに、男の子にスニーカーを買い与えます。母親はそれまで、息子が男と会っていることを知らずにいました。しかし、ついにその関係を知った母親は激怒して、男とその妹が食事をしているレストランへ、息子を引きずって行きます。母親は怒りに震えながら、息子にしたことをどう思うのか、なぜプレゼントをしたのか、なぜ息子があなたのもとを訪ねていたことを教えてくれなかったのか、理由を説明するよう要求しました。

　男はびっくりして、同じように怒って立ち上がり、男の子が母親に何も言っていないなんて知らなかったんだと叫びました。そしてあなたは息子の世話をしていないと責め、自分のことしか考えず、自分に合わせて生きるよう息子に強いていると言いつのりました。

すべてがめちゃくちゃのカオスでした。しかし驚いたことに、男が爆発してしばらくすると、母親は黙って彼の言うことに耳を傾けはじめました。彼女は座り込み、息子をどう扱っているか自覚していなかったし、息子の話もろくに聞いてこなかったと打ち明けました。彼らのあいだで対話が始まったのです。

## 共通するのは「心からの気遣い」

このドラマチックな爆発のなかで対話の空間が開かれました。その母親と男——その妹ともウェイトレスとも——がひどく対立していたにもかかわらず、です。この爆発で、男も母親も、この一瞬にすべてを注ぎかねないほど、感情をあらわにしていました。しかしお互いの男の子への親身な心遣いが明らかになるや、お互いの話を聞こうという態度をもたらしたのです。すれ違いはあっという間に解消し、相手の立場からはどう見えるのか深く知りたいという気持ちが生まれました。「自分はどうすべきだったのか教えてほしい」と母親は男に言いました。

もしかしたら、この映画で起きたような感情の爆発は、専門家、クライアント、家族、隣人……などの出会いにおいては、対話にいたる道にはならないかもしれません。しかし共通することが少なくとも1つあります。心からの気遣い、です。もし専門家が事例に興味もなく無関心だったとしたら、気遣いや関心を装ったとしても、それが仮面であることは声や態度などからわかってしまいます。もし無関心な専門家が、うわべだけ熱心に聞くフリをして、他者を力づけようと装っても、純粋な対話関係から生まれるあの火花のような体験は伝わりません。

手っ取り早い「対話法」は存在しません。同意できるか否かにかかわらず、他者を無条件に受け入れるための王道も存在しません。しかしそうかといって、長い旅路が必要というわけでもないのです。私たちの考えでは、**「その人の他者性を認識し尊重すること」がすべての出発点です。**

私の人生で最も親密な相手ですら、たとえどんなに望んでも私と同じように考えたり感じたりすることはできません。その点さえ理解できれば、私は他者の他者性を、驚きとともに認めることができるでしょう。私が相

第5章　他者との対話において

手をどれほど深く理解しようと努めたとしても、相手は変化するし、私も変わります。しかし逆にそれゆえにこそ、ダイアローグの必要性と可能性は決して色褪せることはないのです。

# 「今ここ」において
# 共有言語が創造される

## 思考の主体は「個人」ではない

　他者のかつての行為が受け入れられない場合であっても、対話の空間をつくり出すことはできるでしょうか？　先に述べたソーシャルワーカーのユーディット・ワグナーがスウェーデン刑務所で行ったことは、そのやり方を示しています。相手を非難するようなやり方だと、責任や同情へ向かう扉は閉ざされたままになってしまいます。

　他者を「今ここ」、この瞬間において受け入れるとは、他者の過去の行いや考えまでもすべて受け入れることではありません。しかし、他者との出会いにおいては今この瞬間しかなく、まさにその瞬間にこそ、対話の空間が開かれるか否かがかかっている。あなたがありのままの状態で他者とかかわるならば、そのとき、相互の変化に向き合う可能性が生まれるのです。

　ユーディットは、心理療法家のポール・チャドウィックが患者の幻聴を辛抱強く傾聴したうえでそうしたように、違う見方に気づくような質問を重ねながら、少しずつリフレクションを促しました。オープンダイアローグの治療者は開かれた形の質問をしますが、未来語りダイアローグのファシリテーターも同様です。イタリアのブレシア第二小学校においても、ともに考えるための質問として、開かれた質問を重視しています。

　もし限られた正解しかないのなら、そこには「ともに考えよう」という真の願いも存在しないでしょう。ブレシア第二小学校の教員のあいだでは、教師がすでに答えを知っている質問をしようものなら、「不適切な」設問と呼ばれてしまいます。生徒がどんなふうに考えるか、それを教師たちは

181

知ることはできないし、だからこそ学んでいく必要があるのです。

　表面的には、対話とは、質問と回答といったかたちで対話者間の発語を交換することです。**しかし「対話性」の本質においては、もはや思考する個人の主体は問題になりません。対話の参加者すべてが、思考の主体なのです。**

## 言葉は人と人との境界線に生まれる

　対話性の概念は、行為を導く中心が個人に限定される「モノローグ」と対立します。モノローグ的関係では、発話者はみずからの内的思考を参照しながら物事に意味を与え、発語の真の意味は、発話者の個人的なマップに照らし合わせながら定義づけられます[Crowley, 2001]。

　対話性の概念においては、発話者は、周囲の社会的な場にかかわりを持つことになります。そこに居あわせた他者の発言や、社会的（地理的）文脈にいつも合わせていくようなやり方で、です。そして発話を練る際には、相手が答えるための余地を残しています。一方、答えるということは、話題を終了したり最終的な正解や解決法を与えたりすることではなく、むしろ議論のテーマの見通しをさらに広げることです。

　また対話性においては、出会いが起こる場として、人と人との境界線に焦点が当てられます。ヴァレンティン・ヴォロシノフ[1986]によれば、「（発話を）組織し形成する中心は、内部ではなく、外部に存在する」とされます（つまり内的徴候は素材にならない）。

　対話的関係では、発話者と対話者とのあいだで言葉が共有されます。言葉は発話者と対話者との双方に帰属することになるのです。ヴォロシノフ[1998]はさらに述べています。

　「……言葉は彼自身と彼の聞き手（ではあっても彼に属さない）とのあいだの境界領域に置かれるが、それでも部分的には彼の所有物である」

---

23　生徒がリストのなかの項目、「フェデリカは小さいものをつかむことができる」を読み上げたとき、トムは彼女が目の前のバスケットから小石をつかむことができることに気づきました。生徒が「フェデリカは拍手ができない」ことを読みあげると、彼女は試してみたのですが、たしかにうまくできなかったのです。

第5章　他者との対話において

言葉は、発話者がその一部を所有するが、半分は聞き手のものであり、それゆえ、そのつどの対話において、共同でつくられるのです。

## 一瞬一瞬が新しい

ここで、ブレシア第二小学校のエピソードを、巻き戻して見直してみましょう。生徒たちは、障害のある少女（フェデリカと呼びましょう）が歩き回りたがっていることを知っていました。また、フェデリカが何を嫌っているかも理解しており、彼女にできることとできないことを記した長いリストもありました。そのリストは「鼻を鳴らす」から始まっていました。「どうせフェデリカはよだれを垂らすことしかできないんだ」と嫌悪もあらわに鼻であしらう生徒もいました。

そうした意見を叱るかわりに、教師はこんなふうに尋ねました。「フェデリカはいつもよだれを垂らしているの?」と。

生徒は、フェデリカが場面によってよだれの垂らし方が違うとすぐに気づきました。これをきっかけとして、場面ごとに彼女がどう感じているかについて、話し合うことになりました。最終的には、彼女が実際には何ができて何ができないか、同様に何が好きで何が嫌いか、この点に関するあらゆる事柄について、観察、記憶、記録、そして聴取がなされたのでした。[23]

さらに、第1章に記したような一連の出来事を経ることで、生徒たちは、自分たちができることとできないことについて話し合うことになり、ついには「自分自身を知る」とはどういうことなのかについて、深く考えるにいたったのです。そのような重量級の問いに、限定的な正解はありません。対話をいくら重ねたとしても、その候補すら突き止められないでしょう。生徒たちは対話を続けました。新たな刺激は新たな反応を引き起こしました（教師はそれを巧みにこのテーマのカリキュラムに組み込みました）。

最初のテーマに戻ることは、同じことの繰り返しにはなりません。そのつど、新たな言語が生まれてくるからです。手元にあるのは今この瞬間だけであり、過去をそのまま反復することは不可能です。以前話した同じ話題を同じメンバーで協議したとしても、彼らはそのつどただちに、彼ら独自の社会的言語をつくってしまうからです。

**183**

ソーシャルワーカーのユーディットは、受刑者たちとダイアローグを続けました。そして、受刑者たちとともに社会的言語を共同でつくっていったのです。これは「対話性」にとって非常に大切なことです。

**「一瞬一瞬」が新たなスタートなのです。それぞれの個人のあるべき状態を設定することは、彼（女）がたったいま見つけたことに耳を傾ける行為の妨げになります。**もちろん、前にどんなことを話し合ったかについて参加者に思い出してもらうことはできますが、それが今この瞬間での彼らの理解や感じ方を決定するわけではありません。

　人々のあいだでなされる話し合いは、一期一会の対話的な空間を開くような、フレッシュな可能性をもたらします。たとえ過去の考えや行動が受け入れがたかったとしても、他者は現在あるがままの姿で、ただちに無条件に受け入れられなければならないのです。

＊　　＊　　＊

　言語的多様性の原則と、ポリフォニックなミーティングの特質の話に戻りましょう。この章では、他者の他者性を尊重することが「対話性」の基礎である点を強調しました。たとえどんなに親密な間柄でも、人々は互いに、永遠の異邦人のままです。それゆえにこそ対話が求められ、可能になるのです。

　しかし、他者であることがはらむ矛盾もあります。そうした矛盾は、対話のなかにも一般の人間関係にも存在します。人は他者の外部にいるにもかかわらず、大局的には他者を包摂しようとするからです。

　たとえば人は、他者の感情を「感じ」、「共感する」能力を持っています。これは本質的には、人が他者の思いを忖度（そんたく）できることを意味しています。さらにいえば、私たちの発話にはあらかじめ他者への期待が込められており、それが他者の反応を呼び起こします。ということは、私たちの他者との体験や他者についての考え方が、発話に含まれていることになります。

　人々はメッセージを送ることも、受け取ることもしていない[訳注1]。人々は相手の反応を予期しつつ誘いをかけ、反応を得ます。その反応が今

度は新たな誘いかけになるのです。もう少し融合的な図式を持ち出すなら、人々は互いに身体的に反応しあっています。他者のジェスチャーをまねて情動を共有するのみならず、脳の機能の中心、いわゆるミラーニューロンのレベルにおいても反応しているのです。

そのため、他者を無条件で受け入れ、彼（女）のかけがえのない他者性——他者をまるごと理解することが不可能である事実——を尊重するよう求められます。その一方で、相手の気持ちを反映しあうことで、お互いを理解しあっているような人々のあいだでも、対話的関係が——一般的な関係も——成立します。

私たちの目標は、対話実践を促進することです。実践家が「対話性」の中核部分を理解すればするほど、自身の体験を熟考できるようになり、協働での実践もうまくいくようになるでしょう。

次の章では、オープンダイアローグを詳しく分析し、焦点を当てるべきポイントはどこなのか、研究にもとづいたリストを提供しましょう。分析の対象は心理療法ですが、特に重視したいのは「変える必要があることだけを変えること」[訳注2]であり、これは対話主義的であることを望むなら、どんな対人援助においても大切なことです。

---

**訳注1** 相手の発話は想定の範囲内であり、後述するとおり対話は身体的な反応の応酬に過ぎないから。

**訳注2** 原語は、mutatis mutandis。法律用語で「準用」、すなわち「必要な変更を加えること」の慣用句である。

第 **6** 章

# 対話は音楽だ
間主観性

対話は、心の奥深くに変化をもたらします。これは精神病の急性期にお
けるオープンダイアローグのアウトカム研究によって裏付けられています。
その研究によればダイアローグは、関係者が多すぎて膠着状態に陥ってし
まった状況を解きほぐしたり、精神病に著しい回復をもたらすことが可能
です[24]。

　どうして対話にそんな力があるのでしょうか。そこにはなんらドラマ
チックな要素はありません。むしろ、ふだんから慣れ親しんでいることし
か起こりません。この章で焦点を当てたいのは、まさにこの「慣れ親しん
でいること」なのです。私たちの仮説はこうです。**対話実践が効果的なの
は、それが人の生の基本的な特性、つまり人間が深い部分で慣れ親しんで
きた、ある特性と共鳴するからではないか。**

　人は対話する関係のなかに生まれ落ちます。誰もがその後の人生で豊か
な対話に恵まれるとは限りませんが、誰もが対話する関係を切望していま
す。この章で私たちは、コールウィン・トレヴァーセンやトム・アンデル
セン、ダニエル・スターン、ステイン・ブレテン、そしてエリザベス・
フィヴァ゠ドゥプーサンジュらのアイディアを活用します。私たちの対話
の実践経験を吟味するためです。章の末尾では、対話にとどまりつづける
ためのスキルをどのように高めるべきか、私たちの結論をいくつかの要点
にまとめてみました。

# 対話主義は「方法論」ではない

### ぴ それは呼吸と同じように

　初めにもう一度強調しておきますが、対話主義をなんらかの「方法論」
と混同しないでほしいのです。たしかに対話を生み出すために有効なアプ

---

24　研究デザインとその結果については、第9章でより詳しく扱っています。

25　次章で私たちは、対話的な出会いを分析する方法を示し、望ましい成果のためには特にどんな要因が重要で
　　あるかを指摘します。対話を生み出そうとするすべての試みが、成果につながるわけではありません。失敗
　　が起きるとしたら、どこに問題があるのでしょうか？

ローチはいくつかあります。しかし、人間関係と向き合う態度としての対話主義——関係のなかにとどまるための対話主義——は、方法論やテクニックだけで語ることはできません。対話は人が互いに結びつくための最も基本的なやり方です。この結びつきのなかで、私たちは人として形づくられます。

　私たちは他の人との応答的な関係を、心理的構造の1つとして学習するわけではありません。まさに生き方として、生まれ落ちるやいなや学ぶことになるのです。私たちは呼吸のしかたを覚えたら、すぐさま対話的な関係にどんどん入り込み、周囲の人々の表情に反応しはじめます。さらに受け身にとどまらず、自分の表情を積極的に用いて、相手の反応を引き起こします[Bråten, 2007; Trevarthen, 2007]。

　これが私たち人間存在の根源的なリソースであり、あらゆる対話的な"メソッド"はここに由来します。このリソースは生それ自体が与えてくれる基盤であり、メソッドがうまく働くために備えていなければならない基盤でもあります。もっと言ってしまえば、そのやり方が「対話的」とされているか否かにかかわらず、うまくいった対人支援のメソッドは、人間関係における根底的な対話性の恩恵のもとで、成功をおさめているのです。

　私たちは、優れたアプローチにはすべて、「傾聴され、応答される」という対話性の重要な要素が含まれているのだと主張したいのです。逆に、そうした要素が失われている関係的なアプローチはうまくいかないでしょう。[25]

# ポリフォニーのなかでの<br>「今この瞬間」

## ❧ 専門家はなぜ対話ができないか

　私たちはこれまで、さまざまな世代の人々、家族、あるいは多領域の専門家とともに、いろいろな立場から対話実践に取り組んできました。驚いたことに、**方法論にこだわる専門職の人ほど**、「クライアントと対話をす

る」ことに困難を感じるようなのです。

　もちろん専門家のなかにも、対話を通して人とかかわるというアイディアにすぐにピンとくる人たちはいます。しかし、治療やカウンセリングについて豊富な経験を持つ心理療法家や専門家のなかには、「対話はメソッドではなく生き方だ」ということを、なかなか理解しようとしない人たちがいます。

　対話的である――。これを学ぶのは決して難しいことではありません。幼児でさえもそれをよく知っているのですから。私たちは対話を、生きるうえでいちばん大切なこととして学びます。いや、正しくは「学ぶ」わけではありません。というのも、私たちには対話的に応答したり相手の応答を引き出したりする能力が、生まれつき備わっているからです。それは生きることの根幹をなす、とてもシンプルな能力です。**むしろ非常にシンプルであるからこそ、マニュアル信奉者にとっては理解の妨げになるのでしょう。**

　にわかには信じられないでしょうが、対人援助の実践においては、ただ話を聞いてもらい応答してもらうだけで、人は力を与えられるのです。応答が与えられたり、話が受け止められられたりしさえすれば、援助者の仕事は完了です[Seikkula & Trimble, 2005]。

　もちろんほかにも、かなえられるべき要求はあるでしょう。家計や住まい、子育てなどの問題もあれば、学校教育にかかわるさまざまな問題、健康問題などもあります。クライアントが公共サービスに何を求めてやってくるかによって、それは変わるでしょう。しかしその根本には、次の重要な問いが共通して潜んでいます。

――困難を抱えている人々の主体性は、しっかりサポートされているか？
――彼らの個人的な人間関係のネットワークをもっとうまく活用できるように、話に耳を傾けたり、ちゃんと応答しているか？

　彼らが抱いている実際的な要求や、専門職の人々が提供している物資や公共サービスをないがしろにしたいわけではありません。そうではなくて、

こうした通常業務のなかにも、関係的あるいは心理社会的な要素があるのではないか、ということについて論じたいのです。すなわちロボットでも提供できるようなサービスが問題なのは当然として、「スタッフが当事者のニーズにきちんと応答できているか?」。それこそが問われるべき問題なのです。

## ✎ 応答がないこと以上に恐ろしいことはない

人は失態や嘲笑を恐れていると、うまく学べません。治療中であれ、診察の予約時であれ、ソーシャルワーカーと接するときであれ、自分が無視され、放っておかれていると感じたならば、まともに言葉を発することすら難しくなります。「言葉にとって(それゆえ人間にとって)、応答がないこと以上に恐ろしいことはない」とバフチンも書いています[1984]。

対人援助において最もシンプルでありながら、人によっては最も難しいポイント、それが応答性です。安全に話を聞いてもらい、また応答してもらえるよう保証してあげることが何より大切です。まことに単純なことですが、そのためにはセラピストや教師、ソーシャルワーカー、つまり対人援助を仕事にする人は誰であれ、「専門職として」だけではなく、あるがままの人間として、まさにその瞬間にその場に居合わせることが求められるのです。

対人援助に携わる人たちにとって、難しいけれど大事なことは、包括的に身体化された一個の生身の人間として、その瞬間にその場に居合わせ、あらゆる発言に応えることなのです。これこそが「存在への一回性の参画」を意味しています[Bakhtin, 1993]。一回かぎりの瞬間に居合わせるということは、当たり前すぎて冗長に響くかもしれません。しかし、参加できるのは当然目の前のその瞬間だけであり、どんなことも一回しか起こらない。もう少し踏み込んでみましょう。

対話主義的な関係を開く機会が今ここにあるとしたら、新しい可能性をもたらすどんな瞬間も無駄にはできません。もちろん、前回十分な注意を払いそこねたクライアントの経験に何らかの空間(スペース)を付与するような、2回目のチャンスもあるにはあるでしょう。にもかかわらず、2

回目は1回目と同じではありません[26]。以前の出会いのときに生じたものと同じ意味に戻れることは決してありません。それゆえすべての出会いは新しい出会いであり、たとえ同じ人とすでに10回会っていたとしても、会うたびに新たな意味をもたらすのです[訳注]。

　すべての会話は新しい言葉をつむぎ出します。だからこそ、目の前の瞬間に何が起こっているのかに注意深く焦点を当てる必要があるのです。このミーティングの前に何があったのか、これから何が起こるのかについて話しているようなときでさえ、そうなのです。

## 複数の言葉から、新たな言語と文脈が生まれる

　ここで、それぞれの会話が新しい言葉をつくり出すという、魅力的で時宜を得た事実にいま少し焦点を当ててみましょう。

　バフチン[1984]は、言語的多様性（ロシア語でразноречие[raznorechie]）と社会的言語という考えを強調しています。語りは特定の社会的文脈のなかで生じます。異なった社会的文脈でなされる会話は、たとえその会話の顔ぶれが同じであったとしても、新しい意味を生み出します。

　つまり、それぞれの会話が固有の社会的言語をつくり出すのですが、そうした言語は固定したコードシステムではなく、毎回、以前の会話とは違った形で実現されるものなのです。そこでは「文化の違い」がきわめて重要な意味を持ちます。女性の言語は――女性たちのあいだでさえも言語が違うように――男性の言語とは異なります。また、父親の言語は子どもたちの言語とは別物ですし、心理学者の言語はソーシャルワーカーのそれから区別できます。あるいは家庭医クリニックの言語は、精神科外来クリニックのそれとは異なります。このリストはいくらでも続けられますし、カテゴリーはさらに細分化することができます。

　ポイントは、「それぞれの言語がそれぞれの持ち場で、安定したコードシステムを有しているというわけではない」ということです。つまり言語

---

26　あるケース（最も危機的なケースでしたが）では、ともに意味生成が起きた地点まで戻ることが叶いませんでした（次章で論じます）。

とは、精神科外来や福祉事務所で一晩中同じ形のままとどまっているようなものではありません。言語は行為する人が、自分の活動について話しているときにだけ存在します。そして先にリストに示したように、人々は同時に多くの言語のなかに生きているのです。

ヤーコが話し合いに参加しているとき、彼は心理学者と家族療法家の両面から接しています。しかし、もし子どもたちの問題に触れられているなら、彼は1人の父親としてもそこに居るし、もし死について話し合われているなら、親しい人を失った悲しみを経験したことのある人間としても参加しています。さまざまな声に、トピックに合わせて「スイッチが入る」のです。専門職はつねに、専門資格の保持者として、かつ専門知識の役割を活かせる者として対話に参加していますが、同様に血の通った人間としても参加しているのです。

以上が、言語的多様性の半面です。一回一回の会話はそのつど新たな言語をつくり出します。そのときの言語は、たとえ同じメンバーであっても先週の話し合いでは存在していなかったし、来週の話し合いでも存在しないでしょう。たとえ同じテーマが扱われていたとしても、です。人々は次の話し合いまでに別のいろいろな会話をしているでしょうし、あるいは1人で内的な対話も繰り返しているでしょう。ですからふたたび出会うときまでには、見方はあれやこれや変わっているものです。

私たちは前章で、複数の関係者によるミーティングについて取り上げました。そこでは、参加者1人ひとりが独自の視点を持っており、また、それぞれに固有の問題を持っていることを強調しました。それぞれの問題は関連するかもしれませんが、決して同じものではありません。だからこそ、社交ネットワークによる話し合いは、今ここにあるさまざまな新しい意味の豊かな可能性を生み出すのです。

人は同時に複数の言語のなかで生きています。そして、存在の一回性の

---

**訳注** やり直すチャンスはいくらでもあるように思えたとしても、出来事の意味は毎回変わるのだから、目の前の一回かぎりの出会いを大切にすべきであるということ。

出来事の瞬間に立ち会い、その出会いによってみずから変わり、新たな意味を生み出しながら、新たな社会的言語をつくり出していきます。

　先に人間活動のなかのさまざまな「役割」とそこで生み出される言語の例をあげました。専門職か否かを問わず、すべての人が、トピックや自身の経験に応じて、複数の声にスイッチを入れ替えることも指摘しました。けれども「役割」という用語はこの現象を正しくあらわしてはいません。というのも、この用語は社会的現実のなかでの非常に固定されたイメージを与えてしまうからです。

### ☞ポリフォニックな現実とポリフォニックな自己

　対話を分析するためにバフチンが使うロシア語があります。"разные [raznie]"（多様な）声、というものです。

　この語は、話す主体とその意識の両方を指します。あらゆる社会的状況には、さまざまに異なる声が存在しています。人々が出会うという特異な状況においては、メッセージは話し手の頭のなかであらかじめ準備されていて、それが受け手に送られるわけではありません。そうではなく、メッセージは、対話する両者のあいだにおいて構成されるものなのです。

　ジェームズ・ワーチ[1991]が指摘しているように、会話には少なくとも2つの声が存在します。だから複数形で「声（voices）」という語を用いるのは理にかなっています。私たちは諸々の声の多数性のなかで生きているのです。それらの声は、私たちが**何を、どこで、どのように、そして誰と話すのか**によって、一斉に切り替わり、その役割を演じます。社会的現実はいつもポリフォニックなのです。

　（バフチンとヴォロシノフがその輪郭を描き出したような）ポリフォニックな現実においては、社会的「役割」のような強固な社会構造というものは存在しません。実際の話者とは無関係に、ある場所から他の場所へ移動できるような構造も存在しません。ポリフォニックな現実においては、それぞれの論点が新しい会話のなかで新しい意味を受け取ります。その会話のなかで、問題となっている事柄のための新しい言語がつくられます。人々の社会的意味や社会的アイデンティティは、状況が変化しても同じ場

所にとどまるわけではなく、現実の会話のなかでつくられるのです。

バフチン[1984]は、ドストエフスキー小説の研究において、「ポリフォニックな生」という考え方を用いました。彼の作品では、1人のヒーロー、すなわち主人公をはっきりと特定することができません。作品の現実全体が、登場人物たちの対話のなかから生み出されているように見えます。その新たな現実を前もって定義することもできません。語られたことすべてが真実であり、それらが新たな理解を構成していくのです。

現実というものが登場人物どうしの対話のなかから生み出されるとすれば、作者が登場人物の行為の意味を前もって定めることもできません。作者は登場人物と一緒に対話の場に居合わせなければなりません。バフチンはこれをポリフォニー小説と呼びます。

のちにこの考え方は、対話性の基本的態度を認識論的な姿勢として記述する際に用いられました[訳注]。対話性におけるすべての知識は、個別の状況に応じた会話のなかで構成されます。そのなかでは、話し合われているあらゆる事柄が毎回新しい意味を受け取るのです。同じメンバーで同じ論点を話し合うために何度集まろうとも、そのことに変わりはありません。

仮にポリフォニックな出会いのなかの個々人に着目したとしても、それを孤立した精神とみなすのではなく、絶え間なく出会い、応答しあう複数の精神の集まりだとみなすのです。「声」とは話している人格であり、話している意識です[Bakhtin, 1984; Wertsch, 1991]。**人格とは私たちの内にある心理学的な構造ではなく、会話のなかの活動なのです。**

スタイルズ[2002]によれば、人間の意識はこうして生じてきます。私たちのあらゆる経験が自分の身体にしるし(sign)を残しますが、それらのほんの一部だけが語りとして表現されます。言葉となることで、経験は私たちの"生"からの声となります。経験が言葉に練り上げられれば、経験はもはや無意識にとどまりません[Bakhtin, 1984]。立ち向かいがたい経験や感情を抑

---

**訳注** 対話におけるあらゆる認識が、その都度の対話のなかで構成されるといった考え方を指す。

圧するための「無意識 (unconsciousness)」よりも、「無 – 意識 (non-conscious)」
について語るほうが正確であると、スタイルズは主張します。

「自己」を内的で孤立したものとしてではなく、ポリフォニックなものと
して理解することは、人間の意識の「間主観性」をさらに詳しく分析する
ことにつながります。

　前章で私たちは、他者の他者性、つまりその「外部性」を強調しました。
ポリフォニックな現実のあり方はさらにその構図を入れ子状にします。人
が他者を志向し、その応答を予測するとき、他者は、ある意味ではその人
の「内なる」他者となります。ヴァレンティン・ヴォロシノフ [1986] が指摘
したように、人々が会する部屋のような外部環境もまた、内的な構造にな
りうるのです。

### 人々のあいだの領域を、 もっと近くから観察してみる

　話し手は、自分がその言葉の「作者」だと思うかもしれませんが、必ず
しもそうではありません。すべての発言は、たとえそれが話の口火を切っ
た人の言葉であったとしても、以前に起こったことへの応答なのです。言
葉のやりとりにおいて、一番目の話者など決して存在しません [Bakhtin, 1986]。

　　実際、聞き手が発話の意味（言語の意味）を受け取り、理解するやい
　　なや、彼はその意味に対して、能動的で応答的な構えをとっている。

　　加えて、話し手自身もそのような聞き手の能動的で応答的な理解をま
　　さに求めている。（…）さらに、多かれ少なかれ、どんな話し手も何
　　かに応答しているのだ。結局のところ、彼も宇宙の永遠の沈黙を破っ
　　た最初の話者ではないのだから。

　対話的な関係のなかでは、言葉は話し手と聞き手のあいだで共有される
ことになります。言葉はどちらのものでもあるのです。肝心なことは、
人々のあいだ、人々が出会う境界線上にあります。「組織化と発達の拠点
は内部（すなわち内的な記号の中）ではなく、外部にある」とヴォロシノフ

**196**

[1986]は記しています。さらに彼はこうも記しています。

> 言葉は、話し手自身とその受け手との境界領域にあるのだが、――その一方でやはり――その言葉は、部分的には話し手に属してもいる。

　話し手が言葉の半分を所有していますが、もう半分は受け取る側に属しています。このように、言葉はつねに個々の話し合いのなかで、共同でつくられていきます。話し手は徹頭徹尾、聞き手のことを顧慮しつづけなければなりません。話しながら、体の姿勢や目に浮かぶ涙などのボディサインを読み取ります。話し手は応答の中身とその声の調子の両方に耳を傾けねばなりません。そこにどんな人がいたか、部屋が騒がしかったかどうかとか、そういう対話の環境についても考慮に入れるべきでしょう。身体化された無数の感情的要素が、共有された対話を構成します。

　話し手は物理的な意味においてのみ発話の主体であり、作者です。話し手はその声帯を使って言葉を発するのですから。しかし社会的なコンテクストが、発話状況の構造を、内面的な方向性として決定しています[Voloshinov, 1986]。社会的なものを含むコンテクストの全体が、話し手の内的構造の一部になっているわけです。

　発言に際して話し手は、身体化された感情に応じて言葉を構成します。この感情のあり方は、次のようなさまざまな状況から影響を受けます。たとえば、ほどよく暖かいのか、それとも暑いくらいなのか。家具の配置はどうか。相手に聞こえるように声高にしゃべるべきなのか。聞き手は1人なのか、もっといるのか、などなど。こうした無数の細かい要因が話し手によって内面化され、それらは答えるたびに変化します。こうしたことの一切が、対話のための環境をていねいに構成することの大切さを示しています。

　私たちが快適な対話環境を用意して、全員が参加しやすいように会話を始められたなら、みんなの参加意識も積極的なものになるでしょう。能動的に参加したかどうかは、会話の進行にも大きく影響します。能動的に参加する人の存在は、受身的な傍観者よりも、参加者の内面に影響を与え、

その一部になっていくからです。

今この場にあるすべての声が、会話のなかで、新しい意味の創出にかかわりを持ちます。しかし、実際に口に出されるのは、そうした声のほんの一部だけです。そうした声のある部分は、身体化された行為とか、社会的・身体的なコンテクストといった形で、内的経験にとどまっています。

それではこれから、内的および外的な対話のポリフォニックな相互作用に目を向けていきましょう。

### ▶ 水平的対話と垂直的対話

フィンランドの心理学者カウコ・ハーラカンガス[1997]は水平的ポリフォニーと垂直的ポリフォニーを次のように説明しています（図1参照）。

ポリフォニーの水平レベルは、生身の人間として会話に参加しているすべての人々から構成されます。そこから一種の会話コミュニティが生まれてくるのです。すべての人が自分自身の声を持っています。会話に参加している1人ひとりの心理社会的リソースを動員しようというのなら、参加者全員が、自分流に声を発する権利を与えられなければなりません。

垂直的ポリフォニーには、水平的対話のなかで、参加者個人が発しているすべての声が含まれています。もし誰かが自分の父親の思い出について話しはじめれば、参加者それぞれの父親にまつわるすべての声や経験が、大声かどうかはともかくとして、対話のなかの声になるのです。ある意味で、経験してきた人間関係はことごとく私たちの声になります。これら関係性の声たちもまた、当の人間関係や経験について語り合うとき、その場の参加者として活性化されます。

---

27　プラトンは初期の作品で〔＝以下で引用される『テアイテトス』は中期の終わりから後期の作品とされている〕、反省しているときの内的対話のようなものを指摘しているように思われます。
「その場合に心のしていることは、自分が自分に問いかけたり、答えたり、そしてそれを肯定したり、否定したりする問答にほかならないと見えるのだ。そしてそれの決定が——あるいは比較的遅く、あるいは比較的急激に魂がそこへ突進することもあるというわけだが——一度得られるならば、心の言うことはすでに同一となって、そこには分裂がみられなくなるのだが、そういう場合これをわれわれはその心の「思いなし」だとするのである」（プラトン『テアイテトス』189e-190a〔＝翻訳は田中美知太郎、岩波文庫を使用〕）。

**図1　水平的および垂直的ポリフォニーについての例示**

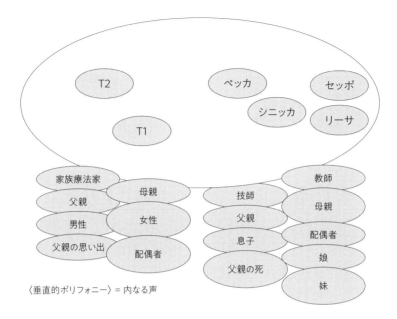

### 真理を求めることと不確かさに耐えること

　ポリフォニックな現実においては、誰の声が正しく、誰の声が間違っていると決めつけることはできません。すべての声が尊重されるならば、すべての声は新しい理解につながるでしょう。すべての声に、等しく価値があるのです。

　他方、モノローグ的な推論においては、診断を下す資格のない専門職や素人の意見より精神科医の意見が重視される、という意味でのヒエラルキーが声のなかにも持ち込まれます。しかしポリフォニックな対話であれば、専門的なヒエラルキーなど二の次です。新たな意味の構成に加わる声が多ければ多いほど、問題状況の理解も豊かなものになるのです。

　それでは、治療プロセスを導く診断その他の重要な決定はどうなっているのでしょうか。もちろん専門家たちは、それぞれの異なった枠組みのもとで活動しています。それに、あらゆる会話が結論なしで済むわけでもありません。目の前の問題を正確に定義し、正しくカテゴライズしなくては

いけない領域もあります。その場合、正しい選択肢と間違った選択肢があるわけで、どちらか1つが正しく、どちらを選ぶかでことの成否が決まることもありえます。

　診断を担当する医師は、ふさわしい診断名を1つだけ選び、それ以外を却下します。給付の決定をするソーシャルワーカーは給付の基準に従う必要があります。児童保護ワーカーは、措置を正当化するために、自分の行為を詳しく説明しなければなりません。教員は、彼(女)が修業証書に記した成績を認証する責任があります。

# 専門職にとっての3つのリアリティ

　トム・アンデルセン[2007]はその晩年、医療・福祉職における「実践の3つのリアリティ」について集中的に考えていました。この3つのリアリティは、それぞれ別の言語を生み出します。

## (1)「あれかこれか」型のリアリティ

　このタイプのリアリティにおいて私たちは、「明瞭ではあるが死んだ状態」の問題を扱います。死んでいるというのは、それらの問題が正確に定義されていて、その定義が文脈いかんにかかわらず不変である、という意味です。こういうリアリティは、意思決定に際してカテゴリーを正確に定義しなければならないような実践、たとえば先に述べた医師やソーシャルワーカーや教師などにとっては本質的な要素となります。

## (2)「あれもこれも」型のリアリティ

　ここでは、さまざまな見立てが同時に可能であるような問題を扱います。問題はまさに生きており、かつ明瞭でもあります。

　たとえば家族療法の話し合いのなかで、セラピストはどんな声にも聞くべき価値があることを認めます。そこでは「ある観点は正しく、別の観点は間違っている」などということはありません。

あるいは統合失調症の診断が下される場合、その診断プロセスにおいては医師の声が最も力を持ちます。しかし家族と専門職による家族ミーティングにおいては、家族が診断をどのように受容するのかについて、あらゆる声に耳を傾けます。患者の声やその母親の声もまた、問題の意味について新たな理解を確立するうえで役に立つのです。

これと同じ意味で、専門職たちのあいだでも、受付窓口の看護師の声は、医師の声と同じくらい重要です。一回一回の話し合いはそのつど固有の言語を生み出します。そのため、物事の語られ方もセッションごとに変化していきます。

### ☞(3)「あれでもなくこれでもなく」型のリアリティ

事態は、明瞭ではないにしても、生きています。何事かが起きているのはわかるのですが、その何かをきちんと言葉で言い表せません。あれでもない、これでもないと言いつつも、**何かが起こっているということだけは間違いない。**

アンデルセンは握手を例にあげています。握手とは、生身の身体をもってセッションに参加するからこそ起こっている何事かなのですが、それは言葉にならないまま、身体的な経験にとどまっています。アンデルセンにとっては、このような経験こそが、クライアントとのミーティングでポジティブな変化を起こしていくうえで最も大切なものでした。とはいえ、この変化は何か特定の心理療法的な手法を使うことで生じるのではありません。居合わせたその瞬間、今ここにまさに存在することによって引き起こされるのです。

私たちは第1章で、判断を断定的に述べることを控えがちな医師について短く言及しました（47頁参照）。精神を病む女性への危機介入を行いながら、彼は「何が起きているのかはほとんどわからないが、何かが起こっていることはわかる。しかしそれが何であるかはわからない」と語っていました。これがトム・アンデルセンの言う、第3のリアリティです。

この医師は、クライアントやセラピストらと身体化された経験を共有していました。彼は何か重要なことが生じていることはわかっていたのです

が、それについてはっきりと説明することはできません。一切のことは彼の、共有され身体化された記憶のなかにあったのですが、何が起こり、なぜ起こったのかについては、明確に述べることはできなかったのです。

## ✎ 言語化以前のことに自覚的になる

たしかに「あれかこれか」型のリアリティにもとづく診断その他の「明確化」は、重要な役目を持っています。クライアントが必要なサービスや給付の決定を待っているならば、手遅れにならずかつ的確に、案件を処理してもらうことは重要です。しかし問題を明確化して、しかるべきサービスを紹介するだけでは、その問題にかかわる人々が相互に築いてきた理解のレベルにはとても及びません。

「あれもこれも」型のリアリティは、家族療法などでは本質的なものであり、そこでは相互構成的な理解が重視されます。しかしながら、そのような実践においてさえ、**話し合いの方向性をコントロールすることで確実性を強めたいという誘惑があります**。特定の目的を目指すことは対話性を妨げます。他者性を尊重するどころか、不確かさを抑えるための我流の手法に取って替わられやすいからです。

心理療法における「今このとき」の重要性を強調するダニエル・スターン[2004]は、クライアントの語りの「中身」に力点を置く心理療法や精神分析を批判しています。心理療法の伝統的な見解では、セラピストは患者の物語に意味を与える役割を担います。学派によってやり方は異なりますが、このときセラピーは、はっきりと言葉に出された明示的な意味を取り扱います。しかしスターンは、「明示的な知識から、暗黙的な知への移行」を提案しています。それは、居合わせたその瞬間に、身体化された経験として、多くは言葉をともなわずに生じる知のあり方です。

すなわち、言語化以前に我々のなかに生じているものに自覚的になることです。私たちが経験する現在の瞬間とは、測ってみればせいぜい数秒です。これはセラピストから相手への応答や反応性のなかに潜んでいる、対話のミクロな局面にかかわることです。それは何ものかが言葉になり、言語として述べられる以前の状態です。このミクロな局面が、他者に開かれ

ているのです［＝握手がそうであるように］。

　対話を生み出すことを重んじるタイプの家族療法において、このことは**「語りの内容から、語られている今この瞬間における感情を打ち明けることへ」**と意識を切り替えることを意味します。セラピストとクライアントは、クライアントの経験が言語化される以前の、共有された身体的な経験を生きています。

　もちろんクライアントの語りの内容が、ありきたりで重要ではないという意味ではありません。そうではなく、まさにその瞬間、参加者間で、物事がどんなふうに語られているかを見失ってしまうと、人は今この瞬間と、この瞬間がはらむ可能性から遠ざかってしまうと言いたいのです。

　スターンは、セラピストが患者の物語に意味を与えているという点で、心理療法を批判しています。では、こういうことは対話的なセラピーでは起こらないのでしょうか。「対話的な教育」の場ではどうでしょうか。そこに矛盾はないのでしょうか。

　というのも、教師というものは生徒の物語をつくり直すことを使命としているからです。学校は“なんでもあり”の場ではありません。どうやら「意図と対話の関係」に目を向ける必要がありそうですね。

# 意図と相互性

## 🎵 教育、セラピーと「意図」

　マルティン・ブーバーは、関係性についての有名な論文[1958]のなかで、「他者」をもう1人の「私」とみなすような〈我－汝〉関係だけが、対話関係の基盤となるのだと強調しています。意図的かつ道具的な〈我－それ〉関係は、他者を「対象」としてとらえます。

　ブーバーによれば、純粋な〈我－汝〉関係は1つの理想であり、突然あらわれては消えてしまうような、移ろいやすい関係です。これに対し、〈我－それ〉関係はありふれたものですが、別に悪いものではありません。〈我－それ〉関係は、自分の職業や役割のなかでは欠かせないものではありま

すが、それが支配的になってはならないのです。

　本来なら対話的であるはずなのに、現場では対話性や相互性がないがしろになっている関係においてこそ、〈我－汝〉関係が重要になってきます。ブーバーは、教育とセラピーは対話的な関係ではあるが、真の相互性を欠いていると言います。それは親密な関係にはなりえますが、家族におけるような愛情にもとづく関係ではないからです。「エロス」原理よりもむしろ「禁欲」の原理が重要であり、親密さと距離感の塩梅が難しい。

　先ほど言及しましたが、スターンは、セラピストがクライアントの物語に意味を与えるような心理療法を批判しました。ロジャー・ロウェ [2005] は、セラピーのプロセスを主導しようとする試みを、「モノローグ的」だとみなしました。彼は家族療法におけるナラティヴ・アプローチと対話的 (会話的) アプローチを比較して、次のように述べています。

　　会話的なスタイルは、単純に会話の流れに従う。一方、ナラティヴ・アプローチや解決志向型のスタイルは、しばしば会話を主導しようとする。会話的なスタイルは会話にとどまろうと努めるが、問題解決型のスタイルやナラティヴ・アプローチはモノローグになるおそれがある（たとえばセラピストがクライアントの人生をあらかじめ計画したとおりに「物語化」しようとする、など）。

## 応答に集中する

　ナラティヴ・セラピーや問題解決型のセラピーと比べると、対話によるアプローチではセラピストの立場が異なってきます。セラピストはもはや、クライアントが話す物語に対して、あらかじめ地図を用意して介入しようとする立場にはありません。そうではなくて、彼らは「クライアントの発言にいかに応答するか」に集中しています。その応答こそが、クライアント自身が心理的リソースを活用するためのカンフル剤になるからです。すでに引用したように、「言葉にとって（したがって人間にとって）、応答がないこと以上に恐ろしいことはない」[Bakhtin, 1984] のですから。

「すべての発言は応答を求めている」という対話原理にもとづき、チーム

メンバーはクライアントの発言に答えようとつねに努力します。ここでの「答える」とは、説明や解釈を与える行為を意味しません。むしろ、**言われたことをきちんと理解しているということを応答を通じて相手に示し、もし可能ならば、その発言に対して新しい視点をもたらすことなのです。**

モノローグ的な発言に対しても、応答は重要です。モノローグ的発言であっても、それに応答してくれる聞き手を欠いたままでは存在しないも同然です。応答は言語の基本属性です。モノローグ的な発言も、その内容への賛否にかかわらず、応答を待っているのです。

ただし正解が1つしかないのなら、応答とともに対話の環は閉じてしまいます。モノローグ的対話では、話し手は発言を否定されたくないので、しばしば防衛的なスタンスをとることになります。セラピーや教育、ソーシャルワークなどでさえそうしたパワーゲームに陥りがちで、そこでは専門外の人はまず優位に立てません。

モノローグ的ではない対話においては、応答が持つ重要性は異なってきます。対話における発言は、賛成か否かの答えを求めているわけではなく、その発言に対する新しい見方を示してくれるような応答を待ち受けているのです。

ブーバー[1958]によれば、モノローグ的関係は「主体と対象の分離」から生じます。〈我-それ〉関係（そこでは「他者」がもう1人の「私」としてみなされず、ただの「もの」あるいは目的のための手段とみなされます）においては、世界は特定の私によって組織化され、管理され、概念的に区切られています。そして、その「私」というものの内側で世界は表象されるのです。

## 意図はモノローグへの入り口

ここで、イタリアのブレシア第二小学校での出来事を思い出してみましょう。教師は自身の考えを生徒に押しつけないように配慮し、逆に生徒が言おうとしていることには注意深く耳を傾けていました。重要なのは子どもたちが安心感を持てることでした。

そこでは、子どもたちに対してすぐ応答することで、くつろいだ雰囲気が醸し出されていました。生徒が自分なりのやり方で体験することまで修

正したり、学校的な表現を押しつけるような“指導”方法をとらずに、む
しろ子どもたちが実際どんなふうに物事を見て、感じているのかに鋭い関
心を向けていました。

　フェデリカを鼻であしらった生徒が言った「あいつはよだれを垂らすし
か能がないじゃないか」という悪口についても、ただ否定するのではなく、
「もっと別の言いまわしはできない?」と問いかけていきました。こうして
フェデリカの持っている能力に、生徒たちの目が開くようになっていった
のです。

　授業では、間違った答えでも笑われずに、「興味深い仮説」として受け
止められていました。子どもたちがそうした結論にいたった道筋について
は、対話のなかで検証されました。

　とはいえ、教育には正解と不正解があり、達成すべき教育上の目標があ
ることも確かです。心理療法は治療を目指し、ソーシャルワークは本人の
社会的環境の問題を解決することを目指します。これらは意図的なプロセ
スです。そして意図というものは、ブーバーによれば、モノローグ的な対
象関係へと扉を開くのです。

　さらに言えば、精神的な問題で助けを求めている人や、教育を受けに学
校へやって来る人は、そうしたサービスを提供して給与を得ている人々と
は、同じ立場にはなりえません。ほとんどのケースでは、家族のメンバー
間にあるような相互性は存在しません。専門家がクライアントや学生と航
海をともにするのは、一時的でしかありません。とはいえそれでも、それ
らの関係は対話的になりうるのです。


### ☞ 聴く、 気づく、 尊重する
　ブーバーによれば、対話的な教育には3つの前提条件があります。

(1) **聴くこと**。つまり子どもの知的能力だけでなく、その存在まるごとに
　　対して耳を澄ますこと。
(2) 生徒個人における固有のニーズとその変化に**気づくこと**。
(3) 子どもたちの固有な“生”を無条件に受け入れ、**尊重すること**。

206

3つめの条件は最も重要です。この条件は、心理療法やソーシャルワーク、その他の対人支援と少なからず親和性があります。

ヴェリ゠マッティ・ヴァッリ[1997]は、ブーバーの考えとメルロ゠ポンティの哲学を対話的教育の基礎として論じた論文のなかで、非対称的な関係における相互学習を強調しています。

教育制度が伝授させようとする文化的リソースについては、経験があるだけ教師のほうに分があるでしょう。しかし、教師は生徒とは生活環境も違うし、将来も別々の道を行くわけです。その意味で生徒は、親密であると同時に、赤の他人でもあります。つまり生徒とは、対話することでしかまともな関係を築けないような、未知なる存在なのです。

## 教え－教えられる関係に

レフ・ヴィゴツキーの有名な概念である「発達の最近接領域」は、学習者と、彼よりも高い能力を持つ教師との関係を理解・分析するのに役立ちます。教師とは、学習者を、1人の力では到達できなかった領域へと導く手助けをする者です[Vygotsky, 1981]。

しかし、実はそのような関係は、教師にとってもまた、発達の最近接領域なのだと私たちは考えています。つまり教師の側もまた、生徒たちに"教えられる"可能性があるということです。

この互酬性と少し似ている「教育における対話的関係」について、ヴァッリが述べています[ibid]。つまり、教える側は子どもを通して、人間の成長の一般的な条件をより深く理解することができるようになる、と。さらに重要なのは、それによって自分の技量や知識の限界にも向き合えることです。教育的な対話によって明らかにされた経験のおかげで、教師は自分が何を与えることができ、何をまだ与えることができないのかを学ぶわけです。

相互学習とは、パオロ・フレイレ[1970]の有名な『被抑圧者の教育学』の土台となった考えです。彼にとって対話とは、相手を力づけたいともがくこと、さらにそのなかで生徒が（教育の）対象ではなく主体に変わっていくプロセスです。こうした対話において、生徒と教師の関係は、あっさり

逆転しうるのです。

　生徒と教師、患者とセラピスト、クライアントとソーシャルワーカーは、生活状況全般を共有しているわけではありません。しかし、**出会いの一回かぎりの瞬間は共有しています**。その瞬間を共有するために、どのような形で出会うのか——。これがきわめて重要なものになります。

　以下、「何が対話を対話であらしめるのか」を理解するために、この出会いについてもっとよく見てみましょう。

# 個人的知から間主観的な知へ

### ❧ 生は音楽そのものだ

　対話をしていると、間主観的な意識があらわれてきます。私たちの社会的アイデンティティは、自分の行為を他者の行為に合わせていくなかで構成されます。互いにリアルに接触し、互いに合わせていくなかに、生きた人間が立ち上がるのです。それはダンスにも似ています。誰もダンスの最中に、言葉で考えたりコントロールしたりしようとする人はいないでしょう。

　人はまた、「他者が自分をどのように見ているか」を経験します。そのとき、自分について知るとはどういうことかを学ぶ機会を与えられるのです。バフチン[1990]によれば、他者の眼を通して自己を見ることによってのみ、自身がどういう存在かを知ることができます。他者の眼にあらわれた私への反応を受け取ることによってのみ、私は私自身と知り合うことができるのです。

　他者の眼にあらわれるこの応答は、それが言葉にまったく媒介されずに、一瞬のあいだに起こるため、内省的なものではありません。他者からのこ

---

28　多くの社会学者が社会的関係性の最小単位を三項関係とみなすのは当然です。三項関係において、各人は他の2人と関わっており、さらにその関係性そのものにも関わりを持つからです〔＝直接の関係性のほかに、他の二者の関係性のあり方からも影響を受けるということ〕。

うした、内省や思考を介さない反応によって、私が相手に受け入れられているかどうかを感覚的に理解できるのです。

人々は孤立したまま思考する主体ではなく、折にふれ他者からも「衝撃」を受けています。つまり私たちは、生まれ落ちたときから間主観的な存在だということです。

人間の意識の間主観的な性質は、コールウィン・トレヴァーセン[1990]による母親と赤ん坊のコミュニケーション研究のなかで示されています。両親と乳児に関するトレヴァーセンの注意深い観察が示しているのは、対話の原初的体験が、出生後まもなく出現するということです。つまり両親と子どもが、表情や手振りや発声の強弱を使って、相互に感情を調律しあう優雅なダンスを始めるのです。

これこそが、まさに対話です。すなわち、子どもの行為は大人の感情状態に影響し、一方大人も、刺激したり、なだめたりしてかかわることで、子どもの感情状態に影響を及ぼします。彼らの関係は、互いに調律しあうような、音楽的でリズミカルな性質を持っています。

トレヴァーセンはそれを、「新生児は大人に対してリズミカルに応答しつつ合わせていく能力を持っている」という注目すべき観察によって示しました。トレヴァーセンにとって、このことが人間の生全体を基礎づけています。彼は「生は心理学ではない。それは音楽そのものだ」と述べています。

## 二項関係から三項関係へ、そして三者関係へ

フィヴァ=ドゥプーサンジュとコルボ=ワーヌリ[1999]は、子どもの発達において、「二項関係から三項関係のコンテクストへ焦点を移す」ことの重要性を示しました。[28]彼らは、生後4か月で乳児はすでに三者関係を意識した振る舞いを見せることに気づきました。乳児には、両親のどちらか1人ではなく、2人ともそろっているのを好む傾向があったのです。

彼らの研究によれば、三項関係から三者関係への移行こそが決定的です。どういうことかと言えば、それは乳児が1人の大人と共同作業をすることから、(少なくとも)3人が相互に作用しあうような三者関係への移行を意

味しています [訳注1]。ここで幼児は、与えられた課題ではなく、互いに作用しあう参加者の存在によって、三者関係に目覚めるのです。

　人間は、まさにその生の発端から、多様な関係性のなかに生まれ落ちます。新生児は生まれつき、自分に触れ、そばにいてくれるすべての人々と対話的関係を持つ資質を備えているのです。それはもはや母親と赤ん坊の相互作用の問題ではなく、むしろ関係性の「村」全体のなかの1つであることが、赤ん坊にとっては重要なのです [Hardy, 2009]。

　人間の心はそうした多様なかかわりのポリフォニーのなかで構成されます。そしてこのプロセスが、包括的で身体化された経験をもたらします。赤ちゃんがそこで人生をスタートさせる人間関係が、彼女の人生の声になります。その声は、彼女が人とかかわる状況において、いつでも活性化されるのです。

## ☞脳の社会性

　こうした基本的な体験における身体的な性質は、脳の形成にも影響を与えます。脳は、人間とのかかわりにおいてかわされる対話のもとで発達するからです。

　トマセロたち [2005] は、人間を間主観性と共同性という視点から定義づけています。彼らの議論によれば、大脳新皮質の発達は、人間の精神が高度に社会的であることと密接にかかわっており、そこには共同性、間主観的能力、言語、そして文化などが含まれています。それらは、関係的かつ身体的なやり方で暗黙知を一次処理している脳の右半球と、とりわけ関係があるようです [Porges, 2011; Quillman, 2011; Schore, 2009]。

　関係的な心は、二重のしかたで働いているように見えます。第1に、そこには、私たちが生きる今この瞬間における人との関係が含まれています。第2に、私たちの心は、人生におけるすべての人間関係（「心のなかの声たち」）から構成されています。そうした内なる声には、主に右脳内でなされる暗黙知的なコミュニケーションが含まれていて、それは私たちの感情的な経験のなかにあらわれてきます。

　心理療法の課題の1つは、身体化され潜在化された感情のなかにひそむ

「内なる声」のために、言葉と言語を共同作業で生み出していくことです[訳注2]。外在的な関係と内なる声の双方が、すべての相互作用において存在します。関係的な心のありようは、対話の参加者みんなによって形成されます。この心は何よりもまず、参加者のさまざまな行為が同調しているときに活性化されます。同調には、自律神経系と中枢神経系の双方と、言語がかかわっています。

　次いで関係的な心が活性化されるのは、身体化された状態で潜在している内なる記憶が呼びさまされるときです。そうした記憶は、その応答の瞬間において意味を獲得します。その瞬間は、参加者や対話の状況、言及される主題において固有の瞬間です。

## ✑ 応答はカンフル剤

　対話を用いる対人援助の現場では、専門家はすべての発言に応答します。というのも、バフチン[1984]が指摘したように、「言葉にとって（したがって人間にとって）、応答がないこと以上に恐ろしいことはない」からです。すべての発言が応答を求めているという対話原理を尊重して、チームのメンバーは、言われたことに答えるべく不断の努力をしています。

　とはいえ、答えることは説明や解釈を与えることを意味しません。むしろ、言われたことをきちんと理解しているということを応答を通じて相手に示し、もし可能ならば、その発言に対して新しい視点をもたらすことなのです。

　物語を先導するためのマップをあらかじめ用意しているような介入は、必要ありません。そうではなくて、クライアントの発言にいかに応答するかに集中すべきです。その応答こそが、クライアント自身が心理的リソー

---

**訳注1** 「三項関係」においては、子どもと両親の三者間に、まだ相互的な作用が成立していない。

**訳注2** 「幻聴さん」のように症状を名づける〈言葉〉と、状況全体をうまく言い表すような、より体系的な〈言語〉。

スを活用するためのカンフル剤になるからです。

　ブレシア第二小学校で教師たちは、「人間であるとは何を意味しているのか」という話し合いを、グループ全員で行い共有できるようにしていました。とはいえ、つねに全員が話したり、生徒たちを順番に当てて話させることを求めていたわけではありません。そうではなく、教師たちは全員に対し、表情、微笑、言葉、身振り手振りで応答すべく全神経を集中させていたのです。そして、活力にあふれた年若い人々に、打てば響くように応答していたのです。[29]

# 対話性の基盤に向けて

### ☞ 対話実践の基礎

　対話を通して対人援助にかかわる専門家は、クライアントや家族、そして生徒の発言に、まるごと生身の存在として応答します。その際、発言の誤りをいちいち指摘したりせずに、参加者それぞれの言い分に心から関心を寄せます。すると彼らは、会話の自然なリズムに順応していきます。参加者はそのプロセスのなかで自分の声を見出し、みずからもまた自分自身への応答者になっていくのです。話し手にとっては、自分の言葉がていねいに繰り返され、的確に応答されるのを聞くことで、自分自身の言葉をもっと深く理解する可能性が広がります。

　専門職による問いかけが、クライアントや家族、生徒たちがふだんからなじんでいる日常の言葉で表現されれば、語りはいっそう促進されます。つまり、日常的なディテールと、出来事にまつわる感情についての語りが。

　私たちの仮説では、こうした応答は対話的ミーティングにおいてこそ生じるべきものです。というのも、**そうした応答は、私たちが生を受けて最初に経験した対話において、すでに反響していたものだからです**。話を聞

---

29　経験豊富な教師であれば誰でも、まるで第六感が備わったかのように、クラスの空気を察知した経験があるでしょう。そこでは、表明されたナラティヴの内容だけが問題なのではありません。

いてもらうということは、呼吸するのと同じくらい、生きていくことにかかわる人間の基本的経験なのです。

## ❧ペッカと父親

　ペッカは深刻な自殺企図をともなう重いうつ病を治療する目的で、心理療法家を紹介されました。彼の妻と、成人した2人の息子たちがそのセッションに参加しました。すでに述べたように、内なる対話、つまり垂直のポリフォニーの声は、対話のテーマいかんで変わります。

　このケースでは、ペッカは仕事の重責とみずからの責務を果たすことの難しさで頭がいっぱいでした。さらに夫婦間の問題に悩みながら、2人の息子の父親であることについても心配事を抱えていました。またその一方で、自分自身の父親との関係にも悩んでいました。長い断絶の後で、ペッカは父親との関係をみずから修復しようとしたのですが、父親が「自分も仲直りしたい」と答えた直後に、亡くなってしまったのです。この父親の声が最初のセッションで出現し、対話のなかへ招き入れられました。

　以下の場面では、Pはペッカを、Tはセラピストをあらわしています。

> T　：　お父さんが亡くなったのはいつですか？
> P　：　4年前です。
> T　：　もし彼が…もしお父さんが私たちの話していることが聞けたら、彼は何と言うでしょうか。あるいはこのような状況に対してどんなアドバイスをくれるでしょうか。
> P　：　そうですね…ええ…きっと親父は…、親父はこのことをひどく悲しむでしょうね。きっと同情してくれるでしょう…
> T　：　彼は何と…どんなふうに同情を示してくれるでしょうか。何て言うでしょうね、どんな言葉を使うと思いますか。
> P　：　そうですねえ、そう彼は…彼は古いたちの人間ですから、気持ちを前面に出したりはできないんです…
> T　：　なるほど…
> P　：　…きっと励ましてくれるでしょう…

T ： そうですね。

P ： …そして、とてもうまくやってくれると思います。私が言えるのは
これくらいかな。

T ： でも、なんというか、あなたは彼が励ましてくれるだろうし、同情
してくれるだろうと思うんですね…。そして…その…彼はある意味
でこの状況を理解してくれるだろうと。そうおっしゃるんですね。

P ： はい。私たちのうちで私だけが父とうまくやれましたから、彼があ
とで…

T ： はい…そうですね…

P ： …年をとって…

T ： …彼はあなたを励ましてくれるだろうし、同情してくれただろうと。
…ではあなたは、もしお母さんがまだここに一緒にいられたら、何
と言うと思いますか。

　専門的な研修で鍛えられたセラピストとしてではなく、彼（女）はひと
りの生身の人間として、その場に居合わせています。もしそのセラピスト
が身近な人を失った経験をしてきたのなら、その喪失と悲しみの声はポリ
フォニーの一部となります。

　とはいえ、それはセラピストが、死についての自分自身の経験を話すと
いうことではありません。そうではなくて、セラピストがその瞬間にどう
自分を合わせていくか、つまり自分がどう座り、話し手をどう見つめ、イ
ントネーションがどう変わるのかなど、そうしたことがセラピストのあり
方を定めます。内なる声は、語られた物語に劣らず、今この瞬間の一部に
なります。セラピスト自身の個人的な経験についての内なる声は、**それが
たとえ言葉として発せられなかったとしても、ともに踊る対話のダンスを
力強く支えるのです。**

　次の一場面を見てみましょう。セラピストがコメントをしていますが、
それ以上続けません。結論を急がずに対話する余地を残しているのです。

## ペーターとマット

ペーターの兄、マットは統合失調症で長いあいだ入院していました。ペーターは家族の話し合いを望みました。これまでの経緯について、一度も話し合ったことがなかったからです。そしてペーターとマット、母親のスーザンがセラピストに会うために心理療法クリニックにやってきました。

彼らによると、悲劇は数十年前、長男がふとしたことで亡くなってしまったときに始まりました。両親は悲しみにくれるあまり、子どもたちの訴えにもあまり返事をしなくなりました。その結果、ペーターより少しだけ年上であるマットが、10歳のペーターにとって非常に重要な存在になりました。

しかし、まもなく兄のマットは学校に行かなくなり、友人や家族から孤立しはじめたのです。マットはドラッグに溺れるようになり、そのために唐突に感情を爆発させるようになりました。それは弟のペーターにとって悪夢でした。マットはしだいに精神病的になっていき、そのことはペーターを脅かし、トラウマを負わせる結果になりました。

当時ペーターは、いかなるファミリー・ミーティングにも招かれませんでした。マットに何が起こっているのかは、母親でさえ説明できなかったのです。マットは18歳のとき初めて入院したのですが、セラピストが初めてマットに会ったとき、彼はすでに25年間を病院で過ごしていました。

開始直後から対話は、多くの点で腫れ物に触るような状態でした。まず母親が、自分はファミリー・ミーティングなんて望んでいないとはっきり告げました。というのは、古傷のような記憶について話すことで、マットの病状がふたたび悪化するのではないかと恐れていたからです。

実際、感情的な負荷のかかる話題を語った際に、マットは不意に精神病的とも受け取れるストーリーを話しはじめました。このときセラピストはマットに、何かまずいことを話してしまったと思うかと尋ねました。セラピストはさらに、彼らが口火を切った話題をこのまま続けられるかどうかも尋ねました。

マットの答えは、おおよそこんなふうでした。まずいことなど何もないし、話題を続けてもまったく構わない、と。マットの話す妄想的なエピ

ソードは徐々に減っていき、ついにはほぼ消失しました。

　およそ2年間の話し合いの後、次のような一連のやりとりが生まれました。このとき弟のペーターは、家族の同席のもと、自分の恐ろしい体験について初めて語ることができたのでした。Pはペーターを、T1は男性セラピストをあらわしています。

> P　：　私の存在は認められていませんでした。
> T1　：　あなたの存在は認められていなかったわけですか？
> P　：　生涯を通じて、私は家族からのけものにされてきました。こんなことなら私は、このぐちゃぐちゃした共存関係をすっぱり断ちきりたかったのです。
> T1　：　あなたは「生涯を通じて、私は家族からのけものにされてきた」と言いました。それから「こんなことなら私は、このぐちゃぐちゃした共存関係をすっぱり断ちきりたかった」と言いました。あなたは2つのことを同時に言ってるように聞こえますが。
> P　：　…ええ…そう言いました…。しかし、今はそれ以上は何も言えないんです。
> T1　：　…そうですか。

　ペーターが初めて自分の経験を話してくれたとき、セラピストは彼の言葉をただ繰り返しました。これは、大きな感情負荷のかかったテーマについて、対話を生み出すうえでたいへん有効なやり方です。話し手の言葉が一言一句繰り返されると、彼はわずかに異なったイントネーションのもとで、自分自身の言葉を聞くことになります。

　バフチン[1984]は、浸透された言葉、つまり他者の言葉のトーンが浸み込んだ言葉について語っています。そのような言葉は、「活発かつ大胆に内なる対話に干渉し、その人が自分の声を見出す手助けする」のです。

　セラピストが言葉を繰り返すことで、ペーターは自分自身の言葉を聞くことができます。セラピストが言葉を繰り返し、「あなたは2つのことを同時に言ってるように聞こえますが」とコメントをした後で、一瞬の沈黙

がありました。その瞬間、まさにその数秒間に、ペーターはそれらが自分の言葉であることを認め、そしてその問題について語る言葉を持っていないことに、ただちに気づいたのです。

この決定的な瞬間に、セラピストが場つなぎ的なコメントをしなかったことが重要です。というのも、その場に参加したマットと母親は、ペーターの経験をそこで初めて聞くことになったからです。

さて、最初の事例で登場したペッカは、うつ病からは回復しました。とはいえ、夫婦関係の問題はまだ続いています。

ペーターとその家族については、個々の生活面と、家族相互のかかわりの両面で、参加した全員に改善がみられました。ペーターの兄マットはここ数年間、入院していません。家族は互いに話し合うことを学びました。マットにはもう病的な振る舞いはみられません。

のちにこの家族はセッションのなかで、長男と彼の喪失の記憶について語りはじめました。彼らはお互いに関心を持つようにもなりました。約30年の分離の後に、家族として暮らしていくことを本当に学んだのです。こうしてペーターの家族は、本来の家族の一体感を取り戻したのです。

# その瞬間に居合わせるスキルを
# 向上させるためのガイドライン

この章を終えるにあたって、より対話的であるための基本要素をまとめておきましょう。私たちの考えでは、より対話的であるためには、より切実に「今ここ」に居合わせることが必要です。対人援助の専門家ならば、少なくとも以下のような点に注意を払いましょう。

◆ 過去のナラティヴに固執するのではなく、目の前の会話のテーマを優先する。

誰でも出会った瞬間に、何に応答すべきかを選んでいます。そのときその場で起こったことに反応することが、可能性の鍵を開くのです。

たとえば、感情を揺さぶられるような話を聞いて、強く心を動かされているようなら、しばしそこに立ち止まることが必要です。あわてて次の論点に移ってはいけません。人々が自分の人生について語る物語は、今この瞬間のなかで話し合われるべき重要な論点を提供しているので、それらを見過ごすわけにはいかないのです。

◆ クライアントの物語に寄り添い、 発言する際は注意深く。
　こちらから対話のテーマを提供することは差し控え、クライアントや患者、生徒たちの言葉をスタート地点に据える。これが対話実践の出発点です。
　もちろん、教育の場やソーシャルワークにおいては、扱うべき課題があります。また公共セクターにおける危機介入では、立てられるべき治療プランがあります。専門的な職務が遂行されるのは重要なことです。こういったことを、対話からその生命を抜き取るようなしかたではなく、新しいリソースを活かすようなしかたで行う。これが対話的スキルの課題となります[訳注]。対話の実践者は、テーマを押しつけたりせず、対話のなかでクライアント（生徒）が提示したものを活かす絶好のタイミングを見逃しません。
　質問は、いろいろな可能性を想定するためになされるべきで、そういう見通しをゆっくり考えてもらう暇もなしに、話をどんどん進めてはいけません。クライアントが答えたら、こんなふうにしてみるのもよいでしょう。一言一句をそのまま繰り返す、単語を繰り返す、答えのある部分を繰り返す、など。あるいは、「そのことについてもっと話してもらえませんか」とお願いしてみること。

◆ 発言には必ず答えることを保証する。 応答は、 身体的かつ包括的な行為である。
　セッション中のあらゆる発言に応答するように心掛けておくほうがいいでしょう。あらゆる些細な点にまで応答するのは無理としても、そういう原則があれば、参加者の発言にいっそう注意して気を配れるようになりま

す。たとえば参加者たちが話し合っている内容にうなずくことも、応答になるのです。

◆ 異なる声に注意する。 内なる声、 水平的な声のいずれにも。

　私たちの応答は、参加者の話した言葉に対してはもちろん、口に出されなかった反応に対してもなされるべきです。人は、参加者の水平的な声を聞くことはできます。一方、垂直的な内なる声は、発言の最中の感情の動きとして、あらわになってきます。内なる声の最初の徴候は、目には見えなくとも、内なる身体感覚として私たちにはっきりと感じられるでしょう。

　もし私が感動していれば、ほかにも心を動かされている人がいるはずで、ほかの複数の参加者もやはり感動している可能性が高いのです。はっきり口に出されないまでも。ここで私たちのやるべきことは、感情を言葉にすることではありません。そうではなく、たとえばそうした感情のための場をつくってあげるために、少しだけ歩みをゆるめることなのです。

◆ あなた自身の身体的な応答に耳をすます。

　前に述べたことと関係しますが、対話的であるための重要なスキルの1つは、クライアントの語る物語によって活性化された専門家自身の声が把握できるようになることです。心理療法やソーシャルワークの専門家は、人生のなかの難しい問題を扱うのですが、それは私たちのなかに、いつも感情的な反応を引き起こします。

◆ 同僚とのリフレクティングのための時間をつくる。

　チーム、あるいは少なくとも2人で働くことは、ポリフォニックな対話の可能性を高めます。そうしたリソースを活用するために、専門家はクライアント同席のもとで同僚と話し合う、そのやり方を学ばなければなりま

> **訳注**　通常の専門的なプランに沿ったやり方では、対話の生命は弱められ、リソースが活かされにくいためである。

せん。ここには、治療計画やその他の対人援助プロセス、そしてリフレクティブな対話が含まれます[訳注]。クライアントのすぐそばで、問題についてオープンに話し合うことで、専門家は隠し立てのない存在となり、クライアントは主体性を獲得しやすくなります。

リフレクティングがさらに重視するのは、クライアントが語るのを聞きながら浮かんできたアイディアをみんなでシェアすることです。トム・アンデルセン[1992]によれば、リフレクティングのプロセスとは、語る立場と聞く立場のあいだを行ったり来たりすることを意味します。専門職のリフレクティングを聞きながら、クライアントは自分たちの内なる対話のなかに身を置いています。そこではポリフォニックな枠組みである内と外、垂直と水平の双方に注意が払われているのです。

◆　自分の発言を対話的にする──反応を呼び寄せるように一人称で話す。

公式見解めいた発言は、当事者として話す場合とは異なり、対話を生み出しそれを発展させることもありません。対話は生身の人間の間でのみ可能なのであって、型にはまった陳述では成り立ちません。対話的な応答を呼び寄せるためには、こんな言い方がお勧めです。

「私が思うに、あなたはこう考えているのかな……」
「私の経験だとそうなるけど、まだよくはわからないけどね……」

◆ 穏やかに進める──沈黙の瞬間は対話にふさわしい。

このリストの最後の項目は、ある意味で、本章のタイトル「対話は音楽だ」が伝えようとしたことの要約になります。それは最も困難な（しかしやりがいのある）課題の1つかもしれません。

コールウィン・トレヴァーセンは、新生児が大人との対話的な受け答えをするなかで、リズミカルに調律しあうことについて述べています。対話者のあいだに生まれる対話のリズムには、休止や沈黙の瞬間が必要です。それによって人は、考えていることを口に出すばかりではなく、内的対話のための間を持つことができます。内的対話において人は、みずからが自分自身や他者に向けて言った内容に耳を傾けることができるのです。

生命が奏でる対話的な音楽は、相互に応答しあい、調律しあうなかで生じます。このような沈黙におけるチューニングの瞬間は、人間が自身と他者を同時に理解していくうえで、欠かせないものなのです。

**訳注** リフレクティングにおいては、支援のあり方やプランについて、クライアントの前で専門家どうしが対話する。

第 **7** 章

# 対話における
# 応答の意味

対話実践の本質は、他者の声を無条件に承認することにあります。そうすることで、これまで語れなかった経験のために、新たな言葉と言語が生み出されます、その経験を取り扱うための言葉と言語が。本章で私たちは、どうしたらこの過程を実現できるのか、その方法を検討します。

〔本質的な意味での〕「対話」を可能にするような話し合いの方法はあるでしょうか。逆に、「対話」を生み出すうえで好ましくない話し合い方、新しい言葉が発せられるのを妨げてしまうやり方とは、どういうものなのでしょうか。この章の目的は、対話を可能にしたり妨げたりする要因を明らかにすることです。

# 何が対話を生み出すか

## ✦ ポイントは「応答」

　前章では、変化を生み出す対話にとって何が大切なのかを見てきました。対話のなかで治療的に作用する要素についてさらに分析を進めるには、それに見合った手法が必要になります。実りある対話に寄与する要素を見出すため、すでにいくつかの研究がなされていますが [Haarakangas, 1997; Seikkura, 2002; Seikkura et al., 2011]、私たちはその議論を先へと推し進めたいと思います。

　私たちは、面接者とクライアントの1対1の対話だけではなく、多人数による対話にとりわけ強い関心を持っています。1対1の対話に関しては、マルコワとフォッパの古典的な研究をはじめとして、すでに多くの研究が存在します [Markova & Foppa, 1990, 1992, 1998]。なかでもイヴァナ・マルコワは、対話的な新手法によって、心理学研究に大いに貢献してきました。彼女も初期の研究では1対1の対話を考察していましたが、最近になって、グループに照準した対話メソッドを開発しています [Markova et al., 2007]。複数の参加者による対話を理解するためのよいメソッドがなかったため、ヤーコ・セイックラもその方法の開発に参加していました。

　対話に関するヤーコの研究報告は2002年に初めて論文として発表され [Seikkura, 2002]、その報告をより発展させ、詳しくしたものが2011年に発表さ

れました[Seikkura, Laitila & Rober, 2011]。「変化の出来を研究するための対話主義的メ
ソッド」と私たちが呼ぶものは、「応答」という行為の意味を理解すること
に焦点を当てています。というのも、すでに明らかであるように、**対話を
成立させているのは「応答」であって、特別なやり方で質問することでは
ないからです。**

## 「独白」が「対話」になるとき

　オープンダイアローグの目標は、クライアントの経験を語り合うための
共有言語をつくり出すことです。さもなければ、その経験はクライアント
の「症状」として、身体化されたままの状態にとどまってしまうでしょう。
症状には、精神病的な発話や、個人的な内部の声、幻覚の徴候が含まれま
すし[Holma, 1999; Seikkura et al., 2011]、それだけでなく、抑うつ、不安、パニック障害
などその他のタイプの症状をも含んでいるかもしれません。

　これまで私たちの研究は、精神病とうつ病の危機的状況における多人数
の対話に焦点を当ててきました。研究対象となったのは、家族内暴力[Rasanen,
Holma & Seikkula, 2012]や、移民を対象としたメンタルヘルスサービスでの対話で
した[Gregard, 2008]。危機的状況は新しい物語を生み出す好機となります。症状
という形で表現されている経験は、聞きかつ理解するという共進化的なプ
ロセスを通して、言葉を身にまとうようになるのです[Hoffman, 2000]。

　実際のところ、聞くという行為は面接の進め方よりも重要です。私たち
の治療ミーティングでは、初めにできるだけ開かれた形の質問をします。
そうすることで、家族や関係者が自分に関係のあることなら何でも話せる
機会をめいっぱい提供できるのです。そしてチームは、前もってミーティ
ングのテーマを決めたりはしません。

　ミーティングの冒頭から対話を生み出すために、患者や他のメンバーが
言ったことにしっかり答えること。それが面接者の重要な役割の1つです。
たいていの場合、それは、患者の発言に対するさらなる質問という形をと
ります。すべての発話と発言は、応答を求めています。発話と応答がかみ
合うことで、それは聞き手を持たない「独白」ではなく、「対話」となるの
です[Voloshinov, 1996]。

# 精神病的発話を
# さまざまな声のうちの1つに

## 経験に言葉を与える

　オープンダイアローグでは、参加者全員が同じ部屋に居合わせ、治療チームはできるだけ事前準備をせずに、話し合いが始まります。チームは、その家族の病理的パターンを見つけたり、彼らの相互関係を変えるための介入を目指すわけではありません。それゆえに、ミーティングへ向けて戦略を立てる必要がないのです。

　幻覚の経験を語る新しい言葉をつくり出すような対話をしたいと考えるなら、参加者、つまり家族やネットワークメンバーと治療チームの双方が、対話を通してこれまでの経緯を確実に共有できるようにする必要があります。

　対話においては、参加者それぞれが、自分自身の言葉に巻き込まれていきます。対話に参加する1人ひとりが、最も緊急な経験に言葉を与えることから始めるのです。

## 幻覚について話しはじめたら……

　治療を受けている患者にとって、多くの場合、幻覚は恐ろしくも不可解な現象です。そのような現象は、精神病的な経験と何かしらつながりのあるテーマに触れるような場面であらわれます。

　幻覚には、人生早期の強烈な、トラウマとなるような経験がそこに含まれているという一面があるようです。患者はしばしば、かつてのリアルな人生の出来事について話そうとしますが、それは出席者全員には理解できないかもしれません。しかし実のところ幻覚は、患者の過去の経験にまつわる問題について、隠喩的な形ではあっても、言葉を与えてくれる可能性があるのです。

　あなたが対話を目指すならば、「これらの経験はあなたの精神病のせい

で生じていて、病気の一部なのです」などという、現実に引き戻すような
対応をするべきではありません。そこから対話を生み出すためには、精神
病的な発言に対して関心を示すほうがよいのです。たとえば、会話をいっ
たん中断し、次のように尋ねてみます。

「ちょっと待ってください。今なんとおっしゃったのですか？　ちょっと
よくわからなかったんですが、どんなふうにすれば、あなたが、近所の人
たちの考えを操れるのでしょう？　私にはできそうもありません。その点
について、もう少し詳しく話していただけないでしょうか？　……それは
いつごろからのことですか？　一日中そうなんですか？　それとも朝だけ？
夜だけとか？」などと。ここで他の出席者も、患者の発言を理解できたか
どうか尋ねられます。

　あらゆる発言が可能となり、尊重されるような雰囲気や態度を、こんな
ふうにしてつくり出します。そこでは精神病的な自己表現でさえも、会話
のなかの表現方法の1つとなります。とても恐ろしくて奇妙な経験につい
ても話すことができるようになりますし、こうして〔患者の〕声は、会話の
なかのさまざまな声のうちの1つとなることができます。こんなふうにし
て、患者と家族はともに、回復と修復の新たなナラティヴを創造する過程
に参入していくのです[Stern et al., 1999; Trimble, 2000]。

## ☞ 話しはじめた瞬間が重要！

　対話を続けるために特に重要なのが、病的体験を含むとみられる不可解
な発言を患者が話しはじめた瞬間です。**病的発言は、ミーティングの終盤
ではなく、初回のミーティングの冒頭から始まることが多いように思いま
す。**初めて経験する刺激の多い状況に対する反応としては、これはもっと
もなものといえます。そんなときは、家族の誰もがどう振る舞えばよいの
かわかりません。それが初めての精神病的なクライシスとあらば、なおさ
らでしょう。

　もしもそういった状況が会話のなかで生じた場合、病的な発話の元と
なった経験と非常にかかわりの深いテーマが取り扱われているはずです。
そんなときは、他のテーマからいったん離れ、病的な声がその他のさまざ

まな声の一部になるための余地をつくってあげることをお勧めします。

　次に紹介する事例では、対話中に、患者の振る舞いが精神病的なものへと変化していきました。この変化が起こったのは、チームの質問によって対話のなかに新たなテーマが浮上したあとのことでした。

# 父の声が精神病を「引き起こす」

### ☞「ちゃんと思い出せないんです」

　アニータは母親のアドバイスに従って、精神科の診療所と連絡をとりました。そして初回のミーティングの冒頭、彼女は気が狂ってしまうことへの恐怖について語りました。彼女はまず、その恐怖について実に理路整然と話し、2〜3か月間にわたって記憶を失っていたと述べました。

　彼女は昔のことは覚えていましたが、最近の出来事についての記憶はあいまいでした。また、喧嘩に巻き込まれて誰かを殴ったような気がするが、そのことについて正確に思い出すことができないとも話しました。彼女は「ひょっとすると私はパラノイア（妄想症）かもしれない」とも述べていました。

　次の一連のやりとりは、初回ミーティングの冒頭での発言を示しています。Aはアニータの発言を、Tはセラピストの発言をあらわしています。このミーティングにはアニータと、3人のセラピストが出席しました。

> T1 ： どこから始めましょうか。
> A 　： 私、これまでの人生のどんなことも、ちゃんとは思い出せないんです。
> T1 ： そういう状態はずいぶんと長く続いているんですか。つまり、何も思い出せない状態が。
> A 　： ええと、2か月のあいだずっとそうだったかはわからないけど。誰かと連絡をとっていたことはよく覚えているんですが…。それから、家を出て、いえ、家にいたのかどうかもよくわからない、もしかしたら急にここにあらわれたのかも…

| T2 | ： | 今、誰と一緒に住んでいるんですか。 |
| --- | --- | --- |
| A | ： | ずっと1人で住んでいましたが、今は両親のところで… |
| T1 | ： | どのくらいの期間1人で暮らしていたのでしょう。 |
| A | ： | えーっと、3〜4年間…3年です。 |

　最初の質問に対する答えで、アニータは自身の経験の核となるテーマを切り出しました。そしてチームは、アニータの返事に対して上のような質問を組み立てたのです。会話は最初から中身が濃かったので、アニータの生活状況に関する重要な情報が短時間で得られました。

### 「連中は私の部屋の合い鍵を……」

　自分が深刻な問題を抱えているのではないかと疑いつつも、彼女は自身の状況をちゃんと説明することができました。自身の奇妙な経験についても話していましたが、話し方は別に病的ではありませんでした。変化があらわれたのは、彼女が自分の家族について話しはじめたときでした。

| T1 | ： | あなたは、誰の考えでここへやって来たのですか。 |
| --- | --- | --- |
| A | ： | ええと…母の考えです。 |
| T2 | ： | お母さんは何を心配していたのでしょう。 |
| A | ： | 彼女と話したかどうかはわかりません。ちゃんとは何も思い出せないんです。誰かを殴ったような気もしますが、どうしても思い出せないんです。 |
| T2 | ： | 誰かがあなたにそう言ったのですか。 |
| A | ： | いいえ。でも私はパラノイア患者だし、記憶もなくしています。だったら何かが起こったはずだとふつう思うでしょ。 |
| T1 | ： | お父さんはどうなんですか。何か心配している様子とかは？ |
| A | ： | わかりません。でも、昨晩私たちがテレビを見ていたときに父は寝てしまい、朝になると仕事に出かけていました。 |
| T1 | ： | あなたが家に戻ったときはどんな状況でしたか。 |
| A | ： | そうね…私は他人が怖くって、その手の男たちとは喧嘩してしまう |

んです。連中が怖くて、だってほら…連中は私の部屋の合い鍵をつくらせて、それから…家の中に入りこんで私をレイプしたり、そういうありとあらゆる悪いことをやったんです。

T1 ： それは5月のことですか。

A ： 私は自分のアパートに住んでいました。それで、私のアパートに入ってきたやつらが、私を脅迫したりして…。鍵を盗むよう強要したんです。それで合い鍵をつくって、いつでも好きなときに入り込んでくるんです。私が寝ているあいだにそういうことが起きたかどうかはわかりません…。私は薬を飲まされて、頭が混乱してしまい、そして何か始めた…いや、わかりません。あるいは、あなたがそれと知らずに薬を飲んでしまい、彼女のアパートに入り込み、彼らはあなたが寝るのを待ってから、その後で自分たちの合い鍵で侵入するのか…［訳注］

## ☞父親について尋ねたときから混乱が始まった

アニータは初め自分の奇妙な経験について、それは彼女自身の想像だとわかっているような口ぶりでした。チームは彼女の困難な状況を理解することができました。彼女が述べた経験は、病的な要素を含んでいたかもしれませんが、彼女自身は病的ではありませんでした。

話の筋が通らなくなったのは、チームのメンバーが両親の心配について質問したときからです。彼女の不安は、特に父親について話しているときに高まりました。ストリートギャングたちがどんなふうに彼女のアパートに押し入り、彼女に対して性的暴力を振るったかについて語ったのです。話はさらに恐ろしいものへと変わっていき、そのため、もはや記憶をなくす恐怖について何も言わなくなりました。その代わり彼女は、怯えながら自分にとって真実と思える状況について話したのです。

こうした一切のことは、「お父さんはどうなんですか」と、父親がアニータにどんな懸念を抱いているかについて尋ねた後に起こりました。このときの彼女の話は支離滅裂でしたが、治療プロセスが進むなかで、父親と母親の深刻な夫婦間の問題が明らかになっていきました。父親は飲酒問題を

抱えており、母親は抑うつ状態だったのです。

彼女はまた、目の前にいない人間は死んでいるのだと固く信じ込んでいました。このことは、父親の懸念についての彼女の表現にも影響しているようでした。というのも、父親は毎朝、仕事へと消えていくからです。

### もっと詳しく話したくなるしかたで

ある意味で、チームが両親、特に父親について質問したことで、彼女の精神病的な行動が「引き起こされた」といえるでしょう。むろんこの種の質問は避けて通れません。なぜなら、病的な振る舞いとかかわりがあって、未だ語られていない経験が何であるのかを事前に知ることはできないからです。

そうだとしても、ここでチームがすべきことは、応答することです。それも患者が起こったと主張していることについて、もっと詳しく話したくなるような言い方で。そうすることで、精神病的な語りは、対話のなかのさまざまな声の1つになります。セラピストのなすべきことは、その病的な語りを、他の声と同じように理解することです。

対話的なセラピーでは、事前にたくさんの情報は必要ありません。**重要なことはすべて、セラピールームで起こるからです。**システム論的家族療法でするように、家族の行動パターンや精神症状の機能を定義する必要もありません。そうではなく、対話のなかで応答すること、その場に居合わせることが大切なのです。つまり、対話はそれ自体が目的となるのです。

# チームが新しい共有言語を誘導する

### リフレクティングという方法

オープンダイアローグのミーティングには、患者にとって最もかかわり

---

**訳注** 人称が混乱した語りになっていることに注意。

の深い人たちが参加します。それゆえ、ミーティングの冒頭から見えはじ
めてくる新たな理解は、最初から集団内の共有現象として生じます[訳注1]。
患者の近親者は不安を抱えていますが、対話をつむいでいくなかで、関係
者に話を聞いてもらい、サポートを受けることが可能になります。そして
まさに初回のミーティングでよくあるように、患者は精神病的な振る舞い
を開示してくれるかもしれません[Alanen, 1997]。

　自分の生活環境において最も大切な人たちからなる、新たな社交共同体
の予感が、そうした開示を可能にしてくれるのでしょう。そこで治療チー
ムがやるべきことは、家族にとっていちばん過酷な経験ですらも共有され
うるような空間をつくり出すことです。そのためには、チームは応答とい
う形でそこに居合わせることが課題となります。

　専門職どうしのリフレクティングは、そんな応答の1つのやり方と言え
るでしょう。

　ミーティングのある段階で、家族のこれまでの発言に関してセラピスト
どうしが、自分たちの考え方を議論しあいたいと思う場面がしばしばあり
ます。このリフレクティングは、対話に参加してきた専門職全員のあいだ
で行われます。そのための特別なチームがあるわけではありません。

　その後、家族は、専門職によるリフレクティングに対して何かしらコメ
ントすることがあるかどうかを尋ねられます。そして、ミーティングで何
が話し合われ、どういった合意がかわされたかをまとめることによって終
了します。**危機的状況では、確固たる結論や決定を早急に求めないほうが
いいのです。むしろ、それを開かれた問いのままにしておくことが望まし
いのです。**

## ☞隠し立ては一切しない

　チームによる話し合いには、もう1つ別の重要なルールがあります。つ
まり治療に関するすべての決定が、全員が居合わせるなかで隠し立てなく
なされることです。入院や退院、投薬、別の治療法の選択についての決定
は、すべてオープンに進められるべきものです。そこでは、クライアント
も決定のプロセスを眺めたり、そこに参加したりすることで、決定の内容

に影響を与えることもできます。

　1つのやり方しか存在しないと思い込まないためにも、いくつかの代替案を出しておくに越したことはないでしょう。たとえば強制治療の決定に際して、それとは別のやり方もあるのでは？　という懐疑の声にも耳を傾けることが大切です。こうしたことすべてによって、家族はみずからの人生を引き受けていく力を与えられるのです。

　話し合いにおいては、ある矛盾が生じてきます。というのも私たちは次のように強調してきたからです。家族が会話のテーマとその話し合い方の導入においてイニシアチブを持っており、それに合わせていくのが治療チームのつとめであると。と同時に私たちは、チームが話し合いの進め方を管理し、たとえばリフレクティングによって、方向を指し示すことが大切であると強調してきたからです。

　チームは話し合いのプロセスを続けるための、多くのリソースを持っています。バフチン [1984] は、立場の違いとその非対称性こそが、対話の前提条件であるとみなしました。**リフレクションの時間をミーティングに組み込むのは、まさにチームの判断であり、通常は家族にそうしていいかどうか尋ねることはしません。**治療の終結へと向けて、チームは専門性というものを、こんなふうに活用するのです。それを対話的な専門性と呼んでもいいかもしれません。本章では、その点をより詳しく分析していきましょう [訳注2]。

## 家族の言葉で応答する

　以下では、オープンダイアローグ・アプローチにおける2つの対話分析を俎上に載せます。

---

**訳注1**　近い関係者が参加しているので、理解の共有もスムーズであるということ。

**訳注2**　対話の形式についてはチームがある程度誘導するが、対話の内容については患者本人や家族が主導権を持つ、といった非対称性について語られている。

カウコ・ハーラカンガス [1997] は、家族とチームがどのようにつながるの
か、ミーティングではポリフォニーと対話性がいかにして確認されるのか、
新たな意味がどのように生み出されるのか、そしてリフレクティングの意
義とは何か、といったことについて分析しています。

まず、家族とチームの結びつきにとって最も重要だと思われたのは、双
方のあいだでかわされる会話のための、特異な言語領域です。非常に具体
的で、事実のみ指し示すような話し方しか家族がしない場合は、チームの
力量が問われることになります。こうしたケースでは、対話の言葉はつね
に、実際に存在する「事」や「物」だけを指しています。

こうした対話は、言葉が象徴的な意味で用いられる対話とは、まったく
異なったものとなります。つまり、言葉が象徴的に使われる場合、それは
現実の事柄ではなく、「別の言葉」を指し示しているのです [Haarakangas, 1997;
Seikkula, 1991; Wertsch, 1985; Vygostky, 1981]。

会話の話題が、ある特定の治療上の決断や治療計画だけに集中してしま
うことがあります。この種のテーマを話し合うときには、家族が会話から
はじき出されないやり方を学ぶ必要があります。同時に、家族から妙に思
われないようなやり方で、会話に象徴的意味を見出す必要があります。熟
練したチームは、クライアントの言葉や言い回しを正確に取り入れながら、
応答のなかに何とかして新たな声を響かせようとするものです。

チームが円環的質問 [訳注] に固執すると、対話を生み出すことが難しく
なってきます。また、対話経験が豊富なセラピストたちが参加した場合に
も、別の問題が生じていたようです。というのも、家族の発言に対するセ
ラピストの応答に明らかな先入観が混じっていたことがあり、つまり彼ら
は実際のところ、ろくに家族の言葉を聞いていなかったのです。オーティ
オ [2003] は、チームが家族以上に対話の主導権を握っているときに、さまざ
まな問題があらわれるだろうと述べています。

こうしてチームはある時点から、偏った価値観へ誘導する意図を持って、
その目的にかなった新しいテーマを導入しがちです。こうしたことはたと
えば、患者が入院すべきか否かを決断しなければならないような場合に起
こりえます。チームが鈍感なままだと、入院させてほしいという家族の希

望に彼らは耳を傾けることができず、外来治療で様子を見たいという自分たちの願望を優先してしまうかもしれないのです。

# 応答のしかたを分析する

　研究を実施する際には、分析の前に多人数によるセッションをビデオ録画し、文字起こしをしておく必要があります。研究のどこに焦点を当てるかによって、特定の部分だけを書き起こしたり、あるいは全体を書き起こします。複数の話者の相互関係をはっきりさせるため、セラピーでの会話記録は縦の列（カラム）の形で印刷し、1つの列に1人の話し手の言葉を対応させます。発言はカラム内に時系列に沿って記載されます。

　研究を成功させるためには、セッションのビデオや音声記録と同時にそのテキストを読むことができなければなりません。こうした研究のプロセスは、次のようなステップで進められます。

**ステップ1**：対話のなかで何が「話題」となっているかを検討する

　何が話題となっているかが、分析の主たる対象となります[Linell, 1998]。セッション内の全対話を場面ごとに分割した後で、セッションを振り返りながら話題を明確化していきます。エピソードはそこで論じられている話題によって定義されるので、話題が変わればそれは新たなエピソードとみなされます。研究者はさらに分析を進めるために、すべてのテーマのなかから、特に重要な話題を選びます。セッションを話題ごとに分割してから、各エピソード内の変数を見極めます。以下にその手順を詳しく示しましょう。

> **訳注**　円環的質問とは、システミック家族療法において、クライアント個人ではなく家族間の関係に焦点を当てるために導入する質問法。たとえば「どんなときに気分が落ち込むのですか?」と尋ねるのではなく、「奥さんが落ち込んでいるときに、ご主人はどんな応対をするのですか?」と関係を尋ねる [Cf., D. Richardson, "What is circular questioning?" in Couple Counselling. Systemic Therapy, 2012. 4]。

## ✍ **ステップ2**：発言に対する一連の「応答」を検討する

　場面ごとに、発言に対する応答のしかたを検討します。実際の対話において応答は、参加者それぞれの一連の発言を通じて、構成されていくものです。それぞれのエピソードのなかで、すべての発言が記録されます。これは対話の参加者が、会話を通してどのように共通の経験を創造していったのか、そのイメージをつかむためです。

　こうした検討は、次の3つの点に従って行われます。

(a) 応答の意味は、その応答の次に来る発言において明らかにされること。

(b) どんな発言であれ、「口火を切る発言」とみなされた発言から検討をはじめること。

(c) この発言に対する応答を以下の視点から分類すること。

(1) **誰が優位性を持っているか**

— **量的優位性**：これは単純に、場面のなかで最もたくさん話している人のことです。

— **意味上や話題（トピック）上の優位性**：タイミングをとらえて、新しいテーマや言葉を取り入れる人のことです。この人が会話の内容のほとんどをさらいます。

— **やりとり上の優位性**：場面内でのある参加者の、コミュニケーション行為や対話のイニシアチブ、そして応答に及ぼす影響力を指します [訳注1]。こういう人は、実際の発話者が与える以上の影響力を参加者に及ぼします [Linnel, 1998; Linnel, Gustavsson & Juvonen, 1988]。たとえばファミリー・セラピストが、これまで話されたことに対し、新たな話し手に意見を求めれば、その話し手はやりとりの上で優位に立っていると言えるでしょう。しかしまた、ほとんど話さない人でもそうした優位性を持つことがあります。というのも彼（女）らは、〔黙っていることによって〕他者から気遣いのこもった反応を引き出せるからです。

　私たちの研究は、ファミリー・セッションで誰が優位かを見極めるよりも、これら3つの「優位性の移行パターン」のほうに焦点を当てています [訳注2]。

第 7 章　対話における応答の意味

## （2）何に対して応答したか

　話し手は、以下のようなポイントに応答するかもしれません。

— 今この瞬間の、そのつどの話題についての経験や感情（言葉にならない知）
— 今この瞬間に話されたこと
— セッションで以前に言及されたトピック
— 何が、どのように話されたのか
— 外部の出来事、すなわちこのセッションの外でのこと
— その他の問題

　これらは、相互に排他的なカテゴリーではありません。むしろ、1つの発言にも多くの側面があるのです。話し手がいくつかの話題を取り込んでいるような状況では、上に示したような複数の応答が、1つの発話のなかに含まれているとも考えられます。私たちは、ある応答がどのようにして対話の余地を生み出していくか、その過程に注目しています。

## （3）何に応答しなかったか

　応答の対象に含まれていないのは、発話のなかのどの声だったか？　1人の参加者の1つの発話のなかにも、たくさんの声が包含されている可能性を考慮して。

## （4）発言はどのように応答されたのか

「モノローグ的な対話」は、対話の相手のことは顧みずに、話し手の考えや思いつきを伝達するだけの発言のことです。そのとき1つの発話は、別の発話をはねつけます。質問は二者択一を前提とした形でなされ、次の話

---

**訳注1** 要するに「場の空気をつくる人」と思えばよい。

**訳注2** 優位性がどのように移行するかというダイナミズムのほうに、対話性の本質があるためである。

し手はその質問に答えますから、そういう意味では、発言が対話の体をなしているとみなすこともできます。しかし、それは閉じた対話なのです。その手の閉じた対話の例として、セラピストがクライアント夫婦に、どのようにここに連絡をとったのか尋ね、彼らがセラピー・セッションに参加するにいたった経緯を答えるという場面があげられます[訳注1]。

「ダイアローグ的な対話」では、1つの発言はそれ以前の発言に答えるものであると同時に、それに続く発言によって答えられることを待望しています。こうして新たな理解が対話者たちのあいだに形づくられるのです[Bakhtin, 1984; Luckman, 1990; Seikkula, 1995]。これは次のことを意味しています。すなわち、話し手の発話には、それまでに対話のなかでなされた発言が含まれており、さらにその発話は、次の話者が話題に加わりやすいように、開かれた形で終わるということです。

## (5) 今この瞬間という「対話における暗黙知」をどう考慮するか

応答の連続である対話をビデオで観察する際、私たちは、身体的なジェスチャー、まなざし、そして声のイントネーションに注目します。これは多くの場合、（たとえば）涙や不安な表情といった、口述記録だけでは見えない要素を観察することが含まれます。また、まさにその瞬間というものは、当の状況に対するコメントのなかにおいても目に見える形をとるでしょう（たとえば、今まさに問われている問題についての感情を吐露する際などに）。

### ✒ ステップ3：語りの過程と言語領域を探索する

このステップは、次の2つのうち、いずれかの方法で実施できるはずです。

## (1) 指示的言語か象徴的言語か

この区別は、対話で使用される言葉が、つねに現実に存在する事物のみを指し示しているのか（指示的言語）、それとも象徴的な意味で使用されるのかどうかの違いを意味しています。象徴的というのは、言い換えるな

ら、実在する事物ではなく、「別の言葉を指し示しているのかどうか」ということです[Haarakangas, 1997; Seikkula, 1991, 2002; Vygotsky, 1981; Wertsche, 1985]。1つひとつの発言は、指示的言語か象徴的言語のどちらかに分類されます。

## (2) ナラティヴ・プロセス・コーディングシステム [訳注2]

このコーディングシステムは、個人心理療法のなかでアグナス、レヴィット、そしてハートキーら[1999]によって予備的なものとして着手されました。そしてその後、ライティラ、アアルトネン、ヴァールストレーム、アグナス[2001]は、それを家族療法のためのシステムとして発展させたのです。

このシステムでは、ナラティヴ・プロセスは3つのタイプに区別されます。すなわち話し手は、次の3つの言語を使用するのです。

(a) 実際に起こった物事を描写する外的言語。

(b) その人が話している話題についての主観的経験を描写する内的言語。

(c) 物事の複数の意味や、それにともなう感情、そしてその事柄にかかわるその人自身の立ち位置を検討する反省的言語。

### 結果──全般的傾向

精神病急性期における初回ミーティングを分析する際に、ヤーコは予後の善し悪しで比較検討を行いました[Seikkula, 2002]。分析の対象は、初回、あるいは初期段階における2〜3回の治療ミーティングです。ミーティングの口述記録は、ビデオ録画にもとづいてつくられました。

3つのカテゴリー（優位性、指示的言語か象徴的言語か、モノローグ的かダイアローグ的か）について場面ごとの記録を比べてみると、良い予後

---

**訳注1** 要するに、事実にもとづいた情報のやりとりしかない対話のことを指している。

**訳注2** Narrative processes coding system（NPCS）とは、L・アグナスらが提唱しているカウンセリングを分析する方法。

と悪い予後とのあいだにいくつかの差異がみられました。

　予後良好グループでは、シークエンスが長引く傾向がありました。ダイアローグ的な対話が達成されると、モノローグ的な会話のときと比べて、対話のテーマは長く維持されました。

　会話のやりとりの優位性に関していえば、予後良好グループでは、クライアント（患者とその家族を含む）が場面の半分以上（55〜57%）で優位性を持っていました。それに対して予後不良の事例では、クライアントの優位性は10〜35%にすぎませんでした。

　予後良好だった事例では、患者とその家族は、新たな話題でも主導権をとり、応答する機会に恵まれていました。これは、危機的状況のミーティングで語られた彼らの人生の物語において、彼ら自身が主体となり得ることのサインと考えられます。反対に予後不良の事例では、初回ミーティングでそうした傾向はみられませんでした。

　意味上の優位性という観点からいえば、予後良好のすべての事例で、家族がほとんどの場面（70%）で優位であった一方、予後不良の事例ではばらつきがみられました（40〜70%）。

　量的優位性に関しては、予後良好と不良の事例のあいだに違いはみられませんでした。しかしながら、言語領域においては、両者の著しい違いが明らかになりました。予後不良事例では、象徴的言語で会話が行われたのは数回でしたが（場面の0〜20%）、良好事例では当たり前のようになされていました（38〜75%）。

　そして、家族が象徴的言語領域で対話に参加することができた場合、その話題をめぐる対話は長続きしていました。一方、指示的言語の場合では、チームは矢継ぎ早に質問しがちであり、会話それ自体が一問一答のような形にとどまっていました。

　モノローグ的な対話とダイアローグ的な対話の比較では、予後不良事例で大きなばらつきがみられました。ダイアローグ的な対話も生じてはいたものの（10〜50%）、予後良好な3つの事例ほどには、当たり前に生じていたわけではなかったのです（60〜65%）。

# 予後不良事例における対話
## ──チームは「今ここ」にいなかった

### 初回ミーティングにて

　患者（P）は病院に到着し、そこで初回の治療ミーティングが行われました。このミーティングでは、Pが母親に対して暴力を振るっていたらしいことが明らかになりました。次のシークエンスでその様子が記されています。T1は女性のセラピストを、T2は男性のセラピストをあらわしています。

　T1　：　私は暴力がこの2週間以内に起こったと思ってたんですけど。

　T2　：　単なる脅しじゃなくて？

　T1　：　殴ったのよ。私はPさんがお母さんを殴ったと思ったの。

　T2　：　そのときPさんは、酔っていたとか、二日酔いだったとか？

　P　　：　いいえ、しらふでした。

　T2　：　しらふ？

　T1　：　Pさんがお母さんに何か聞こうとしたんじゃないかしら。

　P　　：　ええと、先週末のことです、警官がやってきたのは。母は飲んだくれてました。母が真夜中にひとことも言わずにコーヒーを淹れはじめて、私はやめてくれと頼んだんです…私がキッチンに入って行くと、彼女は振り返って、そんなこと言われるすじあいはないと言いました。だから私は母親をひっぱたきました。母は走って廊下に逃げて大声で叫びました。私は叫ばなくてもいい、なんでわからないんだと言って…そこから冷静になりました。その時点でもう例の感覚があって…警察と救急車がやってきました。もちろん叩くのはいけないことですが、あの感覚がやってくると、どうしようもないんです…

　T1　：　そこで病院に行ったのね？

　P　　：　はい、その直後に。

　T2　：　なんでお母さんは警察が来たことを言わなかったのかな？

P ： 何ですか?

T2 ： お母さんは、前の晩に君の家に警察が来たことを、どうして黙って たんだろう。

P ： 前の晩じゃないです。先週末のことです。私はずっと考えていまし た。妙な考えにとりつかれて、でもそれが事実じゃないことはわ かってたんです。でもそのことについて少しでも考えはじめると、 そういうことが本当に起こりそうな感じになるんです。それはあま りにも…ありとあらゆるくだらないことを考えてしまうんです。

T2 ： そういう状況が先週末に起こったと。

T1 ： そうね。

## 事実関係にこだわって対話が生まれなかった

　この話し合いは、精神病的な危機がありながら、好ましい予後にいたら なかった治療プロセスの一場面です。患者の言葉は混乱しており、状況を 明確に描写できず、「誰であれ人を殴るのは許されない」と言って、話を 締めくくっています。

　彼は、自分がしたことに対処するための内的対話をまさに始めようとし たところでした。しかしチームはこれに反応せず、代わりに「どうやって 医療機関に連絡したのか」みたいな事実関係についての質問を延々と続け てしまったのです。

　この箇所だけが特別なわけではありません。というのも、患者は次の発 言でも「奇妙なこと」(ここでは幻覚を意味しています)に対して内省を続 けているわけですが、チームは、この特異な経験に対して、適切な言葉を 生み出す手助けをしませんでした。このちょっとした場面のなかにも、応 答されなかった重要な発言が2つありました[訳注]。その結果、対話が生 まれそこなってしまいました。

　この場面では、チームには話題上の優位性と、やりとりの優位性があり、 Pには量的優位性がありました。しかし、意味が指示的言語で語られたた め、モノローグ的な対話に終始してしまいました。全体的に見れば、この 事例で分析された3回の治療ミーティングでは、クライアントは場面の

25%においてやりとりのうえでの優位性があり、また60%において意味上の優位性がありました。象徴的意味の形成は場面全体の10%、ダイアローグ的な対話は場面の15%を占めるにすぎませんでした。

# 応答がないこと以上に恐ろしいことはない

### 指示的言語は一問一答になりがち

　良い予後を得た対話では、たいていクライアントが対話の内容、とりわけその話し方においてイニシアチブ（主導権）をとっていたようでした。このことは次のことを意味しています。すなわち、ミーティングのあいだ中、クライアントの側が主導権を握り、治療チームの反応のしかたに対しても影響を与えつづけたということです。そのようなミーティングでは、1つのテーマがかなり長いあいだ取り扱われます。

　予後が良くなかった事例では、チームによる応答は必ずしもクライアントのイニシアチブとかみ合わず、対話的な意見交換がなされることはありませんでした。ここには、家族による具体的で指示的な言語の使い方が部分的に影響していたかもしれません。というのもこのタイプの言語は、言葉を象徴的に用いた場合と比べて、応答することが難しいからです。話し合いはたちまち一問一答形式のようになり、単なる情報収集になってしまいます。そこでの話題から話題への進行は、チームの意のままになされてしまうでしょう。応答が、共通の意味を生み出すためになされることもなくなるでしょう。

### チャンスは一度かもしれない

　しかしながらこの事例は、指示的言語を使用する患者が、いかにして優位性を保ちながら、感情負荷の強い論点へと話を進めようとしたのかとい

---

**訳注**　母親を殴るに至った状況と、幻覚についての発言の2つである。

う好例でもあります。そのような場合、とりわけチームが取り組むべきは、以前起こった出来事について話しているときも、同時に今の瞬間に身を置いて、そこで起きたことに鋭敏に反応することなのです。

　ひょっとすると、ここにこそ、より困難なテーマに触れられるような、たった1つの可能性があるのかもしれません。こうしたテーマは、もしもその対話のなかで応答されなければ、その後は二度と会話の主題にのぼることがないかもしれません。そうなると患者にとっても、さまざまな視点からその経験を検討する機会が失われてしまうでしょう。

　この事例ではそのことがはっきりとわかります。2年にわたる治療期間中、患者が自身の問題を十分に理解しているかどうかがしばしば話し合われていたのです。しかし実際には、分析からもわかるように、暴力行為と精神病的思考を最初に口にしたのはまさに彼自身でした。ただチームが、この発言を対話へとつなげていくことができなかっただけなのです。

　先に、ミーティングの参加者が幻覚など最も重要な経験を話しはじめることに言及しました。チームは問いかけを通じて、そのテーマをさらに展開していけるかもしれません。そういった特別な瞬間を鋭敏にとらえることによって、これまで言葉をまとっていなかった経験に対し、言葉——新たな共有言語という形で——をもたらす機会が増えるでしょう。クライアントを"現実"に立ち戻らせることよりも、彼（女）の病的な発話を、対話のなかに響くすべての他者の声の1つとして受け止めることが重要なのです。

### 患者が取り上げたテーマに乗っていく
　チームメンバーの応答に関していえば、その家族の言い回しに合わせていく形で発言を組み立てることが必要です。家族が具体的な問題について話しているのであれば、チームメンバーのコメントも具体的であるべきです。

　指示的言語は、より象徴的な意味を構成していくための出発点です。家族メンバーがなじんでいる言葉やフレーズがそのまま使われれば、そうなるでしょう。つまりここでは、言葉を組み立てるための時間や、（論じら

れているテーマにではなく）まさに言葉そのものに焦点を当てるための時間があることが前提となっています。言葉に焦点が当てられれば、必然的に論じられている話題も含まれることになるでしょう。

**重要な瞬間は、患者が幻覚などの不可解ないし予期せぬ問題を話しているときに訪れます。**ほかのどのテーマよりも患者が取り上げたテーマを優先的に取り上げ、問いを重ねてみる——ひょっとすると、これが患者の発言に気をつけながら応答していく最善の策なのかもしれません。さもなければ、不可解なその問題は認識されることもなく、患者は体験に耳を傾けてもらったり、その体験に言葉を与えることもできないままでしょう。

# ミーティングを見直してみよう

最後に、いくつかのシンプルなアイディアを紹介したいと思います。ここで開発された研究手法を、日々の臨床実践の場で活用するためのヒントです。紹介してきた研究の成果やその手法を活用するためにも、読者のみなさんには以下のような視点から、自分たちのミーティングを見直してみることをお勧めします。この作業は、ミーティングの直後、あるいはセッションのビデオ録画を見ながら行うとよいでしょう。

1.　クライアントに対するあなたの答えに注目してみてください。あなたは話の特定の側面を選んで応答する傾向がありますか、あるいは逆に、つい答えを避けてしまうような側面がありますか。もしあなたの応答のしかたにそのような法則性があるとしたら、それは対話を進めるうえで助けになっていますか。それとも対話の進展を妨げていますか。

2.　あなたが答えていないクライアントの発言部分に注目してみてください。そこに何かしらの法則性がありますか。その法則は、対話であなたの助けになっていますか。それとも対話をさらに進めるうえでの妨げになっていますか。あなたはたとえば、話し合われるべきだった特

定の主題を避けてはいませんでしたか。

3. あなたの応答のしかたに注目してみてください。どんなタイプの発言をしていますか。クライアントと一緒に座っていて、あなたは落ち着いていますか、それとも緊張していますか。モノローグ的な発言ではなく、ダイアローグ的な発言の可能性を広げていますか。

4. 対話のなかで、現在のこの瞬間を考慮に入れるやり方に注目してください。話し合いのテーマに即して、自分の感情的な反応が対話のなかに含まれるように心がけていますか。感情について話し合うことは、どんな経験になりましたか。それはさらなる対話の可能性を高めていますか、それとも妨げていますか。感情的な反応が生じたとき、あなたたたちのチームはどのように対応していますか。

5. 言語のあり方〔＝指示的か、象徴的か〕と対話との関連に注目してください。対話が指示的言語でなされる場合、あなたはどう対応していますか。あなたにとって、象徴的意味よりも具体的な言葉を使う方がたやすいですか。総じて以上のようなことに、ミーティングで注意を払っていますか。

第 **8** 章

# 対話実践の
# 文化を広める

対話実践は、個人もしくは2人以上の同僚やチームによる実践の積み重ねによって育まれていきます。けれど、もし職場環境——管理者やパートナー、同僚、そして何よりもクライアント——がその実践を支持してくれなければどうなるでしょう。対話に協力的な"生態系"〔＝職場環境などを指している〕の場合と比べて、その継続は難しくなるでしょう。

　本章では、対話実践を支える文化を探求してきた私たちの経験にもとづいて、対話実践をどうしたら広められるかについて考えてみます。

# 広げるためには拠点が必要

## ☞ 小さな「核」から始める

　ヤーコ・セイックラとトム・アーンキルの経験は主に北欧諸国でのものですが、これらの国々では公的サービスが充実していて、教育、医療、福祉に簡単にアクセスできます。領域横断的なサービスを提供するうえでは好ましい状況です。そう、たとえば競合する民間企業の組み合わせによってサービスが提供されるような国々と比べれば。また公的セクター、民間セクター、第3セクターなど、共通の舞台をほとんど持たないプレイヤーたちを万華鏡のように組み合わせることも、取り組みがいのある課題です。

　とはいえ北欧諸国においてすら、そうした作業は容易ではありません。強固な「越えられるべき境界線」が、縦横に引かれているのです。私たちはこれまで北欧以外のヨーロッパ諸国やその他の国々においても状況を変えるべく尽力してきましたが、そのような背景の違いというものをたえず念頭に置くように努めてきました。

　対話実践の文化へと向かう私たちの歩みは、比較的小さな拠点を「核」として始まりました。そして、目の前の事例がもたらす連携へのチャンスを活かしつつ、しだいに活動の範囲を拡大していったのです。

## ☞ オープンダイアローグの土台は「危機介入チーム」

　ヤーコは西ラップランドのプロジェクトのメンバーでした。そのプロ

ジェクトの中心は、精神医療のあり方を変えようという熱意を持っている危機介入チームでした。そこでは社交ネットワーク（クライアントの人間関係）を対話に取り込むことで、チームの働き方だけでなく、より広い専門職のネットワーク（精神医療組織の外側も含む）との連携のあり方を変える必要性が生じました。

　この地域実践の発展をしっかりと支えていたのは、次の2つの要素です。すなわち第1に、治療の成果や対話プロセスについての体系的かつ継続的な「研究」であり、第2にスタッフの体系的な「教育」でした。教育とは、オープンダイアローグに焦点を当てた3年間の心理療法研修のことです。

　領域横断的な実践を定着させるためには、革新的なマネジメントによるサポートが必要であることははっきりしています。しかし、どれほどすばらしい組織的な試みであっても、しっかりとした土台——小さな核から実践を発展させ、（抽象的な発想に限らない）新たな要素どうしを結びつけることを可能にする場所——がなければ空振りに終わるでしょう。そこでは「厄介な問題」、つまり専門分野のどこにも分類できず、さらに既存の組織の枠内にも収まりきらない問題こそが、越境の必要性を示唆しつづけてくれる当のものなのです。

## 未来語りダイアローグの土台は「多職種グループ」

　2003〜09年にかけてトムは、フィンランドの2つの自治体でのプロジェクトに参加していました。福祉保健サービスが子ども、若者、家族へ「早期介入」するための手法を確立すること、これが目標でした。その核となるグループは、最初から1つのチームの枠を越えたものでしたが、マネジメントは可能でした。というのも多職種からなるグループは、懸案事項に対話的に取り組む訓練を受けており、各部門の垣根を越えた委員会が設けられていたからです。

　そこに「未来語りダイアローグ」が加わることで、ネットワーク的な連携の必要性がいっそうはっきりしてきました。また青少年対策課はもとより、教育部門も組織に加えられるべきであることが明らかになりました。これには政治的・行政的な権限も必要となってきたので、政策決定者との

対話が役に立ちました。

　それらと同時に、現場での対話実践はより強化され、対話主義の原理を市民との協働に応用する新しいアイディアもたえず生み出されていました。早期介入の試みとして始まったものは、議員、管理職、中間管理職、現場スタッフや市民を巻き込みながら、「早期の開かれた連携」へと発展を遂げました。

　もし最初から自治体全体を巻き込むプロセスにしてやろうと目論んでいたならば、これは実現していなかったでしょう。縦横に引かれた境界線を越えるという、おそろしくややこしい困難にぶつかって試みは挫折し、泥沼にはまり込んだ鈍重な組織——そんな前例を付け加えることになったかもしれません。

　実現可能な「核」を育て、広げていくことはとても重要です。次章で私たちは、調査研究、研究開発、研修、そしてマネジメント上のサポートを組み合わせることを議論しますが、この章では、対話の実践がやりやすくなるような環境を強化するための具体的なやり方について考察します。

# 対話文化を育てるための 3 つの原則

　はじめに、読者のみなさんには一連の思考実験におつきあいいただきたいと思います。

——もしあなたの地域の専門家すべてが、早期にかつ対話的に、懸念されることに取り組んだらどんなことになるでしょう？
——もしあなたにかかわる専門家たちが、クライアント、患者、あるいは家族の問題を、当事者のいないところでは決して議論せず、必ずみんなが同席したところで、対話的に行ったとしたらどうなると思います

---

30　大勢の集団に影響を及ぼすためには、専門職集団のためのトレーナーの研修を行うのが効果的です〔＝それぞれのトレーナーが多くの専門職に研修の機会を与え、その専門職の人々がさらに多くの人を支援する、ということ〕。

か？

──もしあなたの地域の行政官と専門家が、「人々にとっての最重要なリ
　ソースとはプライベートなつながりのある人々との関係性である」と
　認識し、それらにもとづいて活動を再編しはじめたらどんな変化が起
　こると思いますか？

　ここから導き出されるのが次の3つの原則です。

(1) 心配事は早期にかつ対話的に取り上げること。
(2) クライアントと家族の問題は、いつでも彼らの同席のもとに話し合う
　　こと。
(3) 専門家のリソースと私的ネットワークのリソースを組み合わせること。

　私たちはこれらが、対話実践の文化において重要な要素であると考えて
います。なぜそう考えるようになったのか、以下その道筋に目を向けてみ
ましょう。

# 原則1　その人の心配事に応える

## ❧心配事を取り上げる研修

　第2章（心配事があるなら早めに対話をしよう）で、対話的に心配事を取
り上げるためのいくつかの大雑把な指針を説明しました。基本的な考え方
は、「他者性を尊重する」ことでした。そして実践のための手がかりは、
他者に問題を預けるかわりに、支援者自身の心配事を軽くするべく他者に
助けを求めることでした。

　トムたちのチームは、子どもや若者、家族にかかわる部門に所属してい
る膨大な数の専門職を対象とする研修システム[30]を組織しました。その研修
が提供するのは単純な実践の"ツール"ですが、背景にあるのは深遠な哲
学です。そこでは、「目的志向の戦略主義」から「関係志向の対話主義」へ

と180度の転回が促されます。

　この研修システムはたいへん好評でした。従来は懸念を表明しづらかった状況に対してもアプローチできる手段を得たことを、多くの専門家が感謝してくれました。専門家として「予期」の助けとなるチェックリストを手にしたという意味では方法論を与えられたことになりますが、それだけではありません。この研修は、どんな人間関係にも存在する「対話的な人の営み」にかかわるものだったからです（たとえば心配事を軽くするために配偶者の助けを求めることは、問題を配偶者に押し付けて相手だけを変えようとすることよりも、よい夫婦関係を育むうえで有効です）。

　最初は「対話主義」に興味を持たない専門職もいるかもしれません。しかし彼らも、日常のジレンマに対して具体的な手助けを与えられたことには感謝するでしょう。実現可能で"手軽な"テクニックの追求は叶えられなくてはなりません。しかしそれは、目的志向の戦略的パラダイムから導かれるようなやり方ではないほうがいいでしょう。実践的なニーズにアプローチするには、上っ面だけ撫で回すようなやり方でなく、実践の基盤に触れるようなやり方が必要です。

　トムたちは、この「心配事を取り上げるトレーニング」のことを、「ポジティブなトロイの木馬」と呼んでいます。この場合、贈り物の木馬のお腹から出てくるのは、街を破壊する敵ではなくて、説得力のある哲学です。

　この研修の参加者は、次のようなチャンスを交替で与えられ、どんなふうに感じるかを経験することができます。すなわち、クライアントになったり両親になったり。心配事の取り上げ方にしても、目的志向の方法だったり、対話主義的な方法だったり。このような実験によって、その後の研修の土台となるような経験が共有されます。こうして、他者との関係における根源的な違いについて議論したり、他の方法であればどうなるかについて考える可能性が開けてくるのです。

---

31　トムのチームは、フィンランドでおよそ1000人のトレーナーを研修してきました。そして今度はそのトレーナーたちが、何千人もの専門職へ研修を行ったのです。しかし多くの地域で、初期段階の参加者はごく少数でした。いくつかの自治体では、上司から同僚を巻き込むための許可を得て「胚細胞」役をつとめたトレーナーはたったの2人でした。

## 第8章　対話実践の文化を広める

### 研修の需要と供給について

　最初はわずか数人にこうしたアイディアを紹介することから始めるにしても、数百人への研修を目指していけば、最終的には全職員の研修になります。ただ、その目標にたどりつくには、次の前提条件をクリアしなければなりません。

　1つめは、こうした研修への「需要」です。先に述べたように、専門家は困難事例に取り組むための助力を歓迎するものです。トムの経験によると、地方議員と行政の責任者は、協働性を育むやり方で、心配事を早い段階で取り上げるアプローチにはたいへん前向きです。早期介入はあらゆるところで求められています。もうすでに「需要」はあるのです。なすべきことは、専門家と政策決定者に、対話主義的なアプローチが口先だけのものではないと納得してもらうことです。

　なかにはエビデンスを求める人もいるかもしれませんが、多くの人はそのアイディアを説明されるだけで、それが常識的に考えてもすぐれたやり方であると信じてくれるでしょう。

　2つめの前提条件は、こうした研修の「供給」です。大規模な専門職集団、つまるところは地域で子どもや家族にかかわるすべての専門職に、そしていずれは高齢者や長期失業者などにかかわる仕事をする専門職にも研修の機会を提供するためには、地域におけるトレーナーの"人材プール"が必要になります。こうした専門家がトレーナーになって、残りの専門家集団をトレーニングするのです。

　その潜在力を最大限に引き出すために、トレーナーの人材プールは多職種から構成します。つまり教育、ソーシャルワーク、リハビリテーション、メンタルヘルスなどの各分野において、トレーナーの研修を受ける人材を募ります。これらの人々は、対話主義への導入と「心配事を取り上げる」ための原則そしてその実践についての入門知識を学ぶだけでなく、専門職に研修を行う際の指導法も学びます。

　上に述べたようにトレーナー集団は、多職種の受講者に研修を実施するための多職種チームとして組織されます。つまりトレーナーチームと受講者は、いずれも多職種により構成されているということです[31]。このような

**253**

プロセスに大した投資はいりません。むしろ、心配事を減らしたり苦痛を軽減したりできるという成果に加え、かなりの費用節減が想定できます。各分野ごとに一定数のトレーナー養成研修に投資しておけば、後はそれぞれのトレーナーによる研修に、スタッフを参加させればいいのですから。

われわれの経験では、政治家や管理職は、ただちにこの仕組みの意義をわかってくれます。このような研修は、心配事を取り上げる場合だけでなく、そのほかの部門横断的な取り組みにおいても有意義です。部門ごとの敷居が低くなるからです。

## ❧ ノルウェーの実例

ノルウェー南部での2011年の経験を簡単に振り返ってみます。トムのチームは、クリスチャンサンで52人にトレーナー養成研修を行いました。この52人は学校や幼稚園、リハビリテーション部門、ソーシャルワーク、病院のメンタルヘルスチームなどのスタッフから募集されました。彼らは、それぞれ4人からなる13の多職種チームに分かれました。6か月のトレーナー養成コースのあいだに、この13チームはそれぞれの自治体で多職種の受講者に対し研修を実施しましたが、これはまだほんのはじまり、最初の段階です。これに続く数年間で、自治体のすべてのスタッフが研修を受けることになるでしょう[32]。

ここで重要なのは、心配事に取り組む手法を普及させることだけではありません。クライアントとの関係、さらに専門職どうしの関係の背景にある文化そのものを変えていくことなのです。

類似のプロセスはオスロ市内のスンラ・ノルドストランド地区でも行われました。この地区では行政が、子どもや若者、家族の支援にかかわるすべてのスタッフ全員に「心配事を取り上げる」研修を3年以内に受講させることを決定しました。オスロ市のノルドストラナオ行政区でも同じことが起きており、そこではクリスチャンサンよりさらに多くの人々が研修を受

---

32 フィンランドのいくつかの自治体では、「対話的に心配事を取り上げる」ことが新人研修の常設パートとして組み込まれ、新入職員全員がこの研修を受けることになっています。ある自治体（ヌルミヤルヴィ）では、全部門のマネジャーがその研修を受ける方針が定められています。

けていました。このような幅広い関心を受けて、トムが率いるフィンランドのチームは、増大するニーズに応えるべくノルウェーのチームの研修を実施しました。

　私たちは研修コースを"売り込む"つもりはありません。そうではなくて、以下のことを主張したいのです。意志あるところに道は開けること、実践的な早期介入手段への大きなニーズが、対話実践とそれを育む"生態系"の発展可能性を拡げていくこと。最初のステップがたった2人からでも好スタートといえます。ささやかであってもその実践が核となり、その後の展開の土台となっていくのです。

## システマティックなオープンダイアローグ研修

　オープンダイアローグの研修についてもお伝えしましょう。この新しいアプローチがちょうど始まったころに、フィンランドの西ラップランドでは体系的な研修が開始されました。西ラップランドのトルニオという町では、1989年以来、すべてのスタッフが3年間の心理療法研修を受けています。そこのスタッフは、2011年の時点で、フィンランドのどの精神医療区と比べても、最も高い教育レベルに達していました。私たちが知るかぎり、世界のどこにも、これほどシステマティックにスタッフの研修を行っている精神科ユニットはありません。

　ほかにもすばらしいプログラムが世界各地にあります。ノルウェーのトロムソでは、急性期チームと精神医療システム全体に、対話実践におけるリフレクティング・プロセスの考え方を導入し、スタッフは2年間の「関係性と社交ネットワーク」の研修プログラムに参加します。ドイツでは2年間の研修プログラムを持つ20以上の在宅治療のチームが設立されました。デンマークの精神科ユニットでは、オープンダイアローグとリフレクティングの実践を展開しはじめています。体系的な研修プログラムはアメリカでも始まっていて、オープンダイアローグを取り入れたいと考えている専門家や治療ユニットを対象としています。

## 原則2
# クライアントのいないところでではなく、 クライアントと対話しながら

### ❦これが実現すれば劇的に変わる！

　もしあなたとつながりのある専門家すべてが、**患者とその家族の問題を 「彼らのいないところでは決して議論しない」ことにして、代わりに彼ら 当事者と対話する方針に変えたとしたら、どんなことになるでしょう？**

　匿名相談は、専門家だけの話し合いでは当然の要請ですし、倫理的な ルールとしても当事者の名前は伏せられることになります。とはいえ専門 家が、「クライアントのいないところでクライアントの問題を話し合うほ うがやりやすい」と思う場面は数えきれないほどあります[訳注]。そればかり りか専門家は、彼らだけで問題をアセスメントし、クライアントつまり患 者やその家族の行動に関する計画をつくってしまうことさえあるのです。 そのようなやり方をまったくやめて、「クライアントの問題を彼らがいな いところでは決して議論しない」——そんな方針がもし決まったらどんな ことが起こるでしょうか？　多職種連携による多くの仕事が劇的なまでに 変わらざるをえなくなるでしょう。

　しかし、クライアントが同席すべきだという原則だけでは、十分ではあ りません。扉を開けたのに、逆に事態がこじれたという実例があります。 せっかくクライアントに加わってもらったのに、リハビリテーションの専 門家たちが旧態依然の態度だったため、クライアントをひどくがっかりさ せた、とか。彼らはクライアントにとって困難なことを記したリストを眺 めながら、クライアントそっちのけで議論を続けたのです[Kokko, 2003]。

---

33　コッコの研究結果が警鐘を鳴らし、社会保健省は全国の取り組みのフォローアップ調査を実施しました。結 果はコッコの調査と同様でした[Seikkula, 2005]。クライアントを多職種のミーティングに招き入れるとい う新たな取り組みだけでは、専門家中心のやり方は変化しなかったのです。そこで社会保健省は、委員会の メンバーに対話の原則と実践について学ぶ研修コースを受けさせました。トムはペッピ・サイックやその同 僚であるユッカ・ピュハヨキら研究者と一緒に全国をまわり、委員会のメンバーと対話しました。各地の反 応は非常に好意的なものでした。

第8章　対話実践の文化を広める

　そのミーティングには、クライアントを知る関係者はほんのわずかしか参加していませんでした。専門家らはクライアント本人の話をじかに聞くこともせず、ファイルの資料を読んで彼らだけで方針を決め、決まったことをクライアントに伝えただけでした。専門家による委員会は「問題を扱う」という点で効率的でしたが、「人間を問題として扱ってはいけない」ということがわかっていませんでした。[33]

### クライアントの持つ力に着目できるか

　だからこそ、リソース本位こそが重要なのです。クライアントの問題は彼らがいないところで話し合われるべきではなく、彼らとの対話のなかで**「困難なこと」よりも、彼らの持つ「リソース」こそが注目されるべきなのです。**

　未来語りダイアローグの追跡調査（国内の18家族、合計30人のインタビュー協力者が対象）で得たアウトカムは、上述したリハビリテーション委員会のそれとは逆に、クライアントの評価はとてもポジティブでした[Kokko, 2006]。インタビュー協力者たちがそれまで経験した他のネットワーク・ミーティングと比べて、未来語りダイアローグをどう感じたか。彼女（コッコ）はそれを、**表2**のようにまとめています。

　クライアントのいないところで問題を扱うというのは、専門家にとっては「快適なゾーン」ですが、その外側へ一歩踏み出すことは、**倫理にかなうばかりか、治療的でもあるのです。**専門家のリソースと日常生活のリソースを組み合わせれば、そのポテンシャルは何倍にもなるでしょう。

### 評価ツールの開発が必要

　次の章で私たちは、オープンダイアローグについての成果研究を提示します。通常の治療と比べて、その成果は目覚ましいものでした。しかし残

---

**訳注**　一般論として、匿名によって問題解決を進める危うさについて述べられている。

**表2　クライアントによる比較──未来語りダイアローグと他のネットワーク会議** [Kokko, 2006]

| 未来語りダイアローグ | 他のネットワーク会議 |
| --- | --- |
| ■クライアントと家族がいつも出席している | □クライアントは自分の問題が議論される<br>　ミーティングに参加できるとは限らない |
| ■クライアントが主役になる | □クライアントはしばしば脇役である |
| ■議論は文書化される | □議論はたいてい文書化されない |
| ■状況に対する具体的な支援策が出される | □先行する数回のミーティングでは結論が<br>　出なかった |
| ■全員の考えが傾聴される | □家族が出席していても、<br>　全員の意見が傾聴されるとは限らない |
| ■穏やかな話し合い | □以前のミーティングでは、<br>　怒鳴り合いと取っ組み合いになった |
| ■自己弁護はいらない | □一方で自己弁護も必要 |
| ■子どもたちの意見もきちんと考慮される | □子どもたちについての決定は、<br>　子どもたち本人や親に尋ねることなく下された |
| ■前向きに、未来を見据えている | □後ろ向きで、過去の問題を取り扱う |
| ■（クライアントと専門職が）平等に、<br>同じレベルで話をする | □クライアントを無視するか頭越しに話す |
| ■行動計画に行き着いた | □たくさん話し合ったのに、さらなる行動に<br>　ついては合意にいたらなかった |
| ■ミーティングは新たな可能性を切り開く | □ミーティングは新たな選択肢の<br>　端緒にすらならない |
| ■ミーティングはリソースと希望を増進する | □フラストレーションのたまる会議ばかり |

34　この重要な側面は、よい答えを待つばかりではなく、よい質問を工夫することでした。それは政治家と対話することを意味していました。政治家は手始めに、対話的な手法と多部門の連携によって、フィンランド全体で増加している、ケアを要する子どもたちの数を減らせるか、と尋ねることもできたでしょう。もちろん、ケア下に置く子どもの数を減らす、というのが手っ取り早い解決策ですが、それが政治家の求める答えであるはずもありません。子どもを保護するニーズを減らそうというのは複雑な課題です。そのニーズが減少しているかどうかを示す指標にしても、それで単純に成果が判定できるというものでもないのです〔＝ケアのニーズを減らそうと思ったら、ニーズの定義を変えたり、ケアを受けるための基準を厳しくしたりすれば表向きの数字は減少したように見せかけられる。しかしそれらは本質的な解決ではありえない。リアルなニーズを知るには、当事者が答えやすい適切な質問を工夫するなどの配慮が必要である〕。

念ながら、未来語りダイアローグについては、現在のところ、有効性を実証する体系的な研究はまだありません。その理由は、矛盾するデータが多すぎることです。

　自治体の複数部門にまたがった業務では、メンタルヘルス活動とは異なり、アウトカムの善し悪しをクリアカットに判断する基準がありません。政策決定者にとって、その種の指標を決めることは、つねに頭の痛い問題です。トムとそのチームが密に協働してきた自治体当局でも、フォローアップ用に使える評価ツールをつくってほしいとの要望が、政策担当者から出されました。そこで研究チームは、各自治体とその各部門、各機関がすでに使用しているフォローアップの評価ツールについて尋ねてみました。

　チームはマネジャー（現場管理者）たちと協力しあい、すべての評価ツール——それらの多くは法律にもとづいており、けっこう重複もありました——を詳細に調べ上げました。その結果、かつてないほど大量のデータが収集されていることが判明しました。

　マネジャーと職員たちは、いつもあくせくと調査票に（投げやりに）記入していたわけです。あげくに彼らは、それらの指標に不信感をつのらせていました。ここで新たなツールを追加したりしようものなら、その混乱に拍車をかけることになったでしょう。

　そこで代わりに、別の方法が考案されました。研究チームはマネジャーたちと一緒に、必要とされる評価ツールのうちベストのものを慎重に選び出し、加えて負担の少ない有用なやり方を開発しました。[34]継続的な追跡調査のための手法の開発は、（一回きりの調査研究とは違い）この本を編集している今現在もまだ進行中です。

# 原則3　日常生活のリソースと組み合わせる

### ☞ **専門家より周囲の素人**

　もし地域の専門家が、「**人々にとって最も重要なリソースは日常生活における人とのかかわりであり、プライベートなネットワークだ**」というこ

とからサービスを組み立てたらどうなるか、ちょっと考えてみてください。「ネットワークにもとづく」とは、必ずしもネットワークの人々がつねに召集された形であらゆる活動がなされるということではありません。けれど、たとえ専門家が個々人に対応している場面であっても、「その人たちすべてが社会関係のなかで生きているのだ」という認識が大切なのです。[35]

　ある人の個人的なネットワークについて考えることは、専門家にも大切な視点を与えてくれるかもしれません。みなさんに考えていただきたいのは、「あなたが恋愛や仕事やお金に関する問題で悩んだとき、頼れる人は誰か」ということです。信頼できて助けてくれそうな重要人物を見出すことは、そう難しくないかもしれません。ではその人物は、支援の専門職でしょうか？　それとも素人でしょうか？　おそらくは後者でしょう。

　人々はプライベートなネットワークのなかに、多かれ少なかれ、頼れるリソースを持っているものです。一方で専門職集団というものは、忙しすぎて疲弊しているのが常です。「プライベートなネットワークが重要なのだから専門サービスの規模を縮小すべきだ」という議論がしたいわけではありません。そうではなくて、新たな組み合わせの形について論じたいのです。

　人はどのみち人間関係のなかで生きており、どうあれ自分の問題について信頼できる人と対話を続けており、なんだかんだ言っても他者のさまざまな声は彼らの心に響いているのです。これらすべてが専門家の支援の一部をなしており、いや、実際は中心的なものにすらなり得ます。これは「すでに負担を抱えている親類や友達に専門家の仕事までが託される」ということではありません。「解決策を探るための対話の場に、信頼できる親類や友達が招かれる」という意味です。

　繰り返しになりますが、プライベートなネットワークの人々を対話に呼び込むとは、彼らがつねにミーティングに出席しなければならないという意味ではありません。誰が頼りになるかをクライアントに尋ねた結果、そ

---

35　ピエパオロ・ドナティ［2011］は、社会学は関係性のパラダイム（ファビオ・フォルゲライターによる『関係性のソーシャルワーク』［2004］からの引用）にもとづいて、その出発点を社会関係という基本的な事実に置く必要がある、と主張しています。

の人が対話に招かれることはあります。その際はクライアントが空っぽな空間を漂うちっぽけな部品などではないことが考慮されています[訳注]。ネットワーク・ミーティングは面と向かってなされる場合もあれば、そうでない場合もありますが、人間にとって最も重要なリソースは、その人のプライベートなネットワークであるという認識を忘れてはいけません。

　それぞれの専門家が自分の手法を中心に据えてクライアントを見立てるのではなく、クライアントの日常生活を中心に据えるとき、対話という形式が必要になります。オープンダイアローグと未来語りダイアローグは、クライアントの日常生活を中心に据えて、その状態を維持するものであると述べてきました。そうして初めて、さまざまな専門家による支援を、クライアントの日常的なリソースに組み合わせることが可能になるのです。

### マオリ族の知恵に学ぶ——ファミリーグループ・カンファレンス

「ファミリーグループ・カンファレンス」という、個人的なネットワークによる支援をサポートするアプローチがあります。これは、日常生活を重視しつつ専門家による支援計画を構築するアプローチです。もともとニュージーランドのマオリ族の文化から生まれたもので、現在では法制化されて、児童保護や青年非行の深刻な場面で用いられます[Doolan, 1988]。

　このアプローチはすぐれた実践として広く採用されつつあります。その核となる考え方は、「ファミリーグループ（拡大家族に友達などを含めたもの）に、子どもの安全を確保するための計画を依頼する」というものです。

　具体的なプロセスは次のとおりです。

(1)　まずコーディネーターが子どもや家族と話し合いながら、子どもにとってのキーパーソンを入念に選定し、その人たちをカンファレンスに招きます。支援計画をつくるためのミーティングに先立ち、専門職

> **訳注**　クライアントが取り替え可能な孤立した存在などではなく、ネットワークのなかに固有の位置を占める存在であるということ。

が彼らの見立てや懸念されることなどについて、ファミリーグループに伝えます。

(2) 次いで、ファミリーグループにコーディネーターだけが加わり、専門職抜きで話し合います。彼らは、子どもの安全に焦点を当てて計画を立てますが、そこですべての問題を解決しようというわけではありません。

(3) 計画ができるとファミリーグループは、それをソーシャルワーカーに示して賛否の意見を求めます。もしもソーシャルワーカーが反対なら、その理由を説明し、新しい提案を求めます。受け入れられれば、フォローアップの計画とともに合意がなされます。[36]

　ファミリーグループ・カンファレンスの対話は、もともとは子どものためのものでしたが、大人のために使うこともできます。シセル・ヨハンセン [2011] は、ファミリーグループ・カンファレンスにはたくさんの対話実践のやり方があることを指摘しました。イラ・マルンベリ＝ハイモネンの報告では、長期間社会福祉のケアを受けている成人のクライアントにもきわめて有効であることが実証されています。[37]

36　北欧の5か国、デンマーク、フィンランド、アイスランド、ノルウェー、そしてスウェーデンで実施されたプロジェクトでは、オリジナルのニュージーランド・モデル以上に、子ども中心のファミリーグループ・カンファレンスのアプローチが開発されました。あらゆる発達段階の子どもの声が聞き届けられることを確実にするためです。

37　イラ・マルンベリ＝ハイモネン [2011] は、長期間ソーシャルケアを受けている成人クライアントを対象にファミリーグループ・カンファレンス（FGC）を活用した大きなプロジェクトについて報告しています。全部で149人のクライアントが参加し、介入群と対照群にランダムに分けられました。対照群では、通常の社会福祉のケア以外の支援はなされませんでした。最初にわかったのは、FGCを使ったグループでは、支援のプロセスに長い時間がかかるということでした。追跡調査は、介入を行った20週後と12か月後に行われました。生活満足度とメンタルヘルスの両方の項目について有意差がみられ、FGCを用いた介入群のほうが良好という結果が出ました。FGCを児童福祉のケースに使用する際に子どもの意見が聞き入れられるよう支援することの重要性が強調されていますが、大人を対象にした研究でも同様の結論でした [Mortensen, 2007; Heino, 2009]。

38　2004年に招集された「全国ネットワーク」は、社会保健省によって編成され、以下のさまざまな機関から構成されました。すなわち、国の教育・文化省、法務省、雇用・経済省、国防省、内務省、そしてフィンランド福音ルーテル教会、フィンランド自治体連合、また、子どもの福祉中央連合、Aクリニック財団、フィンランドメンタルヘルス協会、マンネルハイム・リーグ児童福祉財団、フィンランド保護者組織といったサードセクターの主要な団体です。国立保健福祉センターと、ネットワークと対話の研究・推進チーム（トムのチーム）が、事務局として中心的な役割を担っていました。

ファミリーグループ・カンファレンスの実践のように、キーパーソンを対話の場に招くことは、専門職とプライベートなリソースを結びつけるという対話実践文化に大いに貢献することでしょう。

# 早期介入と早期連携

### ☞ 早期介入のための10原則

ここまで、対話主義的に心配事を取り上げること、クライアントの問題をオープンに扱うこと、今あるリソースを中心に据えることという原則について議論してきました。そして、最も重要なリソースはプライベートなネットワークであると認識すること。これが対話実践の文化において欠かせないと述べてきました。

この原則のリストに、さらに補足しなければならないことがあります。フィンランドで、全国早期介入ネットワーク[38]が、「倫理的に早期介入を行うための10原則」をまとめました。これは、早期介入に対してなされた学者や一般人からの、次のような批判に応えるものでした。

——早期介入論がかまびすしいのは、普遍的な〔＝一般的な、通常の〕サービスが縮小されつつあることの反映だ。予防の基本を担っているのは、家族が利用できる普遍的サービスだ。それが減るほど「子どものリスク」や「家族のリスク」に注目が集まるものだ。
——「リスクを抱える子どもや家族」が注目されると、リスクのスクリーニング手法の開発が求められ、結果的にクライアントをラベリングし、スティグマを付与することになる。
——早期介入は専門家の仕事をいっそう管理的なものにしてしまう。
——社会の側の要因やサービスの機能不全によってつくられた問題が、個人や家族の側の、個別の問題や症状とみなされてしまう。

全国ネットワークは批判された点を分析し、「無謀な早期介入によるリ

スクは認める」と回答するとともに、倫理的な早期発見の原則をリスト化し、メンバーとなっている省庁や協会に、これらの原則に気を配るよう要請しました。以下がその原則です。

1. 普遍的なサービスは保証されねばならない。
2. すべての人に責任を持たせる。
3. 心配事は取り上げられなければならない。
4. 個人的なネットワークのリソースを支援に活用する。
5. 参加を支援する。
6. 透明で（利用者に開かれた）、協動的な活動が必要である。
7. 支援と自律を組み合わせる。
8. 持続可能性を育む。
9. ラベリングは回避されねばならない。
10. 排除をもたらす構造的・経済的・文化的な要因もまた、介入の対象である。

### ✄10 原則の解説

　全国ネットワークは、それぞれの原則について簡潔な説明を加えています。

**1. 普遍的なサービスは保証されねばならない。**

　普遍的なサービスは、問題が起きるのを予防してくれます。その機能は、ふだんから磨かれ、高められていなければなりません。早期発見に力を入れるあまり、そちらの練磨がおろそかになってはいけません。ふだんのサービスが機能していることこそが、早期介入の基盤なのです。

**2. すべての人に責任を持たせる。**

　すべての人は自分自身と仲間に対し、人間としての責任があります。心配事が持ち上がったら、早い段階で介入されなければなりません。自分の責任を他人に押しつけてはなりません。最初に心配を感じた人こそが、早

期介入の責任を果たすべきなのです。

## 3. 心配事は取り上げられなければならない。

　心配事を、それがあらわれたとき、あらわれた場所において、敬意を持って取り上げることはすべての人の責任です。心配事を取り上げる際に敬意を払うのは、連携するためです。人を責めても連携にはつながりません。

## 4. 個人的なネットワークのリソースを支援に活用する。

　ネットワークのメンバーは、日常生活におけるかけがえのない支援者です。専門的な支援は、それらのリソースを補完するのがせいぜいです。早期介入は、個人と専門家それぞれのネットワークの良好な連携を目指すものです。

## 5. 参加を支援する。

　連携は対話を前提としています。聞くこと、聞いてもらうことが重要です。弱者の声を無視するような専門家中心主義は退けなければなりません。協働によってつくられた計画こそが、成果をもたらすのです。

## 6. 透明で（利用者に開かれた）、協動的な活動が必要である。

　クライアントと家族の問題は、同意のもとで、彼らが立ち会うところでのみ扱われます。出会いには敬意が払われるべきですし、敬意を持った出会いは対話を促すことになるはずです。ただし専門家のコンサルテーションは、名前やその人が特定できる情報は伏せて行われるべきです。

## 7. 支援と自立を組み合わせる。

　早期介入が目指すのは、当事者の自立と、セルフコントロールの増進です。外から強制して締めつけるようなことは避けるべきです。また、サービスの受け手を支援者に依存させてしまうようなやり方も避けなければなりません。

## 8. 持続可能性を育む。

　心配事の原因を明らかにしたり懸念を減らすには、いつでも対話と連携ができる態勢を準備しておくことが大切です。誰も1人で置き去りにされるべきではないし、セーフティネットから抜け落ちてしまうことを防がなければなりません。連携を培うことが、責任をまっとうすることになるのです。

## 9. ラベリングは回避されなければならない。

　早期介入は、人々を対処や測定の「対象」に分類してしまうことを良しとしません。プライバシー保護や、情報公開の倫理原則に抵触するような記録を残すべきでもありません。早期介入は、人々の参加を促すような、開かれた連携のなかで実践されるべきなのです。

## 10. 排除をもたらす構造的・経済的・文化的な要因もまた、介入の対象である。

　構造的要因、財政的理由、あるいは排他的文化に起因するような排除のリスクが、あたかも特殊な個人や家族の問題であるかのごとくみなされてはなりません。個人を多くの問題に直面させるような社会的要因に対しては、早期の介入が必要です。

　もちろん、全国ネットワークのような議論の場では政策を決定することはできません。しかし少なくともこのネットワークは、早期介入のリスクや、そのリスクを避ける方法を全国的な議論の俎上に載せる努力をしてきました。どんなに善意から出た実践であろうとも、その危険をたえず分析し、念頭においておくことは大切です。

　第4章ですでに引用したように、ミシェル・フーコー[1983]の指摘は大切なことを思い出させてくれます。

---

39　これら2つの自治体では、幅広い政治的議論ののちに、倫理的な早期介入の行動指針を導入し、自治体の戦略に取り入れました。

権力関係それ自体は善でも悪でもないが、危険なものにはなり得る。だから、あらゆるレベルで、権力がその力を振り向けるやり方において、何が最善の道であるかが考慮されるべきである。

　この10原則は、よかれと思ってとられた政策にはらまれうるリスクにも目を配りつつ、対話実践の文化を育むためのガイドラインとして役立つはずです。

### 対話主義的に心配事を取り上げる
　トムのチームは、フィンランドのヌルミヤルヴィとロヴァニエミという自治体と密なつながりを持って活動していました。6年間の活動を経て、早期介入という概念は「早期の開かれた連携」という自治体戦略へと形を変えていきました。その核となる考え方は、対話によってネットワークをつくり、境界を越えることです[39]。
　自治体は、トムとその同僚であるイーサ・エリクソンが考案した「心配のゾーン尺度」を活用しました（第4章参照）。そして心配事を寄せつけず、それを軽減するために必要な活動全域をカバーするような、子どもや若者、家族のためのサービスシステムを計画したのです。鍵となる質問は以下のとおりです。

――「心配事を寄せつけない」ための良い実践とは何でしょう？
――「小さな心配事を解消する」ための良い実践とは何でしょう？
――「肥大化する心配事を軽減する」ための良い実践とは何でしょう？
――「大変な心配事に対処する」ための良い実践とは何でしょう？

　ヌルミヤルヴィの自治体の事業計画書を読めば、それぞれの心配のゾーンにおける対話とネットワーク志向の実践がおおよそどのようなものなのかがわかるでしょう。たとえば、専門家が基本的になすべきことは何か、心配事を遠ざけておくために誰と組むべきか、心配事はいつ生まれるのか、などです（残念ながらこの事業計画書はフィンランド語版しかありません）。

対話主義的に心配事を取り上げることは、すべての心配のゾーンにおいて必要となります。家族との未来語りダイアローグは、特にグレイゾーンの状況で有効です。もともとファミリーグループ・カンファレンスは、オープンダイアローグの原則と同様に、危機的状況において実践されていました。**しかしあらゆる声を受容すること、そして他者性を尊重することは、すべての状況において重要なことです。**

　あらゆる対人支援の実践は、開かれた対話としてなされるべきです。つまり、あらかじめ設定された方針にしたがって、専門家の（あるいは一般人でも）管理的な手法のもとで他者を変えてしまおうとしないような実践です。[40]

　まだ心配事がないか、ごく小さい状況であっても、心配事がふくれあがっていたり大きな心配事がある状況と同じように、対話の実践がなされている——これが対話実践の文化です。あるいは、そうした活動が一過性の取り組みとしてではなく、当たり前のこととして管理・運営されており、できうればその運営のしかたこそが主流になっている。そんな意味でもあります。[41]

### ✎ **良き実践**——暗黙知に光を当てる

　戦略を記した計画書には、上に述べたような目標が掲げられてはいるで

---

40　私たちは「オープンダイアローグ」という用語を2つの意味で使います。1つは、フィンランドの西ラップランド地方で開発された精神病に対する危機介入アプローチ。そしてもう1つは、人と人とのあいだにおけるオープンエンドな対話的あり方のことで、これはあらゆる対人支援の実践や、人間関係にかかわるものです。

41　対話的なリーダーシップやマネジメントにおいて大切なのは、対話をしながら活動のプランを立てることです。意思決定の実際の瞬間というのは、もともと対話的ではありえません。対話においては、選択肢はつねに開かれ、広がり、増加していくものです。一方で意思決定とは、選択肢を狭め、最終的には1つの地点に落ち着かなければなりません。これが、私たちが意思決定の際に行うことです。しかし、良い決定に到達するためには、決定の前に豊富な対話が必要です。そして創造的な良い実践のためには、決定の後にも豊富でポリフォニックな対話が必要なのです。

42　ポランニーは、私たちの価値観や偏見は暗黙知の一部であることを強調していました。フランスの社会学者ピエール・ブルデュー［1983］が指摘したのは、私たちは自分の持つ一連の習慣（「ハビトゥス」）に従って自分の位置を見定めるということです。つまり、私たちは自分たちの文化のなかで何が適切であるのかを「知っている」のです。しかし、そうした習慣の総体それ自体については、内省の対象になりません。

しょう。しかしそれだけでは、良き実践を導くことはできません。ガイドラインは有用ですが、それで生きた実践ができるかといえば、そんなはずもありません。実践に取り組もうというのなら、それをみずから創造していかなければならないのです。すでになされた良き実践をあらためて認識し、共有し、強化していくことが求められることになるでしょう。

　対話実践に取り組むことは、人々に大きな変化をもたらします。しかしもし新しいアイディアが何らかの改善に結びつかなければ、それが定着することはないでしょう。もし実践が個々人のなかに根づかなければ、文化として定着することもありません。他者の他者性を金輪際尊重しないような人を説得するのは難しいでしょうが、さすがにそこまでの人はそんなにいません。人々のそれまでの考え方や行動を否定するのではなく、彼らの良き経験に触れていくことが必要なのです。

　対話主義的な立場は、ある人たちにとって多かれ少なかれ革命的な転換となりますが、土台となるものが何もなければ、そんな転換は起こりようもありません。それはどんな声をも受け入れるべきという原則に反するように見えるかもしれませんし、多少なりとも傲慢に響くかもしれません。しかしながら、誰もが対話性にかかわる重要な経験をしていると認めることと、〔研修を通して〕その経験に光を当てることとは別問題です[訳注]。

　ポランニー[1974]が彼の有名な「暗黙知（tacit knowledge）」という概念で簡潔に示したように、人々は自分が語る以上のことを知っているのです。知っていることを言い表すには助けが必要です。それでも、表出され共有されるのは、暗黙知のごく一部でしかありません。

　対話実践の文化を高めていくプロセスを支援するために、トムとその同僚であるミモザ・コスキミーズとユッカ・ピュハヨキは、良き対話実践のための“手法”を開発しました。ここでいう「プロセス」とは、実践に取り組む人々自身の暗黙知のさまざまな側面の理解を助け、それらを全体とし

---

**訳注**　人々の経験を尊重する態度はもちろん重要だが、助言によってその経験を意味づけることはそうした態度と矛盾しないし、むしろ必要である、ということ。

て発展させていく過程のことです。

　彼らへの質問は以下のようなものでした。

「心配を寄せつけないためのあなたの良き実践とはどんなものでしょうか。対話のなかで進化していくようなやり方で、小さな心配事を解消し、ふくれあがる心配事をやわらげ、大きな心配事に対処するために、どんなふうにしていますか?」

# 「良き実践」について話し合うために

## ✎ まずは時間・空間・気分がそろった場をつくろう

　職場では、実践を振り返るための時間も場面もほとんどないのが普通です。何が役立ち、どう困難と向き合うか、そうした対話を学ぶための余裕——つまり場所や時間、雰囲気としての余裕です——を確保するためには、スタッフのみならず管理職のがんばりが欠かせません。そういった時間・空間・気分がそろった場面をつくり出すことそのものが、対話実践の文化における重要な要素を生み出します。

　重要なのは議論の結果だけではありません。学習するための空間も重要です。あなたにとって良き実践を振り返り、みんなで共有するような場面とはどんなものなのかと問うてみてください。そうすることで、あなたの職場の文化的構造が透けて見えるようになるでしょう。

　トムとそのチームが、フィンランドのヌルミヤルヴィとロヴァニエミで、自治体のさまざまな部局の中間管理者や職員と一緒に開発したアプローチにおいては、「心配のゾーン尺度」が採用されました。ピア・ラーニングの「学習カフェ」のアイディアを活かすプロセスでは、学校や福祉センター、保健センターや保育所などの職員や管理職などが参加して、いくつかの会話グループに分けられました。それぞれのグループはメンバーを入れ替えながら、「どうなったら心配事のない状態なのか」「心配な状態とはどんなときか」について対話をしつつ、話題は過去に役に立った実践に的が絞られていきました。議論は濃密で熱意にあふれ、創造的でもあり、参加者か

270

らも称賛にみちたフィードバックが返ってきました。以下、そのプロセスについて解説していきましょう[Koskimies, Pyhäjoki & Arnkil, 2012]。

「良き実践の対話（Good Practice Dialogues）」は3つの基本的なステップを踏んで進行します。まず第1ステップでは、参加者はディスカッションのための素材を提示します。ここまでは、職場でよくある状況でしょう。第2ステップでは、そうした状況では何が役立つかをテーマに対話がかわされます。そして第3ステップで、その活動をともに発展させていくために、共同でなされるべきことは何であるかを議論します。

### 第1ステップ──素材の提示

　暗黙知は、人々がスキルを発揮する際に、まさにその状況のなかで顕在化します。ですからリフレクションを始める出発点として、**あくまで実際の仕事の現場が重要です**。暗黙知をありのままに表現してほしいなどとお願いするのは無茶な話です。暗黙知は、その本人にとってでさえ「暗黙知」なのですから。

　人は、自分たちが語ることができる以上のことを知っている、という事実を尊重しなければなりません。と同時に、利用可能な部分を共有し発展させていくことが重要なのです。かくしてリアルな作業の現場こそが、対話のための最も重要な「素材」となります。

　しかしながら、プライバシーの尊重と秘密保持の義務は遵守しなければなりません。専門職は、関係者の同意なしに具体的なケースについて議論するべきではありません。さらに対話実践の文化のなかでは、これでもまだ倫理的に十分とはみなされません。そもそも私的な事柄を、その人のいないところで議論するべきではないのです。

　実際の業務では触れざるをえない秘匿すべき個人情報を共有してはいけない？　ならば良き実践の要素を明らかにして、それを共有し、さらに発展させるにはどうすればいいのでしょうか？　こういう状況でこそ、「心配のゾーン尺度」と「学習カフェ」が有効に活用できます。

　まず参加者は、これまで実際に起きた状況を静かに振り返ってみるよう

促されます。心配事のない状況、少し気がかりだった状況、グレイゾーンと感じられるような困惑を招いた状況、そして大いに悩まされた状況を。次いで参加者は、個人情報に触れずに状況を説明するよう求められます。つまり、抽象化し、一般化するステップです。これは「学習カフェ」のテーブルで、対話のなかで行われます。

　1つめのテーブルでは、各参加者がまったく心配事のない状態とはどのようなものかを話し合い、2つめのテーブルでは別のグループが小さな心配事の状況について対話をしている、といったふうです。そして、全グループがすべてのゾーンについて話し合えるように、テーブルを交替していきます。各ゾーンのテーブルで、すべてのリフレクション（話し合った内容）が書き留められます。

　こんなふうにして、重要な素材が集められていきます。参加者の経験から、彼らの言葉で、彼らの声を聞きながら。

### ☞**第2ステップ**──何が有効だったか話し合う

「良き実践の対話」の第2ステップは、それぞれのゾーンで何が有効だったかについて対話することです。つまり、心配事を寄せつけないために何が役に立ったのか、何が些細な心配事を軽減したり解消したりしてくれたのか、などなど。これはふたたびグループで「ゾーンからゾーンへ」と交代しながらのこともありますし、気に入ったテーマに焦点を絞って1つのテーブルにとどまって行われることもあります。

　こうした対話をめぐる体験によって、参加者はごく自然に、豊富な回想と新たなアイディアを手にすることになります。それは参加者たちの努力によって、すなわち、かかわり、加え、与えることによってなされるのです。かくしてこのプロセスは、真の意味で「ともに考える」という一連の行為をもたらしてくれます（ある参加者は、この研修会での「良き実践の対話」ほどすばらしい研修のセッションは今まで経験したことがなかったとコメントしました。「知恵は外部からもたらされる」という古くさい意味でなら、実際的なトレーニングなどまったく行われなかったにもかかわらず、まさにそれゆえにこそ、対話が出現したのです。彼らは教育者とし

て、自分たちのために、自分たちの手で何もかもやり遂げたのです）。

　さて、こうして第1ステップと同じように、リフレクション（話し合った内容）が記された記録シートが集められます。それは豊かな内的対話とともに、次のステップの素材になります。

### ☞**第3ステップ**──共同で立案する

　第3ステップは、「良き実践の対話」を強化し、それを持続可能なものにするためには何ができるのかを共同で立案することです。ここでも、第1、第2ステップと同じように、管理者の存在が重要です。

　もちろん、外部からの専門家を「良き実践の対話」に招くことで、インパクトをもたらすこともできるでしょう。しかし参加者の体験と暗黙知に、新たなインスピレーションを組み入れるという大仕事がまだ残っています。向かい合って新たなインパクトについて対話するなかで、みずからの良き実践こそが、新しいインスピレーションと"眠っていたインスピレーション"との融合を促進します。そうすることで、発展的な結合が達成されるのです。

　こうした職業コミュニティ内での「良き実践の対話」に加え、職種の異なるコミュニティ間での対話、たとえば教師とソーシャルワーカーとのあいだでの対話も組織されました。同様に、生徒や父兄、学校職員などを巻き込んだ対話も実施されました。これらの対話は、実践のための対話文化へと向かうステップとして、とりわけ有望でわくわくするような体験でした。

# 地域での経験を交換するために

### ☞**実践は取り出して渡せるような 「もの」 ではない**

　ピア・ラーニングは、地域間で実践経験の情報交換をする際にも欠かせません。「良き実践の種まきをする」は、昨今ではキャッチフレーズのように使われています。しかし、そういう考え方が流行る一方で、良き実践をどうやって実際に移転させるかに関しては、ほとんど注意が払われてい

ません。実践の持続可能性についてはなおさらです。

良き実践は、まるで商品みたいに思われているようです。つまり、「もの」としてつくられ、（ネット上のライブラリーのように）貯蔵され、たまたま興味を持った人たちがそれを利用する、というような[訳注1]。

良き実践が本当に良いものだと保証するには、エビデンスが必要だと言われます。エビデンスとしてとりわけ有力なのは、ランダム化比較試験（RCT）によって示された有効性です。複数の臨床試験とそのアウトカムを大規模なメタアナリシスによって選抜し、権威のある専門家組織が、そのようなメタアナリシスにもとづいた「妥当な実践ガイドライン」を作成します。これは多少なりとも厳格な運用管理規則をともないますが、革新的なアイディアを実践につなげることをサポートするためのものです。

そうした調査研究がはらむジレンマについては、次の章で論じましょう。さしあたり重要なことは、次のような指摘です。良き実践というものは、良き実践知識のライブラリーから取り出せるようなものではなく、仮に取り出せたとしても、それは日々の実践に根ざしたものとはいえません[訳注2]。複雑な社会的・組織的技術革新のなかで、どんな仕組みが実際に有効なのか、ほとんど顧慮されてきませんでした。かくして潜在能力を引き出すための有力な手段は無視、あるいは軽視されてきたのです[Pawson, 2009; Conklin, 2006; Arnkil, R., 2008; Seppälä-Järvelä & Karjalainen, 2006]。

## ☞地域ごとのコンテクストに合わせなければ使えない

ときとして政策決定者は、医学的根拠にもとづいた（EBMの）手法以外を使わせないようにして、テスト済みの実践だけを普及させようとします。行政は一般に「医学的根拠」なるものがランダム化比較試験による調査研究のことであるとみなしています。もちろん、そういう実験室っぽい条件を模したような方法のほかにも、エビデンスを示すやり方はあるのですが、あまり重視されていません。

---

43 「普及〔散種〕dissemination」という言葉はより文字どおりに受け取られるべきでしょう。つまり、ラテン語由来の’semen’は種を意味しています。普及するとは種を蒔くこと、そして種を蒔くことによって世界中に広げることです。（http://www.merriam-webster.com/dictionary/disseminate）

第8章　対話実践の文化を広める

　良き実践は、厳密にいえば、"伝えられる"ようなものではありません。それらは新たなコンテクストのなかで、**そのつど、つくり出されなければなりません**。アイディアに興味を持つだけでは不十分で、実践にかかわるすべての「関係性」を組み上げ、育んでいく必要があります。こうした「関係性」は、おのおののコンテクストごとに固有のものです。対話実践も例外ではありません。つまり対話実践もまた、多くの参加者によってもたらされた、新たなコンテクストにおいて創造されねばならないのです。

　管理者、クライアント、患者や一般の人々のサポートなしには、そしてパートナー（他の専門職、各機関、プロジェクト、プログラム等）との連携なしには、どんなにすばらしい実践も短命に終わるでしょう。実践の種子は、敵対的な"生態系"のなかでは芽を出せません。環境をより親和的なものにするために、同僚、クライアント、一般の人々、管理者、行政、各機関のような永くつきあうパートナーや、プロジェクトメンバーのような一時的なパートナーらと、ともにこなすべき課題があります。

「良き実践の種をまく[43]」という、素朴ながらも受け入れられやすい発想は、地域にはそれぞれの複雑な受容文脈があるという事実を、びっくりするほど軽視しています[訳注3]。行政官や予算執行責任者たちが、義務を押しつけたり管理したりするための手法に惹きつけられるのもわかります。でも、そういう「公認のやり方」以外の方法がブラックリストに載って禁じられてしまえば、公認の方法だけが広がり、定着してしまうことになるでしょう。

---

**訳注1**　実践のマニュアル的な情報よりも、実践の伝達や修得の過程のほうが重要という含意。

**訳注2**　実践は抽象的な知識として貯蔵できるものではなく、現場での運用と不可分の関係にある、ということ。

**訳注3**　「良き実践」はどんな地域でも通用するはず、という単純な考え方は通用しない、ということ。

**275**

## 👉対話を実際に経験できる場の設定を

とはいえ、「良き実践」が本当に良いものであることを立証することは、もちろん対話実践において必要なことです。さらにそういった実践と、それに興味がある人たちとをつなぐための手段と回路が必要です。加えて、それぞれの地域に良き実践をもたらすには、その専門家を指導する方法も欠かせません。

**対話実践の効果に関する研究は、対話主義そのものに忠実でなければなりません。**対話実践は一方通行ではなく、相互性と協働性のもとで、初めて効果を発揮します。対話に興味のある人々にそれを届ける方法それ自体も、対話主義の原則にのっとったやり方でなされるべきなのです。

報告書やこの本のような出版物に加えて、対話実践を実際に「**経験**」できるようなやり方や環境設定が必要です。さらにそれを伝え、指導するための手段もまた、対話的であらねばなりません。現場での実践の複雑さを理解し、それぞれの固有の文脈に即した活動をうまく立案するためには、異なった背景を持つ人々どうしが対話をするプロセスが必要なのです。

ノルウェー南部のクリスチャンサンで行われた多職種による「心配事を取り上げる」研修の設定については、先ほど手短に説明しましたね。クリスチャンサンの人々は、もともとトムのチームが首都オスロのある地区で進めていたプロセスを聞きつけて、実践に興味を持つようになったのでした。

トムは、クリスチャンサンの人々をオスロのリフレクションに招き、研修をよりよいものに発展させる方法についての対話にも参加してもらいました。クリスチャンサンの研修が終わりに差しかかったころ、オスロの別の地区の人々が研修に興味を示しました。トムは研修のさらなる発展のために、彼らをクリスチャンサンの人々とのリフレクションに招きました。彼らはリフレクションに加わり、また、対話実践が自治体の方策となっているフィンランドのヌルミヤルヴィも訪れました。こうした自治体の動きは、ノルウェーでもすでに起こっていました。

トムは、クリスチャンサンと他のオスロの2地区からキーパーソンを招きました。ノルウェーの研修のコースを、ともに実施し発展させていく計

画を練るためです。対話の後でノルウェーの人々は、次のように言いました。「初めは人々に適用するための方法を教わる研修だと思っていましたが、最終的にはこの研修そのものが、あらゆるレベルで実践をともにするためのまったく新しいやり方であるとわかった」と。

　そもそもノルウェーは、著作権や使用ライセンスを伴うような、エビデンスにもとづく商業的手法の応用にかけては、北欧でも先端を行っています。そこではユーザーは、わずかでも手法を修正することは許されません。同じやり方を正確にコピーするだけのこのような手法と、私たちが行ってきた対話の手法の違いは明らかでしょう。

<h1 style="text-align:center">“プイマラ”</h1>
——地域間のピア・ラーニング・プロセス

### ミクロコスモスをそのまま招く

　ここまで簡単に説明してきた「良き実践の対話」は、ピア・ラーニングの手法を活用していました。良き実践についての講義もありませんし、地元の人々の指導に当たっている職業コミュニティの外から専門家を連れてくることもしません。職場の同僚が、お互いに“教え合う”こと、すなわち自分たち自身の経験をリフレクションしあうことで、お互いのアイディアをいっそう豊かなものにしていくのです。

　トムの兄であるロバート・アーンキルは、同僚のティモ・スパンガーと一緒に、フィンランドのあるプロジェクトの指導に当たりました。それは全自治体を巻き込んで、相互に対話をさせようというものでした。もちろん、膨大な数の人々が所属する自治体のような複雑な組織どうしが対話するのは、現実的には無理があります。しかしそれでも、多声性におけるいくつかの重要な側面は達成できるのです。

　多声性をすくいあげるために、自治体から領域横断的な立場の人々が招かれました。当面の問題について、水平方向と垂直方向を代表する人々のグループです。たとえば子どもや若者、家族との「早期の開かれた連携」

が自治体政策の課題として議論される際には、一種の“ミクロコスモス”が構成されます。このミクロコスモスには、水平的な関連部署（教育から福祉、保健から青少年カウンセリングまで）と、垂直的なレベルの重要な関係者（議員や、管理責任者から中間管理職、現場の専門職やクライアント、市民まで）が含まれました。

　このような“プイマラ[44]”ワークショップには、鍵となる考え方があります。自治体全体からの代表者をばらばらに呼ぶのではなく、垂直的・水平的なつながりのある関係者からなるミクロコスモスそのものが招かれねばならない、ということです。これは、先に述べたモデルないし戦略が、現場で実行する際どれほどややこしい問題をはらんでいるかを、彼らが再現的に示してくれるからです。

　これらのミクロコスモスはミーティングで、聴衆、すなわち他の自治体のミクロコスモスの人々の前で、ファシリテーターから質問を受けます。そこで、その地域の状況に合わせて支援モデルを導入するうえで必要となる複雑な事情、交渉や連携などといった重要な側面を再現してみせるのです。このようにして参加者全員が、そこで再現された複雑性を、自分たちの経験や背景と比較対照しながら考えてみるよう促されたのでした[訳注]。あるワークショップでは、リアルタイムのヴァーチャルな参加が、インターネットを介して可能になっていました。

　こうしたやり方の狙いは、対話に参加したグループが地元に戻ってから、ワークショップで彼らが触れてきたアイディアを大いに活用してもらうことです。つまり、彼らの地域におけるタテとヨコのつながりを改善するためのアイディアです。[45]

---

44　プイマラ（脱穀小屋）やプイミネン（動詞の「脱穀する」）はフィンランドでは日常語で、「徹底的に会話をする」ことのメタファーとして頻繁に使われます（例：さあ、一緒にとことん「脱穀」しましょう！）。しかし「叩く」といったような攻撃的な意味やネガティブな意味を持つものではありません。「脱穀小屋」や「脱穀する」といった言葉は英語では現在あまりポジティブな含意で使われませんが、「籾殻が穀粒から外される」（良いものを悪いものから選り分ける）というフレーズはあります。おそらくフィンランドは農業社会に近いままだったのですが、イギリスは工業化へと突き進み、このような概念や比喩からは遠ざかってしまったのです。別の比喩の例として「gold panning（鍋で砂利のなかから金を選り分けること）」がありますが、現代ではやはり使われません。

45　プイマラについての詳細は［Arnkil & Spanger, 2011］参照。

第 8 章　対話実践の文化を広める

### ☞思いついたことを口にする場

　これは、「経験を交換する」などとよく言われる旧来の方法とははっきりと異なります。通常のカンファレンスでは、「基調講演者」が前もって準備しておいた内容について話す、という形式が主流です。必ずしも、その場で人々とやりとりするわけではないのです。ディスカッションがもしあるとしても、せいぜい質疑応答や、コメントを受けて応えるくらいでしょう。グループワークはバラバラになされ、そのレポートは、「このディスカッションは、多数の聴衆相手の一方的な講演などよりもずっと豊かなものでした」といった決まり文句から始まるのです。

　しかし対話主義的な方法においては、そこにいる人たちにとっての「今この瞬間」こそが重要となります。参加者は出来合いのアイディアを話すのではなく、思いついたことをそのまま口にするよう促され、そのプロセスは、一緒に考えることを励ますようなしくみになっています。つまり、他の人からのリフレクションには、さらなるリフレクションをもって応えるわけです。そこで求められているのは、究極の真実などではなく、「状況と課題についてのよりよい理解」です。このためには、参加者全員がそれぞれ独特の背景のもと、かけがえのない立場と視点を持っていることが認識されるべきです。他者性は、それと認められるばかりではなく、やりとりの土台をなしているからです。

### ☞フィンランドの学校での対話実践

　フィンランドの自治体で、教師や管理責任者が、ブレシア第二小学校でのワーク（第1、5、6章で簡単に取り上げた対話実践）に興味を抱いたとしましょう。彼らはブレシアの教師たちがどんな実践をしているか知りたが

---

**訳注**　自治体から複数の専門職やさまざまなレベルの管理職をワンセットで（≒ミクロコスモス）ワークショップに招くことで、一般化されにくいその地域独特の問題や対策が具体的な関係性のもとで示される。別の自治体のミクロコスモスがそれを見て、自分たちの問題解決に役立てる。その際伝達されるのは、単なる「解決のためのアイディア」ではない。「関係性のなかでアイディアを生み出すヒント」である。

るでしょうし、教師だけでなく生徒、保護者やその他の関係者と、その実践について議論をかわしたいとも考えるはずです。

とりわけ関心が寄せられるのは、対話的であることがカリキュラムの消化を妨げないか、あるいは対話的なアプローチが教師に過大な負担にならないかどうか、などでしょう。あまりに負担が大きければ、よほど献身的な人でないかぎり、ドロップアウトしてしまうでしょうから。あるいは、学校経営はどうなっているのか、どのように他の学校や保健福祉機関とのネットワークにかかわっているのか、なども気になるところでしょう。

イタリアまでは行けないとしても、十分な説明さえあれば、フィンランドの仲間たちはきっと喜ぶことでしょう。アウトカム研究の報告書だけでは、彼らは納得しません。その手の報告書は、望ましい結果につながりそうな要因をただ列挙するだけだからです。[46]

フィンランドのヌルミヤルヴィの学校で、教師は子どもたち、保護者、職員らとともに、すばらしい対話のプロセスを生み出しました。この「良き実践の対話」で、彼らは「心配のゾーン尺度」のツールを活用しました（第4章参照）。要するに、心配なことに直面したときどうすれば安心できるようになるか、まず子どもたちが話し合い、それを保護者が引き取ってさらに話し合い、保護者からのメッセージについて教師がひきつづき話し合い、こうして最終的には、すべての人が議論に加わることになったのです。

このすばらしいやり方をもっと広めるべく、このプロセスについてはプイマラで徹底的に議論されました。プイマラには、ほかの学校や幼稚園、行政の職員なども参加しました。もちろん当の学校の子どもたちと保護者、教師も。ラップランドのロヴァニエミからは、複数の自治体セクションのミクロコスモスも加わりました。また、そのセッションはファシリテー

46　一瞬一瞬を大切にする実践において、あなたはどんなふうに単線的な因果関係を持ち込みますか？　「どうせフェデリカはよだれを垂らすことしかできないんだ、と言ったので、対話の標的になった」（第5章参照）とか？　〔＝ある生徒の発言をきっかけにフェデリカについての対話が活発化したのは事実としても、そこには複雑な相互作用が働いており、単純な因果関係では説明できない、ということ〕

47　実際、これに類することが本書の執筆中に起こりました。

ターが対話を進める形なので、参加者は前もって何も準備せずに、その場でインタビューを受けていました。誰も「問題の全体」を代弁するのではなく、それぞれの固有の観点から、振り返り（リフレクト）を行っていました。

## “圧縮”されていたミクロコスモスが“解凍”される

ここで、フィンランドのヌルミヤルヴィの人々と、イタリアのブレシアの人々がプイマラを一緒に行ったらどういうことになるか、ちょっと想像してみましょう[47]。まず間違いなく、みんなたくさんの論じ合うべきことや、教え合うべき豊かな経験を持っているはずです。しかし、互いの実践をどれほどきちんと理解しあえたとしても、その実践をそっくりなぞることはできません。

ただの真似ではなくて、地元に戻れば地元に特有のコンテクストにおいて、学んできたことを最大限に活かせるような実践を生み出す、という難題にぶつかることになるでしょう。自分たちなりの良き実践を生み出すには他者、すなわち保護者、生徒、同僚、パートナー、管理職などを自分たちの側に巻き込む必要があります。ここでふたたび“ミクロコスモス”が重要になってきます。彼らは、その地域のコンテクストにおける現地ネットワークの縦のつながり（管理職からクライアントまで）と横のつながり（分野横断的で、多様な専門職）を、ぎゅっと凝縮した形で代表する人たちです。

まず、プイマラでの対話において、縦と横のグループが、声の多様性とポリフォニーを提示します。いずれも、現実の多面性において、問題を十分に理解するうえで必要なものです。

次に、プイマラにおいて、さらにそこからの帰途において、彼らは感想や成果を論じ合う中核的なグループになります。最後に、地元で彼らは、新しい取り組みをはじめるためのネットワークづくりをするキーパーソンになるのです。

“圧縮”されていたネットワークが、参加者それぞれの専門分野の活動を通じて、“解凍”されていくわけです。参加者個人が、あらかじめ台本が

用意されたスピーチを聞いて、必要なネットワークを結びつけるという宿題を持って、てんでに帰宅する、という従来のカンファレンスを思い出してください。違いは明らかでしょう。

研究者の声もプイマラの対話では重視されます。たとえばヌルミヤルヴィとロヴァニエミの自治体レベルで「早期の開かれた連携」を立ち上げるプロセスにおいて、プイマラ型の連続ワークショップが企画されました。

自治体のミクロコスモスに、研究者グループが加わりました（トムのチームと何人かの客員研究員）。その出会いは、研究者と専門家／管理者の双方に、貴重な学習の機会をもたらしました。

研究者たちは、自分たちの出した成果を、その地域のポリフォニックなミクロコスモスの声や視点とすり合わせるという課題と向き合っています。そこで生み出された共有言語によって、観察や発見の意味と帰結を、より正確に把握することができるようになります。現場スタッフと管理者も、それぞれの視点から、同じような課題と機会に向き合うことになります。

共有言語をつくり出すことで、彼らは自分たちの実践を、新たな視点と角度から見ることができるようになるでしょう。こうした機会は、従来型のカンファレンスのように、聴衆と演者に分かれるようなスタイルでは失われ、希薄になってしまうのです。[48]

# 専門性と官僚制の垣根を越えて

### ヌルミヤルヴィでのトムの驚き

対話に適した環境は、一気に広がったり深まったりするプロセスではありませんが、進展にはずみがつくことがないわけではありません。私たちの経験では、そのはじまりは、働き方を変えたいと思っているチームだっ

---

48 対話の質的発展を研究しているドイツのグループは、処遇困難な児童養護事例の分析において興味深い方法を開発しました［Kronberger Kreis für Dialogische Qualitätscentricklung; Wolff, 2010; Biesel & Wolff, 2014 参照］。事例をより広いコンテクストで、実際の関係者間で、単純化や批判は抜きに、分析を進めたのです。その成果が普及していったプロセスは、プイマラで起きたプロセスとよく似ていました。

たり、新しいアプローチを進めたい管理職だったり、自治体全部を動かそうなどとは思いもよらないような、ささやかな目標の研修プログラムだったりします。そこから徐々にはずみがついて、新たな好機がもたらされるのです。創造的アイディアと実践コミュニティが結びつくと、驚きが生まれます。それこそ当初は想像もつかなかったような、画期的な何かが生まれるのです。

　例をあげてみましょう。トムは専門家のための「心配事を取り上げる」研修について話し合うため、ヌルミヤルヴィに招かれました。彼を招いたのは、歯科診療に携わる人々でした。トムは数年前に、こんな話を聞いていました。学校歯科医が、「子どもの口腔を診察して家庭状況に懸念をおぼえたとしても、どこにそれを伝えていいかわからない」と言うのです。

　とはいえ、すべてのスタッフ、つまり歯科医師やアシスタントを含む全員に「心配事を取り上げる」研修を受けてもらうというヌルミヤルヴィ市のアイディアには、トムのほうがびっくりでした。どうやってそのアイディアを思いついたのかとトムが尋ねると、その部局の責任者の男性が立ち上がりました。彼によれば、「自治体の部局すべての管理職が研修コースを受けて、それが刺激的で有用なものだったため、スタッフ全員がその研修を受けられるようにした」とのことでした。トムにとっては、対話実践のプロセスがどのように生み出され維持されるかという、サンプルの１つになったのです。

　ヌルミヤルヴィとロヴァニエミの自治体で起きたことは、国際的な観点からすれば慎ましい規模のものですが、大いに注目に値します。実践がしっかり根づくには数年かかるとしても、対話性への反応は非常によいものであることが示されたからです。とはいえ、こうした成果を通常の調査報告書の形式に従って提示することはかなり難しい。おおざっぱな指針は最初の一歩を踏み出すのには役に立つでしょうが、鍵を握るのは方法やテクニックではありません。

　対話性とは、人と人とのあいだにある、その人の「在り方」のことです。対話性に長けた人は、あらゆる関係のなかに対話をもたらします。私生活においてと同じように、専門的な実践やマネジメントにおいても。つまり、

xという手法の効果をA自治体とB自治体の比較で示すという、通常の手法はここでは無意味なのです。ヌルミヤルヴィとロヴァニエミはそれぞれが唯一無二の存在であって、比較することはできません。願わくは「早期の開かれた連携」の対話実践の文化を維持、創造していこうとするような自治体が、もう少し増えてくれるとよいのですが。

### ✨「早期の開かれた連携」グループを常任に

ヌルミヤルヴィでの新機軸の1つは、プロジェクトごとにバラバラの運営グループをつくるのをやめたことです。通常、フィンランドでの開発事業の進め方は、プロジェクトとともに運営グループを立ち上げ、プロジェクトが終了したら運営グループも解散する、というものです。開発の取り組みが継続されることはほとんどありません。

しかしヌルミヤルヴィの「早期の開かれた連携」のための多部門を統括する運営グループは常任であり、あらゆる予防プロジェクトの運営にかかわっています。したがって、自治体が新しいプロジェクトを採用する際には、この運営グループが潜在的な付加価値を検討したうえで採否を決定します。この革新的な運営実践はフィンランドでもここにしかなく、私たちの知るかぎりでは他のどの地域にもありません。

ヌルミヤルヴィとロヴァニエミの運営グループは、「早期の開かれた連携」の文化を定着させるよう努めるなかで、**図2**のような「コンパス」を自己評価に活用しています。[49]

なるべく早い段階で、開かれた協力関係のもとで動く。その必要性は政治的な立場の違いを越えて認識されているのに、専門性や官僚制の垣根を越えるには時間と忍耐を要します。私たちの経験では、きっちり体系立てられたプロセスでさえ、定着するのに5〜6年はかかりますし、それでも端緒にすぎません。まして2〜3年程度のプロジェクトでは、文化的変化

---

49 「新しい実践文化が定着しつつあると、どうしてわかりますか?」と、トムは運営グループに尋ねました。「(EOCが)予算に組み込んであれば、用途別の予算を確保する必要がなくなったからです」とヌルミヤルヴィの経理担当者は答えました。

**図2 「早期の開かれた連携」を持続可能なものにする**

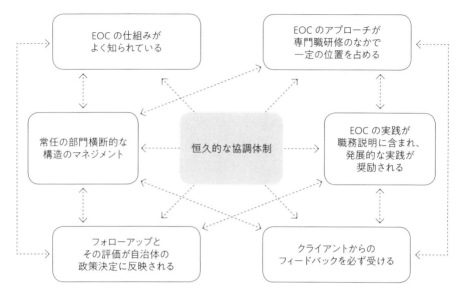

EOC = Early Open Cooperation

を引き起こすには短すぎてお話になりません。

せいぜい新しいアプローチを紹介し、実践を持続可能にするために必要なネットワークの形をつくりはじめることぐらいはできるでしょう。けれど2年間では、どんなに重要な実践においてさえも、持続可能な変化を期待するのは現実的ではありません。そして、その短い期間で変化を評価することを期待するのは——通常行われていることではありますが——ナンセンスなのです。

本章で私たちは、良い実践を普及させるための対話主義的な方法について検討してきました。次の章では、対話的実践における調査研究の果たす役割に焦点を当ててみます。

第 **9** 章

# 対話実践の
# 調査研究

前章で私たちは、対話にやさしい“生態系”をどんなふうに育んできたかについて、検討してきました。対話実践の文化を生み出すにあたっては、開発、研修、そして政策決定の各部門の連携が重要となります。ただし調査研究を欠いたままでは、土台すらつくれません。成果の数字で政治家や役人を納得させることは――それが無意味とは言わないまでも――、調査研究の主目的ではありません。その最も重要な側面は、経験から学び、それを応用できるように一般化することなのです。

# 調査研究に求められるもの

## ❧研究デザインをどうするか

実践は、現場からのフィードバックをもとに発展していくものです。実践にかかわる人々は、自分たちの活動のうまくいったところやダメだったところと向き合わなければなりません。失敗を避け、よりうまくいく道を探り、まだ試されたことのない可能性に気づくためです。言い換えるなら、リフレクティブな実践の積み重ねが必要なのです。経験について対話的に振り返り、そこから一般化を導くうえでは、調査研究が欠かせません。しかし、（対話実践については）そのような研究はまったく存在しないのです。

研究の条件設定や手段は、目的と結びついていなければならないのは言うまでもないでしょう。しかし対話は多次元的なので、単純な因果関係に帰することはできません。さらにリフレクティブな実践は、研究に際しても適切な関係性を要請します。もし対話者が「単なる調査対象」にとどまるならば、彼は対話実践を発展させる主体になることなどはまず無理です。

現場経験がない人たちに研究成果を伝えることももちろん重要です。それは実践を一般化するうえで、中心的な役割を果たします。（研究成果を知ることで）その実践が一回かぎりの偶然などではなく、普遍的手法とし

---

50 「対話主義の質の発展」をめざすドイツのグループは、（とんでもない失敗でさえも）決して非難しないというたいへん興味深い分析手法を用いています。

て共有されることになるからです。

　研究デザインが適切であること、これは成果に見合った報告のしかたと同じくらい必要です。私たちは前章で、何が良い実践の普及の鍵を握るかについて検討してきました。繰り返し述べているように、実践は小包のように運べる品物などではありません。地域ごとの文脈の複雑性を無視すると、かえって余計な手間が増えるだけです。

　にもかかわらず現在、ランダム化比較試験（RCT）以外の研究報告は相手にされません。RCTを経た技法以外はスルーされるか、禁止されることすらあります。そんなことでは現場の複雑さが解消するはずもありません。

### ✢ ありのままを記述するところから

　前章で私たちは、さまざまな背景を持つ人々が実際に出会って対話をする、プイマラ・アプローチについて述べました。たいへん実りある手法ですが、これが、異なる地域と背景を持つ人々どうしが経験と成果を伝え合うやり方の主流になることはないでしょう。しかし、最新のIT技術を活用した手法がどんどん進歩していったとしても、この本で紹介しているような伝統的<sup>アナログ</sup>なやり方もまた必要なのです。

　実践はつねに個別的であって、どこでも通用するような普遍性は持ちえません。実践はその地域独自のコンテクストのなかで生まれ、その時、その人々によって遂行されるものなのです。

　したがって、それがあたかも普遍的なものであるかように（時間、場所、人を選ばないような因果関係のもとで）伝えるやり方は、対話に対する公正な態度とは言えません。それでも成果は伝えられなければならない。ならば私たちが取り組むべきは、**理づめで説明するよりもまず「事例をありのままに記述する」**という試みでしょう。

　自分たちの取り組みを記録し研究しているリフレクティブな専門家は、経験を一般化し、実践を普及・維持していくための基礎固めをしています。そのために、さまざまな研究上の設定や手法が要請されます。たとえば成果の定量的測定法や、成果をもたらす個々のプロセスの質的分析、そして

別々のソースからもたらされた情報を統合するための量的・質的手法など
です。

# オープンダイアローグを
# 評価できる研究

### 従来の手法ではなぜだめなのか

　オープンダイアローグの対話実践にいたる長い取り組みを始めるにあた
り、ヤーコ・セイックラたちは次のことに気づきました。不本意な結果に
なったサービス部門を改善するには、体系的な評価が必要だということで
す。そうした評価が要請される理由として、患者の家族が対話実践に参加
した後で混乱をきたしたため、ということもあります。そこで、新たな実
践がもたらした成果と、実践における対話の質という2つの領域になじん
でおく必要がありました。

　評価方法の検討をするなかで、従来の手法による成果測定は自分たちの
求めるものではなさそうだと、ヤーコたちは気づきました。なぜなら調査
研究の経験的なデザインは、2つ以上の治療法をマニュアル化したあとで、
その効果を比較することに力点が置かれていたからです。

　つまりこのモデルでは、研修で教えられたマニュアルの手法にセラピス
トが従うのが当たり前でした。しかし、進化しつつあるオープンダイア
ローグ・アプローチは、単なる心理療法的な「手法」ではありません。そ
れは、**対話的なミーティングを可能にするために「精神医療システム全体
を再構成する」**手法なのです。それゆえ、2つの集団を異なる治療法（オー
プンダイアローグと○○療法、のような）にランダムに割り当てるなどと
いうことは、そもそも不可能なのです。

　オープンダイアローグの発祥の地トルニオでは、あらゆる患者が対話実
践に迎え入れられました。加えて、たとえ人為的なランダム割り付けが可
能だったとしても（たとえば特定の診断を受けた患者グループなどに）、
対話実践についてまったく無知なスタッフを見つけること自体が不可能で

第9章　対話実践の調査研究

した。なぜならトルニオでは、**すべての専門家が対話実践に通じていたか**らで、これこそがシステムが全体として機能する条件でした。

　そういうわけで、2つの治療法——オープンダイアローグとその他のもの——の真の比較は、ずっと不可能のままでした。ここで求められていたのは、治療の成果〔＝定量的・統計的な対象〕と、日々の臨床実践で生じる対話的な出来事〔＝定性的・質的評価の対象〕の双方を取り扱うことのできるような研究方法と研究デザインを開発することでした。

### ❧オープンダイアローグと通常医療を比較する

　私たちの研究の手法や成果が、現在主流となっている研究とはまるで違っていることがただちに明らかになりました。精神医学における（近頃はソーシャルワークでも）「優れた治療（Treatment of Excellence）」は、対話実践の分析が明らかにした結果と比べると、ずいぶん異質な研究結果に依拠しているように思われます。

　実際、オープンダイアローグの治療成績は、現在主流の精神医学の実践結果と比較してみると、まったく異なることがわかっています。たとえば精神病治療に関する主要な精神医学的研究では、初回エピソードから2年後の時点で、患者の約60〜70%が障害者手当で暮らしていることが報告されています [Seikkula et al., 2006]。

　日常臨床では最初から抗精神病薬が使われるのが普通で、薬物療法が精神病の基本的な治療手段とみなされています。心理療法は、あくまで薬物療法をサポートするために用いられることが推奨されているのです。統合失調症の「優れた治療」ガイドラインでは、薬物療法は生涯にわたって続けられることが想定されており、患者のうち正規雇用に復帰するだろうと期待されているのは約3分の1です。

### ❧統合失調症の発症率が10分の1に

　初回発症におけるオープンダイアローグの成果は、トルニオで実施されたいくつかの研究で分析されています [Seikkula et al., 2003, 2006, 2011]。

　トルニオとストックホルムのセーデルマルム地区で実施された5年間の

表3　西ラップランドとストックホルムの5年間のアウトカム比較

| | ODAP 西ラップランド<br>1992～97 年　N=72 | ストックホルム<br>1991～92 年　N=75 |
|---|---|---|
| 診断： | | |
| − 統合失調症 | 59% | 54% |
| − 他の非感情性精神病 | 41% | 46% |
| 平均年齢： | | |
| − 女性 | 26.5 | 30 |
| − 男性 | 27.5 | 29 |
| 入院日数（平均） | 31 | 110 |
| 抗精神病薬の使用 | 33% | 93% |
| 　継続者 | 17% | 75% |
| 追跡調査時の GAF 値 | 66 | 55 |
| 障害者手当あるいは<br>病気休暇の受給者 | 19% | 62% |

注　GAF は Global Assessment of Functioning（機能の全体的評価）の略称。

予後調査の結果が比較されました[Svedberg et al., 2001]。これは精神医療セクターが「ニーズ適合型治療」を導入する以前の調査です[訳注]。この2つの調査研究の結果を表3に示します。

　ここに示すとおり、全精神病患者中、統合失調症の発症数はほぼ同じです。患者の平均年齢がストックホルムのほうが高いのは、ほぼ間違いなく発症後の未治療期間（DUP：duration of untreated psychosis）が長いためでしょう。調査当時のストックホルムでは、危機介入サービスは開始されていませんでした。いくつかの研究では、危機介入サービスが利用できない場合、DUPは1～3年とされています。しかし西ラップランドでは、調査当時（1990年代中頃）のDUPは3～4か月でした。

　おそらくそれゆえ、西ラップランドの患者のほうが全体的に若いのです。さらに、従来の治療システムを採用するストックホルムの入院日数は、オープンダイアローグ・アプローチのもとでの入院日数の4倍に及んでいました。ストックホルムではほとんどすべてのケースで抗精神病薬が使われていましたが、オープンダイアローグで抗精神病薬が使用されたのは、

ケース全体の3分の1でした。最も劇的な違いは、障害者手当で暮らしている患者の数です。その割合は、ストックホルムでは62%、西ラップランドでは19%でした。

西ラップランドの治療成果が、その高い水準を維持できているかどうかを確認することも必要でした。そこでさらなる調査が行われました。新たに、初回発症の精神病患者のグループが、2003〜05年の調査で追加されたのです[Seikkula et al., 2011a]。その2年間の追跡調査では、10年前に行われた調査と同水準の成果が示されました。

その調査では、西ラップランドにおいて抗精神病薬を服用しているのは患者の約3分の1であり、84%は正規雇用に復帰し、81%には精神病の残遺症状がみられませんでした。さらに、いくつかの新しい変化も観察されました。今回のDUPはわずか3週間で、これは危機介入の開始時期として申し分ありません。初回発症時の患者の平均年齢は、20歳前後でした。

これらの2つの要素――治療開始時点でのDUPの短さと、平均年齢の低さ――は、統合失調症の発病率が1985年時点では10万人当たり33人だったのが、10万人当たり2〜3人にまで減少したという事実と関連しています。危機の際、患者の家族や身近な人とともに、ただちに支援することを保証するオープンダイアローグは、20年間の実践を経て、統合失調症の発病率を当初の10分の1にまで減少させたのです。

### カップルセラピーと個人療法を比較する

これまで強調してきたように、オープンであること、対話的であることはことのほか重要です。危機介入時ばかりではなく、心理療法においても、その他の対人支援の実践においても。私たちは第3章で、もともとネットワークの実践のために開発された原理を、ヤーコがどのようにカップルセラピーに取り入れたかについて説明しました。近年、中等度うつ病、もし

---

**訳注** 「ニーズ適合型治療」はオープンダイアローグと重なる要素が多いため、導入以降では単純な比較が難しくなる。

くは大うつ病患者のためのカップルセラピーにおいて、対話的でナラティヴなプロセスに着目した調査研究が行われました。

その研究では、フィンランドの3つの精神医療エリアにおいて、通常行われている個人療法とカップルセラピーとが比較されました[Seikkula et al., 2013]。この研究では、うつ病のクライアントは、カップルセラピーに参加したいかどうか尋ねられ、3つの医療区域でそれぞれ2つの治療セッティングに無作為に振り分けられます。その医療区域の1つが、西ラップランドでした。

カップルセラピーと個人療法の比較から、カップルセラピーを支持するいくつかのポイントが明らかになりました。研究は日常臨床のなかで行われたため、セラピストのためのマニュアルはありません。彼らは患者それぞれの個別のニーズに見合った治療を採用するよう助言を受けていました。患者の半数が配偶者を治療に参加させることに抵抗を示しましたが、トルニオでは、配偶者の参加を希望しない患者は全体の約4分の1でした。ここから言えることは、もともと治療システムのなかに家族参加への方向付けがあれば、治療に参加したい配偶者はさらに増えたであろうということです。

カップルセラピーに参加したグループでは、治療セッションは〔個人療法よりも〕ずっと少ない回数で済み、良い結果をもたらしました。この結果というのは、全般的なメンタルヘルスと心理状態について、面接者がうつ状態を評価したものです。個人療法とカップルセラピーの違いは、最初の6か月間にすでに生じていました。これは、配偶者が心理療法に参加することで、個人療法よりも急速に変化が起きたためでしょう。全体の結果も上々で、カップルセラピーを受けた患者の79%、個人療法を受けた患者の70%に有意な改善がみられたと報告されています。

### ✐それは精神医療「システム」の比較だった

ここでとりわけ興味深いのは、各調査区域間に違いがあったかどうかです。調査区域の1つが、オープンダイアローグの実践地域であるトルニオでしたから。患者全体の数値を比較検討したところ、トルニオの成果が実

**図3　西ラップランドと他の2つの調査場所のBDI評価変化の比較**

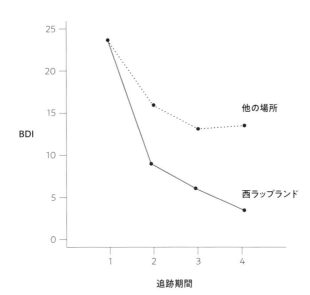

　際に優れていました。たとえば**図3**には、患者自身がベック抑うつ評価尺度（BDI）によって評価した、うつ症状の数値が示されています。発症時と18か月後の追跡調査時点でのものです。

　この図からもわかるように、西ラップランドのうつ病患者は、他の地域の患者よりも抑うつ症状が良くなっていました。西ラップランドでは、他の場所と比べても、長いあいだ対話実践が続けられています。一方、他の地域でのカップルセラピーは、システム論的家族療法か、ナラティヴ・セラピーの形式でなされていました。

　つまりこれはいろいろなカップルセラピーの手法どうしの比較ではなく、**精神医療システムの比較なのです**。西ラップランドではソーシャルワークに携わるすべてのスタッフが、オープンダイアローグの原理にもとづいて研修を受けています。そこでは、それが当たり前のやり方なのです。また、一般的なメンタルヘルス（SCL-90評価スケール）や機能の全体的評定尺度

（GAF）の成果でも、オープンダイアローグの実践を支持する結果が出ていました。

## 精査すべきはどちらの研究か

うつ病のカップルセラピー研究は、適切と思われる治療法はすべて採用されるような治療環境において実施されました[訳注]。この研究では、ランダム化した臨床試験（RCT）と比べても、治療成績がより良好であったことは注目に値します。RCTの場合、ある心理療法を決められた回数行い、その他の療法については実施が控えられます。

これらの結果は、現在主流であるエビデンスにもとづいた治療実践の成果と比べても、本当に驚くべきものです。精神病のみならず、中等度あるいは大うつ病からの回復においても、そうした結果が出ています。対話実践の研究法もその成果も、ともに精神医学において主流の研究法や治療法とはかなり異なります。こんな結果が出せるのなら、なぜそのような優れた実践を、もっと広く採用しないのでしょうか。

こうした結果についてしばしば耳にする批判は、医学的根拠（エビデンス）があまりに乏しく、研究の質も低い、というものです。前者についてはまだしも、**後者については間違いです。**

トルニオ以外の場所でなされた成果研究はまだたいへん少なく、さらに多くの研究が必要であることは私たちも認識してはいます。しかし研究の質のほうについては異議があります。主流である「優れた治療」のガイドラインが依拠する科学的な結論にいたるまでのプロセスにおいて、根本的なズレがあるのです。むしろ、根拠にもとづく調査研究において、知識の一般化がどのような形でなされているか、精査する必要があります。

第9章　対話実践の調査研究

# 万能のフリーサイズが
# 評価デザインの幅を狭めている

## モノローグ的な実践ばかりが優遇される

　実践の多様化が進む一方で、実践を評価するためのモデルはどんどん限られてきていて、臨床試験がほぼ独占しています。臨床試験では、一般に比較試験が用いられます。特定の治療法を用いる実験群と、他の治療法を用いるか、あるいはまったく治療をしない対照群を比較するものです。結論と一般化は、2群間の平均値を比較することで導かれます。

　実はこの研究デザインは、現実の臨床実践の複雑さのごく一部しか反映しません。にもかかわらず、このデザインがまるで臨床実践そのもののようなふりをしつつ、ほかにありえないほど合理的な手法のごとく見せかけているのです。

　たとえばコミュニティにおけるソーシャルワークのように、管理的な手法になじまない実践もあるわけですが、臨床試験の支持者にかかれば、「実践を研究デザインのほうに合わせるべき」という話になります。**現実の状況に研究が合わせるのではなく、研究デザインが優位となって、実践のほうがその研究の限界設定に合わせなければならない。**こんな風潮すら存在するのです。

　対人的な介入の研究デザイン評価は、実践に対して中立的ではありえません。実践における相互性、応答性、そして対話を無視するならば、モノローグ的な実践ばかりが優遇されることになります。相互性を欠いた一方的な介入研究は、トップダウン型の実践管理と切っても切れない関係にあります。合理的に設計されたモデルのなかで良き実践が導入され、評価され、そして実践されています〔＝PDCAサイクルのイメージ〕。この単純化さ

---

**訳注**　研究のために治療の選択肢が制限されるような環境ではなかったということ。

**297**

れたモデルは、地域におけるさまざまな背景、かかわる人々とその関心、そして政治状況の多様性をことごとく切り捨てているわけです。

## ◌RCT偏重の弊害

　最近はデジタル化された学術ライブラリーがあるので、研究者も臨床家も、根拠にもとづいた研究には比較的容易にアクセスできるようになりました。精神医学のコクラン・ライブラリーやソーシャルワークのキャンベル・ライブラリーは有名ですね。読者はこういったソースを通じて、増えつづける膨大な研究評価を目にします。そして、そうした複数の研究報告のメタ解析から、妥当な実践に関するガイドラインが作成されます。

　しかし、読者は次のことにも気づくでしょう。そうした研究報告のほとんどが——特にコクラン・ライブラリーにおいては——同じような研究デザインで作成されていることに。この種の学術ライブラリーが収集しているのは、実験やランダム化試験にもとづいた研究報告ばかりなのです。「根拠にもとづく医療」（EBM）というコンセプトは、同じテーマに関する少なくとも2つ以上の研究のメタ解析から得られた情報を参照します。そのテーマが本当に同一であることを保証するのは、メタ解析の対象にふさわしいとされた研究が実験研究の厳格なガイドラインにもとづいていることです。

　実験研究で最も評価が高いのは、ランダム化比較試験（RCT）です。RCTでは、ある種の治療を受けた介入群は、別の治療を受けた——あるいはまったく治療を受けない——対照群と比較されます。両群の参加者は、バイアスを避けるために年齢、社会経済的地位、健康状態などのクライテリアに従って［訳注］、ランダム化されなければなりません。メタ解析は、同じテーマに関するいくつかのRCTの結果を比較する形で行われます。最終的にどの方法に効果があり、どの方法に効果がないのかが、複数のメタ解析についてのクリニカルレビューで結論づけられることになります。

## ◌ガイドラインが治療成果に結びつかない理由

　メタ解析にもとづいて、特定の診断カテゴリーに関する治療勧告（推奨

第 9 章　対話実践の調査研究

される治療方針）が作成されます。たとえば統合失調症の治療では、根拠にもとづいた研究が集積され、ランダム化試験のメタ解析にもとづく治療勧告がつくられます。こうした治療勧告の作成は、合衆国のPORT報告を嚆矢として、多くの国々でなされてきました[Lehman et al., 2003]。

　同様のガイドラインに従って、フィンランドの精神医学会も統合失調症の適切な治療のためのガイドラインを公開しました。このガイドラインは、治療の当初から抗精神病薬を使用することを推奨しています。しかし、西ラップランドでのオープンダイアローグ・アプローチによる実践（ODAP）の研究では、**抗精神病薬をまったく服用しない、または治療の遅い段階で服用した患者のほうが良好な治療成績を示したのです**[Seikkula et al., 2002, 2011b]。

　ガイドラインでは、再発防止という名目で、抗精神病薬によって治療を開始することが正当化されています。にもかかわらず、ODAPの治療成果はこの点でも異なっていました。**治療開始時点から薬を飲んでいない患者のほうが、再発が少なかったのです。**

　このように、治療成果はガイドラインに示されたものとはほとんど正反対でした。そのうえ最初から投薬されなかった患者は、精神病症状からの回復もより順調で、最初から抗精神病薬を服用した患者よりも、正規雇用に復帰できた人がずっと多かったのです。

### 評価ツールによって見えるものが異なる

　以上から、ODAPの治療成果は適切ではないと結論づけるべきなのでしょうか？　もしくは逆に、ガイドラインの勧告のもとになっている研究が不適切であると結論づけるべきなのでしょうか？　もちろん、両方とも不適切ということもありえますが、それでは両方がともに正しいということもありうるのでしょうか？

　答えは、イエスです。それぞれの研究において研究者が見ることができるのは、彼らの評価ツールによって見えてくる現象だけなのです。それゆ

---

**訳注**　群間でこれらの特性に有意差がないことが比較の条件となる。

え2つの研究は、両方とも正しいのかもしれませんが、それぞれが異なったものを報告していることになります。オープンダイアローグの研究は"現実世界"の環境のなかで行われます。一方、一般的な治療勧告においてもっぱら尊重されるランダム化試験は、実験室のような環境条件で行われます。

　研究にもとづいた知識を活用することは、実践を発展させていくためには不可欠です。方法や実践を体系的に分析することは必要ですし、そうしたフィードバックは、実践する側が自由に使えるようにするべきです。実際、地域の実践を担う人々が最初期の段階から研究に参加できていたなら、それは研究と実践に大きな恩恵をもたらしたでしょう。

　以下では、対話実践をしっかりと育むことに成功した研究について論じます。そこで明らかになるように、そのような研究はそれ自体が対話的でなければなりませんし、またネットワークの人間関係のなかでこそ可能になるのです。

# グループ平均を比較するような
# 研究は外的妥当性に乏しい

## 実験室と現実世界は違う

　根拠にもとづいたガイドラインは、実践のあり方を管理・運営しつつ、発展させていくために活用されます。しかし研究の知見は急速に増大しつつあり、治療実践の場でそうした知見を管理運用することが難しくなっています。

　研究知見の体系的管理は、臨床家や管理職、あるいは行政担当者にとって重要なサービスです。有効性が実証された治療法や実践は、患者やクライアントの利益になります。それゆえ研究に際しては、治療対象と治療実践の双方を、できるだけ多くの視点から検討しなければなりません。ところが残念なことに、研究成果を公表する際の制約によって、RCTモデル以外の手法でもたらされた知見は、軽視されてしまうのです。

第9章　対話実践の調査研究

　精神医学の学術誌で発表されるほとんどすべての研究報告は、実験的設定のもとで実施されたものです。こうした動きは他の場所にも及んでいます。**こうした実験デザインを構築するためには、有効な因子を1つだけうまく分離できるような治療モデルが求められます。**かくして治療対象が、たとえば生物学的に明解に定義できるような研究ばかりが発表されることになるわけです。

　現実には研修や調査の手法のカバーする範囲が大きく拡大しつつあるのに、コクラン・ライブラリーが受理するのは、もっぱらランダム化された実験研究の報告ばかりなのです。新たな質的、量的、そしてその両者を混合した調査法によって、精神医療の危機介入や社会的な問題解決に役立つ活動の研究がしやすくなる一方で、研究成果発表の基本原則は予想以上に窮屈になっています。

　得られた成果を一般化するために、研究というものは、その病気や治療機序をうまく説明する知見が得られるように慎重にデザインされていなければなりません。研究結果を比較し、広く応用できる成果を選び出すためには、すべての研究が、同じ方法論と同じ手順で実施されなければなりません。

　ここで問題となるのは、研究は比較できますが、「現実世界での治療ははるかに複雑で比較などできない」ということです。研究の成果は治療勧告としてまとめられるわけですが、結局、そのような勧告は現場のための指針ではなく、実験室のような環境で生み出された仮想現実向けの指針なのです。実験的設定のもとでは、説明変数は統制された手法によって、1つひとつ定義されなければなりません。**実験室ならぬ現実の治療場面では、そのような変数の統制など、そもそも不可能なのです。**

## 平均値は何も教えてくれない

　実践を推し進めるうえで、もう1つの重要な問題は、治療の成否がグループ間の比較によって評価されるということです。ある母集団のなかから、クライアントはくじ引きで実験群と対照群に分けられます。実験群のクライアントは、研究のテーマとなっている治療を受けます。他方、対照群のクライアントは、従来どおりの治療を受けるか、もしくは何の治療も

**301**

受けません。そして両群が比較されます。この際、それぞれの群の平均値が比べられます。

しかし、平均値は個々の事例については何も教えてはくれません。治療ガイドラインは、対照群の変動の幅を越えるものが、研究群の患者の3分の1以下となるように統制された研究にもとづいています。これは、実験群と対照群双方の患者の70%が同じ値かもしれないということを意味します。それなのに、こうした研究にもとづく治療ガイドラインは、すべてのクライアントに同じ治療法を用いるよう勧めているのです。

もちろんこのやり方が、どんな場合でも有害なわけではありません。患者の30%は、その治療法で良くなるかもしれないからです。しかし、この手法が多くの点で、患者に実害がある、もしくは役に立たないかもしれないことがわかっているなら、このやり方は有害なものとなります。

この点は特に薬物治療のリスクについて言えることです。なぜなら薬物治療とは、患者自身の心理的リソースを活用することから、外部からの介入に頼って人の神経生物学的状態を変化させることに、治療の焦点をずらしてしまうことだからです。

### ❧1つだけの因子もまた、教えてくれない

1つだけの有効因子を探す研究は、個人の深刻な危機や社会的問題状況を扱う際にはおよそ役に立ちません。そのような状況では無数の有効な因子がかかわっており、治療の成果は治療プロセス全体のなかで生み出されるものだからです。当該の治療法以外の無数の因子が、治療成果に影響を与えていることは間違いありません。人間の生は、たった1つや2つの因子に左右されるものではありません。数えきれない未知の因子が存在し、人の生に影響を及ぼしているのです。

こうした単純化の問題については、実験的手法を用いている研究者のあいだでも、懸念されてきました。キスリングとロイヒト[1999]は、実験的手法の結果と臨床実践とのあいだには非常に大きなギャップがあると指摘しました。**彼らは、治療の現場における自然経過の追跡研究を強く推奨しています。**

第9章　対話実践の調査研究

# 実験デザインの問題

## 単純化された研究の危うさ

　実験的設定ばかりを偏重することは、臨床実践に対してフェアな態度ではありません。すでに述べたように、それは臨床実践をモノローグ的な方向へ誘導することになるでしょう。そのつもりがなくても、採用されがちな手法が──学術誌やライブラリー、資金提供者や行政関係者が実際に求めるような──調査済みの変数の単一の効果ばかり検出するようなものなら、モノローグ的な成果しか得られません。さらに実験的設定の偏重は、臨床実践の進歩を妨げるのみならず、危険な態度でもあります。人間というものを、さまざまな機能の総和へと単純化してしまう考え方だからです。

　実際の生活ではあり得ないほど変数を統制しようとすれば、人のありようの理解も単純化されてしまいます。そして、人のありようの誤った理解は、患者の心身の健やかさを危険にさらしてしまいかねません。

　薬物研究の大半は、臨床現場においてプラセボ対照試験として実施されます。プラセボ試験では、たとえば精神病やうつ病といった患者グループがランダムに分けられ、実験群に割り当てられた患者は、自分が研究対象となっている薬を飲んでいるかどうかわからないよう盲検化されます。

　一方で対照群の患者は薬効成分の入っていないプラセボ薬を受け取ります。この時点でもう、この研究デザインは、臨床実践として妥当なものとは言えません。さらに危険なのは、人間というものの尊厳を軽視している点です。臨床現場においては、薬物はランダムにではなく、つねに医師の慎重な判断にもとづいて処方されています。この意味からも、この研究デザインはまったく妥当なものとは言えないのです。

　そうした医師の判断は、患者それぞれの個性を尊重しつつなされています。二重盲検法のようなやり方においては、人間存在を理解するうえで、生物学的、化学的、そして神経生物学的要因にもとづいて有効かどうかが決まる、とみなします。脳機能の異常が見当たらないのに、脳神経系に影

**303**

響を及ぼす薬物を処方するという研究すらあります。とりわけ精神病とうつ病については、神経生物学的な機能の異常だとする仮説にもとづき、神経伝達物質——たとえばセロトニンやドーパミン——に影響を及ぼす薬物が処方されます。実際には、これらの仮説は立証されていません。しかし、**たとえ患者のドーパミン受容体が正常グループとまったく同等に作動していても、精神病患者の大部分は、ドーパミン受容体に作用する薬を服用することになります。**

　ランダム化された薬物療法試験は、通常6〜8週間続けられ、2つのグループ間の平均的な改善度が比較されます。対照群よりも有意に改善したものの割合がたとえ3分の1程度だったとしても、その薬物はプラセボよりも有効であるという結論になります。

### ある仮説の登場と意図せざる結果

　一方で、多くの研究で、プラセボにも驚くほど優れた効果があることが実証されています。臨床試験から1年後には、プラセボとの有意な差がなくなってしまうことを示す研究もあります。このような結果にもかかわらず、同じ診断の患者全員に、その薬物が処方されるべきであると推奨されてしまうのです。

　これらの研究から、さらに飛躍した結論が導かれます。一部の研究者にとって、これらの研究は、精神病ないしうつ病の本質が神経生物学的なものであることの証拠となります。特定の脳機能をターゲットとした薬物により、プラセボと比較してよりすみやかな改善がもたらされた事実があるからです。こうした考え方から、「精神病は神経毒に起因するため、毒の害を予防すべく最初期から薬物治療が必要である」といった仮説が生まれました。

　精神科医のナンシー・アンドリアセンは、1980年代の終わりに大規模な研究プロジェクトを開始し、1989年の著作では脳画像研究の可能性に大いなる期待を込めて記しています。彼女の予想は、こんなふうでした。あと15年もすれば脳画像研究の進歩により、精神医学は統合失調症者の脳の機能を解明し、医師は素早く適切な薬物を処方できるようになるだろ

第9章　対話実践の調査研究

うと。

2011年、ナンシー・アンドリアセンのグループは、何百人もの統合失調症患者を15年間追跡調査した画期的なプロジェクトの調査結果を発表しました[Ho, 2011; Andreasen, 2011]。彼女たちは、統合失調症患者の脳組織が正常な集団に比べ、急速に萎縮していることに気がつきました。灰白質の減少は、おおむね発症直後の6か月間に起こるようでした。

この結果にチームは驚き、その原因を知りたいと考えました。彼らは、脳組織の萎縮が以下のどの要素と関係が深いかを調べました。すなわち、(1) 患者の精神病の重症度、(2) 統合失調症に随伴しやすい薬物やアルコールへの依存、(3) 薬物治療、の3点です。驚くべきことに、**脳組織の萎縮は抗精神病薬の投与のみに有意な関連がありました。**

これはいったい、どういうことでしょうか?

現在主流である根拠にもとづいた調査研究——妥当性の乏しい実証研究——は、す・べ・て・の・統合失調症患者に抗精神病薬を推奨する方針を主導してきました。アンドリアセンらの研究は、長きにわたり信じられてきた神話を解体してしまったのです。薬物療法こそが脳組織の変化に大きな影響を与え、患者の神経生理学的ないし心理的機能を悪化させかねないような変質を引き起こすことを明らかにしたのですから。

このように、権威のある調査研究にのっとってつくられたEBMガイドラインにもとづく臨床実践が、患者の脳機能を危険にさらすことがありうるのです。加えて非感情性精神病〔＝統合失調症などを指す〕と診断された患者の死亡率の増加が、抗精神病薬の長期投与と関連があることを実証した研究報告もあります[Joukamaa, 2006]。他方、公的な患者統計にもとづいたフィンランドの研究では、死亡率の増加は示されていません[Tiihonen et al., 2009]。これらの研究は、〔薬物治療と死亡率との関係についての〕リサーチ・クエスチョンに答えるためのデザインとしては不十分なのです[De Hert et al., 2009]。

こうした妥当性の欠如は、実証研究のなかでも知られていないわけではありませんが、そうした不都合な問題への対応のしかたは、「否定的な成果は公表しない」などといった非倫理的なものです。ピゴットら[2010]は、否定的な成果を伴う研究の多くが、まったく完遂されていないことに注目

305

しました。また、うつ病の研究では、抗うつ薬治療のメタ解析に見て取れる状況よりも、実際の状況はさらにひどいものである可能性を指摘しています。これらのメタ解析では、軽度か中等度のうつ病において、抗うつ薬はプラセボ薬よりも効果があるわけではないことが繰り返し明らかにされてきました[Barbui et al., 2011]。

## ⚘ それは薬物の「中断」についての実験だった

妥当性のない研究デザインの実例としては、精神病症状の再発に関する研究と、それらのメタ解析があげられます。再発回数を評価する研究として通常参照されるのは、ギルバートらによる1995年の論文です。この論文は、すべて実験的設定のもとでなされた66の追跡研究を解析したものです。

患者は1年の抗精神病薬投与の後、抗精神病薬群とプラセボ群にランダムに振り分けられました。これら介入試験のうち3分の2もの事例で、抗精神病薬は唐突に中断されていました。その後、再発の回数が記録され、プラセボに切り替えた人々（55%）よりも抗精神病薬の服用を続けた患者（15〜25%）のほうが再発率が低いことがわかりました。

このメタ解析にもとづいて、以下のような治療ガイドラインがつくられています。すなわち、「薬物を使わない治療よりも再発を防ぐ効果が高いため、抗精神病薬治療はまさに治療の最初期から開始されねばならない」と。

しかしこの研究では、このやり方を推奨する根拠についてはろくに触れられてもいないのです。正確に言えば、これらの介入試験の状況は、すべての患者がまず長期間、薬を服用させられ、その後に一部の患者群への投薬がランダムに打ち切られた、そういう状況なのです。この研究は全世界で応用されることを目指したものでしょうが、事実上その妥当性を失っています。その研究は説明しようと意図した事柄をまったく説明できていません。

このメタ解析で言及されている研究は、治療のはじめから抗精神病薬を投与された患者と、投与されていない患者を比較（それ自体は公平で妥当な比較だったでしょう）するものではありません。この研究が記述してい

第9章 対話実践の調査研究

るのは、「まずすべての患者が薬物療法を受け、患者が薬の効果に慣れて
きてから薬が中断された」——そういう状況なのです。つまりこれらの研
究は、抗精神病薬の中断の影響に焦点を当てたものだといえます。

## 包括的な観察をベースにした研究へ

　この種の研究デザインの問題は、精神医学研究のなかで認識されてきて
おり、全治療プロセスの、より包括的な観察をするような研究も出てきて
います。最も深い洞察に満ちていたのは、ヴンダーリンクら[2013]によるオ
ランダからの報告でした。

　これは、初発の統合失調症や関連障害のある103人に対する7年間の追
跡調査でした。抗精神病薬療法によって寛解して6か月後、患者はランダ
ムに、「抗精神病薬療法の継続」か、「減薬ののちの投薬中止」のいずれか
のグループに割り当てられました。案の定、薬物の服用を止めたグループ
では、追跡調査の早い段階で再発率が2倍になりました。しかし継続グ
ループでも薬の服用を中止した患者が何人かいたため、再発率は2〜3年
で同程度になりました。

　ここで最も重要なことは、7年後の結果です。**薬物を中止したグループ
の機能的回復率が、薬物を続けたグループの2倍に達したのです**。中止グ
ループの機能的回復率が40.4%だったのに対し、継続グループではわずか
17.6%でした。

　ハーロウら[2013]は、統合失調症の薬物療法を受けた患者と受けていない
患者を比較した15年間の追跡調査について報告し、社会的地位、症状、
そして再発回数については、薬物療法を受けていない患者のほうが有意に
良好であることを見出しました。

　これらの所見にもとづき、米国の精神保健研究所（National Institute of
Mental Health: NIMH）所長のトム・インゼルは、精神病の治療における薬
の役割を見直す必要があると指摘しました。これは、最重度の精神的危機
にある人々に対する心理社会的な治療の発展を見据えたかのような、非常
に予言的なコメントです。

**307**

## 妥当でない研究によってガイドラインがつくられている

　一方でこのコメントは、現場の実践に矛盾をもたらします。**精神医学研究のトップレベルの医師たちは、薬物に関する研究が妥当性のない情報をもたらしていることや、治療現場での実践のあり方を変えなければならないことを、すでに知っています。**しかし現場レベルの医師たちは、きわめつきの神経生物学的実践として何も考えずにはじめから薬物療法を行うのです。妥当性のない研究から導かれた結論にもとづく実践にほかなりません。こうした結論は製薬業界には非常に都合のよいもので、このことが、薬によらない新たな実践の普及を遅らせている要因の1つなのかもしれません。

　ここから浮かび上がってくるのは、どういうタイプの研究が最良で最も妥当性があるか、というアカデミックな問題だけではありません。まさにこうした〔妥当ではない〕研究にもとづいて、ガイドラインがつくられているのです。精神病やうつ病になった人に対する、日々の臨床実践のためのガイドラインが。

　これらの研究には絶大な影響力があります。薬物療法にもとづいたガイドラインに従うことで、脳の萎縮や死亡率の増加に寄与してしまうかもしれないのです。長きにわたる妥当性を欠いた治療ガイドラインのせいで、人々の命が失われつづけてきた可能性もあります。その手のガイドラインでは、個々の患者の固有の体験は、治療的反応の基盤にはなりませんでした。

　この状況は誰のせいなのか、患者の状況を悪化させるかもしれない治療が選択されたのはいったい誰の責任なのか——これを問うべき十分な理由があるはずです。

## 日常臨床に研究デザインを合わせるべき

　理想的な実証研究のデザインのために、心理療法のアウトカム研究では、無作為に振り分けられた実験群と対照群とを比較しようとします。しかし、まったく治療しない場合に比べて、心理療法を受けるほうが良い結果につながるとわかっている以上、対照群の患者にまったく治療を受けさせない

ということは常識的にありえません。

しばしば対照群は、研究したい治療法以外の、何らかの治療を受けることになります。実証研究の理想から言えば、治療マニュアルには治療者が訓練を受けたさまざまな治療法が載っているはずです。治療の手法以外の要因をすべて統制する場合、両グループはそれらの要因についてはまったく同じ治療を受けることになります。

繰り返しますが、この種の研究の外的妥当性〔＝研究結果の一般性〕は乏しいのです。というのは、**現場の臨床実践においては、最も深刻な危機にある患者が、1つの治療法しか受けないなどということはめったにありませんから。**

つまり、「特定の手法に限定して、決まった回数だけ面接を行う」などといったやり方はしません。現場では、治療の手法は柔軟に組み合わされ、必要とあらば治療システムのあらゆるリソースが動員されます。たった1つの手法しか用いない実証研究のデザインのもとでは、その手法の効果が20%も失われることがわかっています[Shadish et al., 1995, 2003]。

もし仮に、研究デザインのほうを現実の日常臨床のやり方に合わせられるなら、その研究が明らかにするさまざまな成果は、日々の実践においても実現されうるでしょう。

本章のはじめで述べたように、ヤーコは、西ラップランドにおける初発精神病のアウトカムの追跡調査を行いました。その結果、オープンダイアローグの有効性は初回の研究プロジェクトから10年を経ても低下していないことがわかりました。

その研究デザインでは、日常的な臨床実践のさまざまな要素を盛り込むことが企図されていました。そのために、治療による変化のどの部分が特定の治療法に起因しているのかを解釈することはできなくなりました。その研究は、説明的というより記述的なものだったのです。しかしだからといって、この研究の実践的な価値は変わるわけではありません。

# 説明モデルの探求から記述的な研究へ

## ❧ 自然経過の追跡研究へ

　現場の実践に合わせた研究は、治療プロセスのアンサンブルと、それぞれの患者／クライアントのニーズを考慮に入れるべきです。先に触れたオープンダイアローグ研究の方法論上の目的は、現場における自然な経過のもとで追跡研究を行うことでした。それぞれの患者への治療は、すでに述べてきた治療モデルのもとで個別に実施されます。そしてそのアウトカムは、従来治療を行っているユニットの成果と比較され、経過比較としては、治療モデルを実施した集団の初期の状態とも比較されます。

　このような研究設定ならば、あるキャッチメントエリア〔＝医療区域〕における治療モデル全体の成否を明らかにすることができます。なぜならそのエリアでは、当の精神医療システムが全住民に対しトータルな責任を負っているからです。こうした研究デザインの狙いは、説明的なモデルではなく、記述的な研究を構築することにあります。

　ヤーコらは、本章の冒頭で触れたように、うつ病のカップルセラピーの自然経過について調査研究を実施しました[Seikkula et al., 2013]。クライアントは同意書にサインした後で、カップルセラピー、もしくは通常の個人セラピーのグループに無作為に割り付けられました。セラピスト向けのマニュアルなどは特になく、セラピストは持てる知識を総動員して、患者のニーズに見合った治療を提供することが期待されていました。いずれのグループにおいても、治療に必要な手法はすべて、治療プロセスの一部として統合されました。グループ間の違いは1つだけ、すなわち配偶者が治療セッションに参加しているか否かのみで、治療は日常的な臨床実践として実施されました。

　この研究デザインの目的は、カップルセラピーがどのような変化を引き起こすかを説明することではなく、公的機関のセラピーに参加している重いうつ病患者の治療に際して、カップルセラピーにどんな貢献ができるか

第9章　対話実践の調査研究

を記述することでした。

### ☞「強い研究」はいらない

　通例、記述的な研究は、効果のあった変数について一般化可能な比較ができないため、説明的な研究よりも劣ると考えられています。フランスの社会学者のブルーノ・ラトゥール[1988]は、**記述よりも説明を高く評価する傾向が、文脈（コンテクスト）を遠隔操作したいという志向性と結びついている**と主張しています。

　彼は、いわゆる「弱い説明」と「強い説明」について論じています。強い説明では、最小の要素（説明項）が最大の要素（被説明項）の説明を与えます。相関関係は因果関係よりも説明力が弱く、記述はそれよりもさらに弱い説明です。

　しかし実践家やチームが、説明しようとする当のコンテクスト〔**＝対話による治療プロセスなど**〕のなかにいる場合、弱い説明で十分なのです。そこでは状況の複雑さをいくら少数の要素に還元しても、何の役にも立たないからです。一方、遠隔操作をしたいということなら、強い説明が必要になるでしょう。まして複数のコンテクストを遠隔統御しようというのであれば、強い説明はとりわけ重要になります。ラトゥールによると、「計算の中心〔**＝管理中枢**centres of calculation〕」〔**訳注**〕は遠隔操作のためにつくられます。そのとき情報は、管理中枢と、統御すべきコンテクストのあいだを伝わるのです。

　妥当性のある治療や実践のガイドラインは、コンテクストを遠隔統御するための手段です。異なるコンテクストにおける実践は、ガイドラインに沿って修正しなくてはなりません。逆説的な話ですが、コンテクストの遠隔統御のためには、コンテクストに依存したすべてのデータを、研究結果

---

　**訳注**　centres of calculation とはラトゥールの用語で、計算の結果が集中して蓄積され、他のすべての場所を周辺化して支配し、アクターに対して影響力を行使することのできる中心的な場をいう。

から注意深く取り除かなければならないのです。固有のコンテクストだけに妥当する知識は転送できないからです[訳注]。

かくして、遠隔統御アプローチに従うならば、地域の特殊性がアウトカムに影響を及ぼさない条件で研究を実施しなければなりません。それはコンテクストに依存しない――普遍的な――知識であるほど、転送可能性も高まるという発想です。

遠隔統御を望む場合には、こうした問題に直面せざるを得なくなるでしょう。しかし、そのコンテクストの内部で活動する場合には、状況は一変します。転送可能性の問題はもはや存在しません。その人が理解を試みているコンテクストのただ中で活動するのであれば、普遍的で転送可能な知識など要らなくなるからです。

# 実践を統御するための手がかりとして

## ☞隠される政治性

調査モデルと開発モデルは密接な関係にあります。開発領域における実験的研究に相当するのが、現場への実践導入の局面です。実践導入は、これまで研究してきた実践を繰り返し再現することを目指すものです。すなわち研究が情報をもたらし、その情報が統御すべきコンテクストのなかに取り込まれ、その結果として、うまくいくことが立証ずみの実践が普遍化される、という考え方です。

しかしこうした見方は、プロセスの諸段階にある政治性を取り逃がしています。実践導入とは、実験から一直線に実践へといたるコースなどではなく、次に述べるようにどの段階にも政治の問題が含まれています。

第1に、実験的な研究が高く評価されているのは、科学に内在する要請からというよりも、政治的な選択の結果です。**普遍的な説明力と実験的な設定がなぜ必要かといえば、治療実践を遠隔操作したいという願望があるからです。**意思決定権は地域のローカルな組織に委任されてきましたが、同時に、実践の運用をめぐる主導権争いもまた存在しています。主導権争

いとは、ガイドライン──なるべく普遍的に適用可能なもの──をめぐっ
てのものです。普遍的な適用可能性が因果関係を示すかたちで求められる
一方で、その因果関係は実験のなかで追求されています。本来なら、異な
る運用のパラダイムは、別々の研究パラダイムを必要とするはずです。

　第2に、実践の導入においても、政治が絡みます。実践の導入の際には、
交渉、選択、優先順位づけ、決定、微修正が必要です。つまり、研究のと
きの活動パターンをそのまま繰り返すのでなく、ローカルな条件に合わせ
ていくことが必要なのです。

　優れた実践というものは、単に右から左へと移動できるような物品では
ありません。その実践が持続可能なものであるためには、ただ現場で良い
仕事をするだけでは足りないのです。優れた運営管理、クライアントの紹
介や受け入れをスムーズに行うための治療機関と臨床家のつながり、市民
どうしのしっかりしたローカル・ネットワークなどの存在が欠かせません。
科学的なエビデンスから実践の導入へといたる道のりには、対立する利害
やさまざまな関係者がひしめいています。

　つまり「実装」などという言葉は、ある活動が一般的な実践にたどりつ
くまでの政治的なプロセスについては、何も語っていないに等しいのです。

## なぜEBMが権威化するのか

　良き実践を普及しようという場合、正反対の2つの考え方があります。
いちばんよくある考え方は、すべての水準で主体（サービス供給者）と対
象（サービス受益者）をはっきりと区別するものです。

- クライアントは介入の対象であり、専門家は介入の主体である。
- 実践手法を開発する活動において、現場の専門家はその活動の対象であ
　り、研究者と開発者が活動の主体である。

> **訳注**　ラトゥールによれば、可動性・安定性・結合可能性が遠隔コントロールを可能
> にする。伝達・複製が可能であり、そのプロセスにおいて内容・意味が変わらない
> ものを不変で結合可能な可動物（immunable and cominable mobiles）と呼ぶ。

- 地元の関係者は普及される側の対象であり、中央の権力者が普及する側の主体である。

　一方、対話的モードでは、あらゆる場面で主観が大切にされます。

- サービスとその効果は、クライアントとともにつくり上げるものである。
- 現場の専門家は実践の〔**対象ではなく**〕共同研究者および共同開発者である。
- 地元の関係者は、他のエリアの関係者や中央の権力者と対話的な関係にあり、パートナーとして励まし合う。

　EBM（根拠にもとづいた医療）が本来思い描いていた理想像とは、「十分な情報が与えられることによって賢明な判断を下せる専門家」というものでした。困難な状況に遭遇した専門家は、効果的な先行研究を吟味したうえで、ふさわしいやり方を選択する、と [Ghali & Sarigous, 2002]。

　しかしEBMを支持してきたガリ＆サリゴスですら、そんな理想には無理があったことを認めざるを得ませんでした。平均的な専門家には、独自研究を勉強するための時間も資格も足りないのです。調査研究にもとづいて独自に知識を生み出し活用する代わりに、実践家の大多数はガイドラインに導かれるままになってしまいました。ロス [2002] は、EBMの理念の頓挫によって権威主義が息を吹き返したと述べました。すでに評価の定まったガイドラインさえあれば、治療の選択は簡単になります。

### ✎ フーコーの「装置」概念

　複数の状況を遠隔操作したいと考えるのは、行政当局に限った話ではありません。たとえば製薬企業は、そうしたやり方で莫大な利益をあげることができます。そして新しい治療手段の開発に携わる研究者にとっては、その手段の商品化・産業化は抗しがたい誘惑なのです。こうしたことすべては、科学的に根拠のある開発行為としてでっちあげられますが、本来の科学そのものの発展のあり方にはほど遠いものです。

第 9 章　対話実践の調査研究

　人間関係をめぐる研究分野は、さまざまなシステム論の学派がもたらした相互行為を志向する観点から、1950年代に流行した後期実証主義によく似た幅広いアプローチに移行したと考えられます。その移行は迅速でパワフルなものでした。もちろん変化を誘導する中心人物がいたとか、なんらかの共謀があったというわけではありません。みな自分たちの興味や関心にしたがって行動しただけであり、他の同業者のことなど意識してすらいなかったでしょう。

　この潮流を織りなすさまざまな異質な要素は、「装置」を形成するべく結びつけられました。ミシェル・フーコー [1980] は「装置」という概念を、ある領域において実践や思考様式を決定づける活動を記述し分析するために用いました。

　　私がこの言葉で取り上げようとするものは、第1に、言説、制度、建築の様式、規制の決定、法律、行政措置、科学的な言明、哲学的・道徳的・慈善的な陳述——要するに語られたものと同時に語られざるもの——からなる完全に異質なアンサンブルです。それは装置の諸要素です。装置そのものは、これらの要素間に確立されうる関係のシステムなのです。

### ラトゥールの「翻訳」概念

　一方、ブルーノ・ラトゥール [1987] が焦点を当てるのは、ものごとを引き起こすために必要となるネットワークの結びつきです。さまざまなアイディアがこのネットワークを横断することで、アクターどうしの興味や関心がぶつかり合いますが、そこには1つとして同一のものはありません。興味や関心のすり合わせがなされたり、軋轢が生じたりすることもあるでしょう。

　ここでアクターたちは、それぞれの手段やアイディアを、各自の興味や関心に応じて修正した「翻訳」として取り入れます。複数の興味や関心と、弱いネットワークの結びつきは、たくさんの「翻訳」をもたらします。それに対し、手段とアイディアを修正せず、極力翻訳なしで伝達するには、

同盟レベルの強い結びつきが必要になるわけで、これはかなりの力業です。

いま私たちが目撃しているのは、**実践を支配する装置の出現です**。この装置は、行政や金融、そして学問といったネットワークどうしの同盟や結びつきを要請するような、利害関係の一致のもとで出現します。諸要素を結びつけているのは相互依存の関係性です。つまり、現場に〔薬物治療のような〕一方的な実践を押し付けつつ、成果を一元管理することでそのやり方を正当化するという関係。

このとき異質なプレイヤーどうしをつなぐイデオロギーは、介入主義的／戦略的／還元主義的な考え方です。この考え方は人間を、客体vs.主体、あるいは対象者vs.パートナーとして分断してしまいます。

この概念は、それ自体がアキレス腱でもあります。この非人間的な視点が、厳格でありながら単純化された研究デザインを危険にさらし、同時に、良き実践の履行にかかわる集団をも脅かすからです。

# 社会にしっかりと根ざした科学

### 文脈依存性から考える

ノヴォトニーらは著書『科学の再‐考——不確実性の時代における知識と民衆』[2002] で、「元のコンテクストから必要な知識だけを抜き出そうとすることによって、深くコンテクストに根ざした研究よりも妥当性は下がってしまう」と記しています。同書は科学と社会の関係を、理工系科学から社会科学にいたるまで、さまざまな分野とコンテクストから得られた膨大な資料にもとづいて分析しています。

彼らの観察対象は直接的には人とかかわる活動ではありませんが、人間にかかわる研究における困難な取り組みを考察する際の重要なヒントを与えてくれます。ノヴォトニーらは同書で次のように主張します。

信頼性の高い知識というものは、それでもなお強固にして欠くべからざる基準として追求されるべきだが、それは抽象的な場ではなく、個

別具体的な地域環境において試されることになるだろう。(…) 科学的知識への信頼性は、社会にしっかりと根ざすことによって補完、強化されねばならない。それゆえに、地域社会のコンテクストに対する感受性は高められるべきだし、そうした自覚が人々のあいだにも広まらなければならない。(…) 科学のコンテクスト感受性を高める1つの方法は、人々に参加してもらうことである。

　実践を支配する「装置」を形成するネットワークの強い相互依存性〔＝先述〕は、**あまりコンテクストに依拠しない科学にもとづいています**。ノヴォトニーらによれば、(科学) コミュニケーションのパターンの大部分が制度的に決定される場合、科学のコンテクスト依存性は低下します。言い換えるなら、「人々」の存在は(平均値などに)まとめられ、人々の願いや欲望は、ある意味で諸制度によって表象されます。そうした設定は、普遍的な因果関係を発見するために、コンテクストに依存しない環境という理想に向けて、純化されていきます。

　対照的に、研究者たちが社会から受け取るシグナルに応答するチャンスと意図があるならば、コンテクスト依存性は強まります。コンテクスト依存性を強化することは、「アウトサイダー」との強い相互作用や、それによる不確実性や変化の増大、ならびに成功体験の選択的記憶を引き受けることです。また、アクターとして活動に加わる人々を受け入れ、彼らが求めるものや願い、欲望を傾聴し、応答し、予期することでもあります。

### ✿各フィールド間にある「中間領域」への着目

　ノヴォトニーらは、強いコンテクスト化〔＝文脈に即した意味づけをすること〕と弱いコンテクスト化の中間領域を目指しています。そこは、グループ間、専門分野間、調査研究のフィールド間などにある「交流空間 (transaction spaces)」が中軸となる領域です。つまり、「アゴラ(広場 agoras)」が重要になるのです。当事者間で対話が重要であるのと同様に。

　そうだとすれば、研究者がまともな関心を向けるべき対象もまた変わってくるでしょう。研究結果をどんなことに適用すべきかにのみ注目するの

ではなく、さらに視野を広げることになります。たとえば、その実践が人々にとってどういう意味を持つのか、研究活動が生み出す結果や影響をどう予測できるのか。

　人々は〔研究〕対象としてだけでなく、ちょうど対話の場合と同様に、パートナーとして研究に参加します。その際、調査研究を形づくっていく相互作用と同じくらい、境界を横断するための〔交流〕空間が必要となります。

　ノヴォトニーらは、コンテクスト化が「科学者と社会のなかの多様な〈他者〉とのあいだの止むことのない対話にかかっている」と記しています。彼らは、科学の場あるいは研究の領域がしっかりとコンテクスト化されるほど（コンテクストを無視して人々やその願望を無理やりまとめて単純化する度合いが少ないほど）、そこから生み出される知識も社会的に堅固なものになると主張しています。そのような堅固さは抽象概念ではないため、それが用いられる特定の状況でしか判断することができません。

### ☞ エビデンスという残りかす

　2002年に出版された先の著作でノヴォトニーらは、**エビデンスにもとづいた研究など、もはや残りかすのようなものだとみなしています。**

> 　（社会的な）計画性と（科学的な）予測可能性にゆるぎない信頼をおいてきたハイ・モダニティの絶頂期はとうに過ぎ去った。たとえ「エビデンスにもとづいた」研究の〔見かけ上の〕人気によって、この信念の燃えかすがいまだにくすぶっていることが見て取れるとしても、である。

　彼らはまた、この頑固な残りかすが仮そめの認識にすぎないものとみなして、こう述べています。

> 　単純な因果関係に対する信頼もまた、過去のものになった。こうした因果関係は、しばしばその背景にある〔原因と結果を直線的に結ぶような〕

第9章　対話実践の調査研究

線形性という暗黙の仮定を体現してきた。しかし現在広く認められているのは、多くの——たぶんほとんどの——関係性というものが非線形であり、先が読めぬまま絶えず変化しつづけるパターンのもとにある、とする考え方である。

　ノヴォトニーらの見通しは、ひょっとすると楽観的すぎたかもしれません。潮流はさしあたり、彼らの見通しとは異なる方向へ向かっているようにも思えます。全世界を席巻しているグローバルな金融危機と、国境を越えて広がる生態系危機の時代にあっては、計画性や予測可能性に対する信頼も揺るがざるを得ません。しかしその衝撃はまた、「頑固な残りかす」、すなわち「エビデンスにもとづいてコントロール可能な環境」という幻想が生き残る理由にもなっているかもしれないのです。

# リアリティのある研究へ

## 単純な理解には罠がある

　本書で私たちは、他者の他者性ならびに外部性を認め、それを尊重すべきであると強調してきました。それこそが対話の必要性と可能性を高めてくれる根本的な関係性だからです。また、心配事が対話を妨げている可能性についても論じてきました。望ましくない展開を抑え込もうとするとき、私たちはつい、他者のコントロールという安直な手段に訴えたくなってしまうからです。

　私たち人間は、対話的な関係性のなかに生まれ落ちた存在ですが、その対話性は失われてしまいがちです。そんな対話の空間を回復させ、育んでいく試みは、さまざまな対人支援の実践のなかでなされています。

　本書では心理療法、教育、そして刑務所でのソーシャルワークなどの例を見てきました。多様な実践のなかには、対話性を生み出す共通の要素があります。

　**「聞かれる」ということが、すでに対話的な関係です。**「他者」が話し、そ

こから構築されつつある話題を追うこと、豊かな内的対話の余地を残すこと、複数の声のポリフォニーを促すこと、誰の発言かもはっきりしないままごっちゃになったような談話を避けることなどは、さらに対話を続けていくためのステップです。

　他者のかけがえのない特異性を見ようとせず、複雑なものを単純な理解に落とし込みたいという誘惑は、ひたすらコントロールを志向するタイプの研究開発において繰り返されてきました。**彼らの認識の基本は「同じであること」です。**そういう偏りがあるのです。つまり、人間は原則として同質集団だと想定されているわけです。そこでは個人差には何の意味もなく、平均値だけが重視されるでしょう。支援対象者の固有性だけでなく、専門家の人格さえもスルーされることになります。重要なのは、「普遍的なもの（因果関係）」であって、「個別的なもの（コンテクストや人々）」ではないのです。

　こうしたことは、「良き実践」の導入において繰り返されることになります。固有のコンテクストや人間の存在は軽視される一方で、普遍的に適用可能な方法論は、どんな地域でも普及できるとみなされてしまうのです。

## ☙ 必要なのは対話のための広場

　対話実践をめぐる研究開発は対話の原理に忠実であるべきです。諸要素の調和を目指すためではなく、他者の他者性を認識する必要があるからです。同じ人間、同じコンテクストは2つと存在しません。「万人向けの支援は存在しない」という根本的な事実を受け入れるしかないのです。無理にコンテクストを統一しようとするのでもないかぎり、他者性は障害にはなりません。むしろ、**この他者性こそが対話を――そして豊穣かつポリフォニックな理解をも――欠くべからざるものとして成り立たせてくれます。**

　地域／自治体間の"プイマラ"での対話とともに、職場や職場間で良き実践について対話するためのピア・ラーニングのあり方についても述べてきました。これらは堅固な科学を生み出すうえで重要な舞台であり、当事者間の対話のための"交流空間"ないし"アゴラ（広場）"であり、対人支援

活動が人々にどう影響をおよぼしたかを検討することでもあります。

　私たちはまた、対話を分析する方法や、より厳密な対話研究の進め方について検討してきました。対話的な実践手法の開発を進めるなかで対話を研究するからといって、適当なやり方でいい加減な研究をしてよいわけではありません。因果関係ではなく記述に焦点を当てることは、安易な逃げ道ではありません。**それどころか、リアリティのある研究をすること、すなわち「研究デザインに現実を合わせるではなく、現実に合うよう研究デザインをつくる」ための研究は、ずっと困難なのです。**とりわけそのような研究のための研究デザインや手法が存在しないのだから、なおさらです。

　これは、なされなければならない、困難で先駆的な仕事です。この本をきっかけに、読者の方々がこの試みに参加してくれることを願っています。

第**10**章

# 対話的な未来へ

# 対話主義という新しい流れ

## 専門家の立ち位置を逆転させる

　対話実践と対話的文化を発展させたいと願う人々は、全世界で交流しはじめています。年に2回開かれる対話実践に関する国際会議には、それぞれの経験や研究から学ぼうと多くの人が集います。そこで取り扱われる問題が、あるいはプレゼンテーションの形式や中身が多様であることは、そのまま対話実践というものの特性を物語っています。対話のテーマは生活全般にわたり、人間活動にかかわるすべての専門分野に接点があります。それゆえ対話実践の未来にとって——つまり対人支援の現場における開かれた対話主義にとって——障壁はなくなりつつある。私たちはそんな展望を持っています。

　近い将来、「異なる専門分野間にある境界などは二の次になる日が来る」と考えるとわくわくしてきます。心理療法ばかりでなく学校における実践においても、スーパービジョンやマネジメント関係のみならずソーシャルワークの場面にも、同じ対話主義という核を取り入れることができるでしょう。この核とは、傾聴されることと、それによってその人自身の心理的リソースと主体性にアクセスが可能になるという、まさに同一の人間的要素にほかなりません。

　本書で私たちは、従来のやり方を抜本的に転換しようと提案してきました。これまでの専門家中心主義は、「ターゲットとなる人物や集団（クライアント、患者、生徒、家族、地域）」を変化させることに焦点を当てていました。こうした考え方から、他者を無条件に受け入れ、関係継続の道を模索しながら、他者への敬意を込めてなされる対話へ転換することが必要です。あるいはまた、官僚的な縦割りと専門職主義によってばらばらに断片化した支援から、社交ネットワークのリソースを統合する支援へ転換することも必要です。この統合は、クライアントと専門職のネットワークどうしの対話を通じてなされるでしょう。

第10章　対話的な未来へ

　私たちが提案してきたのは、「**専門職のシステムのほうを日常生活の
ニーズに合わせる**」という実践文化であって、その逆ではありません。そ
れは、専門職がクライアントの話に耳を傾け、自分たちの専門性をそれぞ
れのクライアント、患者、生徒、家族の個別の生き方に合わせていくよう
な実践の文化です。

## 「ごく普通の人たち」との出会い

「より早期に開かれた会話を」という方向への変化の必要性は、十分認識
されています。この過激なメッセージが政治的分裂につながっていないの
は驚きです。左派、右派、中道のいずれにおいても、最もかぼそい声にも
耳を傾けられるような、早期の開かれた協働と対話実践の必要性が認識さ
れています。

　この点について、私たちは文化的・宗教的な理由による分裂に巻き込ま
れることもありませんでした。私たちのメッセージは、着実に受け止めら
れつつあります。それでも、やるべきことは山積しています。そもそも支
援の専門家による専門ごとの縦割りシステムが、戦後一貫して支配的であ
り、さらに延命しようとしているのですから。そこには統制（コントロー
ル）型のパラダイムとの強い結びつきがあります。にもかかわらず、対話
実践に関心を持つ人々の出会いと交流が始まっています。

　私たちを含む対話実践の支持者に連絡をとってきたのは、多くの場合、
別のやり方を模索していた「ごく普通の人たち」でした。彼らは従来のシ
ステムでひどい目にあったことがきっかけで、別のやり方を模索するよう
になりました。クライアントたちは支援者に「自分たちの声が十分に聞い
てもらえていない」と感じており、親たちは学校に「子どもの特別なニー
ズを理解してもらえない」という経験をしていました。

　精神医療サービスの利用者については、その精神病の急性期治療の際に、
〔不適切な強制入院や身体拘束などの〕ひどい経験をしたため、精神医療システ
ムに対してトラウマを持っている人もいます。一部のクライアントは、従
来とは異なる実践を熱心に探していました。彼らの家族は、同じようにひ
どい思いをした人を探し出し、何人かはオープンダイアローグ実践者と新

325

たに治療関係を結んでいます。

　対話実践へと転換していく支援者もいます。「素人より知識があって当然」と思われることにうんざりしている専門職、あるいはキャリアの初めから打てば響くような仕事のやり方を模索している若い専門職、などです。そうした影響を受ける契機として、同僚の言葉が重要です。対話性を真に理解するためには、体験してみることが欠かせません。知識として把握したり、技術的な修練によって学べる手法ではないのです。対話性についての解説の類が、生気がなく精彩を欠いているものばかりなのはこのためです。

　口頭で話されることは、単なる単語ではなく、身体を持った一個の人間の発話であり、そこでインスピレーションが伝達されます。とはいえ、書き言葉であっても関心を呼び覚ますことはできるのではないでしょうか（この本の著者たちはそう願っています）。そしてインターネットは、人々とアイディアを結びつけるうえで、さらに重要なものです。

## ✍インターネット普及による変化

　家族の熱意には本当に驚かされることがあります。インターネットでオープンダイアローグの情報を見つけたある母親は、はるばるニュージーランドからフィンランドまで、オープンダイアローグの実践者に会いにやってきました。ときおり精神病症状に悩まされていた息子さんも、母親と一緒にやってきました。

　ほぼ同時期に、イタリアのある看護師がインターネットを通じて、フィンランドの保健福祉局が行っていた「心配事を取り上る」トレーニングと「早期の開かれた連携」プロジェクトに関心を抱き、実践チームに連絡をとってきました。

　幸運なことに、インターネット上には、オープンダイアローグ実践の単なる記述や解説だけではなく、多くの資料を見つけることができます。映画、討論、音楽まであります。多くの団体が、参加者が経験を交換するためのディスカッション・フォーラムを開いており、こうした場を通じて人々は新しい実践に親しみ、互いにつながることができます。

326

世界がいっそう狭くなり、アクセスが容易になったおかげで、これまでのコントロール偏重から、形勢が逆転してきました。たとえば、かつては精神医療組織や機関の統制下にあった者〔＝患者や医療スタッフ〕であっても、もはやその厳格な支配下にはありません。クライアントは、EBM（根拠にもとづいた医療）に権威づけられた「優れた治療」のためのガイドライン以外にも、立証された別のアプローチに直接アクセスできるのです。そうした状況は、必ずしも問題なしとはしませんが、ともかくこれが今日の実情です。

# 持続可能な対話文化に向けて

### ☞ **トムの体験**──トップダウンではない

持続可能な対話実践の文化を確立するための道のりは、決して短くもまっすぐでもありません。

ある人が書いたプロジェクトの概要を見た瞬間、トムはわが目を疑いました。その女性は、長きにわたり対話主義を育むことに注力してきた自治体、ヌルミヤルヴィのマネジャーでした。書類には、段階ごとにブロックで示されたフローチャートが書かれています。いちばん上には「国家プロジェクト」、そしてそこから矢印がきちんと順々に下がり、いちばん下には「自治体プロジェクト」とありました。

「本当にこんなふうにトップダウン型で実施されたんですか?」

トムは、信じられない思いで彼女に尋ねました。トムはかつてその実践の一部に参加したことがあったのですが、少なくとも彼にとっては「国家プロジェクト」などという言葉ははるか彼方の雑音にすぎなかったからです。

「もちろん違いますよ!」マネジャーは笑いながら答えました。「こんなふうに説明するほうが簡単なんです」。その文書はマネジメント研究の学位取得論文でした。

「では実際のところ、どんな感じだったのですか」とトムは尋ねました。

マネジャーは、地方議会がどんなふうに議員によって牛耳られていたかを説明しました。議員らは、保護の対象となる子どもの数を減らすよう、強く求めていました。マネジャーはこれをチャンスととらえ、対話主義的なネットワーク志向のアプローチが有効であると請け合いました。彼女は事業を推進する権限を与えられ、協力者を集めました。その協力者たちはそれぞれ、自分たちの観点とキャリアに応じて、問題に取り組みました。トムのチームがかかわるようになったのは、このときからです。

トムたちは対話実践に誠実な関心を寄せてくれる自治体を探していました。「心配事を取り上げる」トレーニングから始められ、しだいに多くの職員が参加するようになり、アイディアの核心に触れる方向に導かれました。さらに未来語りダイアローグが始められ、常勤のコーディネーターを置いた分野横断的な運営委員会が常設され……と、よい変化が続きました。

そのプロセスは学位取得論文にあったような、すっきりしたフローチャートのようなものではまったくありません。関係者と対話を重ねることによって、土台固めとなる機会を確保していくという、一連の絶え間ない過程でした。その後、いくつかの自治体が合同で行った"プイマラ"での対話で、そのマネジャーはこれまでの経緯をドラマチックに話してくれました。

彼女の語りは、どんなフローチャートを使った説明よりも、はるかにわかりやすく、参加者のやる気を引き起こしました。

「ただ、さまざまな国家／地域のプロジェクトをチャートにブロックで図式化することも、それなりに役に立つのです」とマネジャーは付け加えました。それらは地域レベルの取り組みにお墨付きを与え、ときには財政援助をしてくれるように、地域のキーパーソンを説得することを容易にしてくれます。

しかしながら、現場での実践の導入は、トップダウンのプロセスとしてすんなり進むわけではありません。トムの同僚の1人は、フィンランドの教育改革を評価しつつ、こう言いました。「プロジェクトがどう学校を変えるかではなく、学校がプロジェクトをどう変えるかが問題なのだ!」と。

## ヤーコの体験——「本当に主観的でもいいんですね!」

ヤーコは、デンマークのある精神科病院で開かれた「オープンダイア
ローグの実践5周年を祝う会」に招待されました。多くの興味深い発表が
なされるなかで、ある看護師が、精神疾患やその他の深刻な危機における
サービスを担当するオープンダイアローグのチームにかかわることになっ
た経緯を話してくれました。

彼女は、看護師になって25年間の経験を積むなかで、看護師としての
使命が果たせていないことにずっと失望を感じていました。その使命こそ、
彼女がそもそも看護師になりたいと考えるきっかけだったにもかかわらず。

彼女は、看護師のあるべき理想の姿として、フローレンス・ナイチン
ゲールの人生の歩みをなぞるように生きてきました。長年のあいだ、さま
ざまな場面で、いつも自分の看護師としての理想が妥協を強いられる経験
を重ねた結果、彼女は退職して他の仕事を探す決心をしました。その後、
彼女はたまたまオープンダイアローグのチームと連絡をとり合うようにな
り、そのチームで働きはじめました。そして対人支援にかかわる実践のト
レーニングに取り組みました。

彼女は発表のなかで、「この4年間で何もかもが変わった」と語りました。
つまりその期間に、彼女は、自分が看護師になろうと決めたそもそもの動
機が間違っていなかったことを確信したのです。対話実践のなかで、自分
が若い看護学生だったころに抱いていた理想のすべてを実現することがで
きるのではないかと感じました。

専門職に対して対話的に「心配事を取り上げる」トレーニングをする際、
トムはよく、驚きとも安堵ともとれるため息に出くわします。「本当に主
観的でもいいんですね!」と。

心配事はほかのすべての感覚同様、主観的なものであり、自己と他者、
誰にとっても主観的であるということについて話し合ったときに、その嘆
声が漏れました。

「いったい誰が、その〔主観的である〕権利を否定するんですか?」

トムがそう尋ねると、専門家たる者かくあるべしという、さまざまな内
的規範をめぐっての議論がひとしきり盛り上がりました。

対人支援を実践する人々は、打てば響くように応答する権利を否定されたり、自分たちの理想や価値観について妥協を強いられていると感じる必要はありません。誰もがただちに、その場の実践によって、多くの障壁を取り除くことができるのです。

　本書で私たちは、対話空間をもたらすやり方をちゃんと示すことができたでしょうか。たくさんの障壁を打ち倒すには、さまざまなレベルでの協働が必要なのです。持続可能な対話実践の文化を追求していくうえで、本書が希望の種をもたらすことになれば幸いです。

# 文 献

Aaltonen, J., Seikkula, J., & Lehtinen, K. (2011). The comprehensive open dialogue approach in Western Lapland. I.The incidence of non-affective psychosis and prodromal states, Psychosis, 3, 179-191-198.

Agnus, L., Levitt, H., & Hardtke, K. (1999). The narrative process coding system: Research applications and applications for therapy. Journal of Clinical Psychology, 50, 1244-1270.

Alanen, Y. (1997). Schizophrenia: Its origins and need-adapted treatment. London:Karnac.

Alanen, Y. (2009). Towards more humanistic psychiatry. Development of need-adapted treatment of schizophrenia group psychosis, Psychosis, 1, 156-166.

Alanen, Y., Lehtinen, K., Räkköläinen, V. & Aaltonen, J. (1991). Need-adapted treatment of new schizophrenic patients.Experiences and results of the Turku Project. Acta Psychiatrica Scandinavica, 83, 363-372.

American Psychiatric Association. (1987). Diagnostic and statistical manual of mental disorders (4th ed.). Washington, DC: Author. and conversations that make a difference. New York: Routledge/Taylor & Francis.

Andersen, T. (1991). The reflecting team: Dialogues and dialogues about the dialogues. New York: Norton.

Andersen, T. (1995). Reflecting processes: acts of forming and informing. In Friedman, S. (ed.). The reflecting team in action (pp. 11-37). New York: Guilford.

Andersen, T. (2007). Human participating: human 'being' is the step for human'becoming' in the next step, in H. Anderson and D. Gehart (eds.) Collaborative therapy. Relationships and conversations that make a difference. New York: Routledge/Taylor & Francis.

Anderson, H. (1997). Conversation, language, and possibilities. New York: Basic Books.

Anderson, H., & Goolishian, H. (1988). Human systems as linguistic systems: Preliminary and evolving ideas about the implications for clinical theory. Family Process, 27, 371-393.

Andreasen, N. (1989). Brain imaging: Applications in psychiatry. Washington: American Psychiatric Press.

Andreasen, N., Nopoulos, P., Magnotta, V., Pierson, R., Ziebell, S., & Ho, B-C. (2011). Progressive Brain Change in Schizophrenia: A Prospective Longitudinal Study of First-Episode Schizophrenia. Biological Psychiatry, 70, 672-679.

Aristotle. (2004). Nicomachean Ethics. Translated by J.A.K. ThompsonFurther revised edition. St Ives: Penguin Books.

Arnkil, E. (1992). Sosiaalityön rajasysteemit ja kehitysvyöhyke. (The systems of boundary and the developmental zone of social work. English summary.) Jyväskylä Studies in Education, Psychology and Social Research 85. Jyväskylä: University of Jyväskylä.

Arnkil, R. (2008). In Search of Missing Links in Disseminating Good Practice -Experiences of a Work Reform Programme in Finland. International Journal of Action Research. Vol. 4, Issue 1+2, 39-62.

Arnkil, R., & Spangar, T. (2011). Open and integrated peer-learning spaces in municipal development. In Alasoini, et. al. (2011) Linking Theory and Practice-Learning Networks at the Service of Workplace Innovation. TEKES. Finland.

Arnkil, T. E., & Eriksson, E. (1995). Mukaan meneminen ja toisin toimiminen. Nuorisopoliklinikka verkostoissaan. (Feeling alike and acting differently. The adolescent clinic and its networks. English summary.) Stakes. Tutkimuksia 51. Saarijärvi.

Arnkil, T. E., & Eriksson, E. (1996). Kenelle jää kontrollin Musta Pekka -kortti? Sosiaalitoimisto verkostoissaan. (Who is going to have the Old Maid card of the control game? Social welfare office in its networks. English summary.) Stakes. Tutkimuksia 63. Jyväskylä.

Autio, P. (2003). Indoktrinaatio avoimen dialogin hoitomallissa. Pro gradu tutkielma. Joensuun yliopisto. Psykologian laitos.

Bakhtin, M. (1981). Dialogic imagination. Austin: Texas University Press.

Bakhtin, M. (1984). Problems of Dostoevsky's poetics. Minneapolis: University of Minnesota Press.

Bakhtin, M. (1986). Speech genres and other late essays. Austin: University of Texas Press.

Bakhtin, M. (1990). Art and answerability. Austin: University of Texas Press.

Bakhtin, M. (1993). Toward a philosophy of the act. Austin. University of Texas Press.

Barbui, C., Cipriani, A., Patel, V., Ayuso-Mateos, JL., & van Ommeren, M. (2011). Efficacy, of antidepressants and benzodiazepines in minor depression: systematic review and meta-analysis. The British Journal of Psychiatry 198, 11-16.

Bateson, G. (1972). Steps to an ecology of mind. New York: Ballantine Books.

Biesel, K., & Wolff, R. Aus Kinderschutzfehlern lernen. Eine Dialogisch-Systemische Rekonstruktion des Falles Lea-Sophie. Forthcoming March 2014.

Bourdieu, P. (1998). Practical reason: On the theory of action. Cambridge: Polity Press.

Bourdieu, P., & Wacquant, L. (2002). An Invitation to Reflexive Sociology. University of Chicago Press and Polity.

Bråten, S. (2007). On being moved: From mirror neurons to empathy. Amsterdam: John Benjamins Publishing.

Buber, M. (1958). I and Thou. Translated by Ronald Gregor Smith. New York: Charles Scribner's Sons.

Burnyeat, MF. (1990). The Theaetetus of Plato, with a translation by Jane Levett, Hackett: Indianapolis.

Conklin, J. (2006). Dialogue Mapping: Building Shared Understanding of Wicked Problems. Chichester: John Wiley & Sons Ltd.

Crowley, T. (2001). Bakhtin and the history of language. In K. Hirschkop & Shepherd, D. (eds.) Bakhtin and cultural theory. Second edition. (pp. 177-200). Manchester: Manchester University Press.

De Hert, M., Correll, C., & Cohen, D. (2010). Do antipsychotic medications reduce or increase mortality in schizophrenia? A critical appraisal of the FIN-11 study. Schizophrenia Research 117, 68-74.

de Bono (http://www.debonothinkingsystems.com/tools/6hats.htm)

Donati, P. (2011). Relational sociology. A New Paradigm for the Social Sciences. London: Routledge.

Doolan, M. (2002). Establishing an Effective Mandate for Family Group Conferences. In Faureholm & Pedersen (ed.) 2002: Demokratisering af det sociale arbejde med familier. Rapport fra Nordisk konference on familierådslagning 15-16. marts 2002 i København, 9-17.

Eriksson, E., & Arnkil, T.E. (2009). Taking up one's worries. A handbook on early dialogues. National Institute for Health and Welfare. Guide 1. Jyväskylä: Gummerus Printing.

Fivaz-Depeursinge, E., Fvez, N., Lavanchy, C., de Noni, S., & Frascalo, F. (2005). Four month olds make triangular bids to father and mother during trialogue play with still face. Social Development, 14, 361- 378.

Folgeraither, F. (2004) Relational social work: toward networking and societal practices. London: Jessica Kingsley.

Foucault, M. (1980). Power/knowledge. Selected interviews and other writings 1972-1977. Ed. C. Gordon. New York: Pantheon.

Foucault, M. (1983). «Un système fini face à une demande infinie » (entretien avec R. Bono *), in Sécurité sociale: l'enjeu, Paris, Syros, 39-63. (The interview is available at http://1libertaire.free.fr/MFoucault276.html)

Freire, P. (2006). Pedagogy of the Oppressed, 30th Anniversary ed. (Original English 1970). New York: Continuum.

Friis, S., Larsen, TK., & Melle, I. (2003). Terapi ved psykoser. Tidsskriftet for Norsk Lægeforening, 123, 1393.

Gal'perin. P. Ya. (1969). Stages in the development of mental acts. In M. Cole & I. Maltzman (eds.), A handbook of contemporary Soviet psychology (pp. 249-273). New York: Basic Books.

Ghali, W., & Sarigous, P. (2002). The evolving paradigm of evidence-based medicine. Journal of Evaluation in Clinical Practice, 8, 2, 109-112.

Gibson, J.J. (1979). The Ecological Approach to Visual Perception. Hillside, NJ: Lawrence Erlbaum Inc Publisher.

Gilbert, P., Harris, J., McAdams, L. A., & Jeste, P. (1995). Neuroleptic withdrawal in schizophrenic patients. A

文献

review of literature. Archives of General Psychiatry, 52, 173-188.

Guregard, S., & Seikkula, J. (2013). Establsihing a therapeutic relationship with the refugee family. Contemporary Family Therapy. doi 10.1007/ s10591-013-9263-5.

Haarakangas, K. (1997). Hoitokokouksen äänet. (The voices in treatment meeting. A dialogical analysis of the treatment meeting conversations in family-centred psychiatric treatment process in regard to the team activity.) Diss. English Summary. Jyväskylä Studies in Education, Psychology and Social Research. 130.

Harrow, M., & Jobe, T. H. (2013). Does Long-Term Treatment of Schizophrenia With Antipsychotic Medications Facilitate Recovery? Schizophrenia Bulletin. 2013 Mar 19.

Heino, T. (2009). Family Group Conference from a Child Perspective. Nordic research report. Reports 9. Helsinki: National Institute for Health and Welfare.

Ho, B-C, Andreasen, N., Ziebell, S. Pierson, R., & Magnotta, V. (2011). Long-term Antipsychotic Treatment and Brain Volumes.A Longitudinal Study of First-Episode Schizophrenia. Arch Gen Psychiatry. 2011; 68(2), 128-137.

Hoffman, L. (2002). Family therapy: An intimate history. New York: Norton.

Holma, J. (1999). The search for a narrative. Investigating acute psychosis and the Need-Adapted treatment model from the narrative viewpoint. Jyväskylä Studies in Education, Psychology and Social Research, 150.

Hornby, N. (1998). About a boy. London: Collanz.

Hrdy, S. (2009). Mothers and Others: The Evolutionary Origins of Mutual Understanding. Belknap Press.

Imber-Black, E. (1998). Families and Larger Systems. A Family Therapist's Guide Through the Labyrinth. New York, London: The Guilford Press.

Insel, T. (2013). Antipsychotics: Taking the long view. http://www.nimh.nih.gov/about/director/2013/ antipsychoticstaking-the-long-view.shtml[20.9.201313:57:37]

Jackson, C., & Birchwood, M. (1996). Early intervention in psychosis: Opportunities for secondary prevention. British Journal of Clinical Psychology, 35, 487-502.

Joukamaa, M., Heliövaara, M., Knekt, P., Aromaa, A., Raitasalo, R., & Lehtinen, V. (2006). Schizophrenia, neuroleptic medication and mortality. BJP 2006, 188:122-127. version at doi: 10.1192/bjp.188.2.122

Keränen, J. (1992). The choice between outpatient and inpatient treatment in a family centred psychiatric treatment system. Diss. English summary.

Jyväskylä Studies in Education, Psychology and Social Research, 93, 124-129.

Kissling, W., & Leucht, S. (2001). Results of treatment of schizophrenia: Is the glass half full or half empty. International Clinical Psychopharmacology, 14(Suppl 3), S11-S14.

Kokko, R-L. (2003). Asiakas kuntoutuksen yhteistyöryhmässä. Institutionaalisen kokemisen jännitteitä. Helsinki: Kuntoustussäätiö, Tutkimuksia 72/2003.

Kokko, R-L. (2006). Tulevaisuuden muistelu. Ennakointidialogit asiakkaiden kokemina. (Recalling the future. Anticipation dialogues experienced by clients). Helsinki:STAKES.

Koskimies, M., Pyhäjoki, J., & Arnkil, T.E. (2012). Hyvien käytäntöjen dialogit. Opas 24. Tampere: Terveyden ja hyvinvoinnin laitos.

Laitila, A., Aaltonen, J., Wahlström, J., & Agnus, L. (2001). Narrative process coding system in marital and family therapy: An intensive case analysis of the formation of a therapeutic system. Contemporary Family Therapy, 23, 309-322.

Latour, B. (1987). Science in action. How to follow scientists and engineers through society. Tenth printing 2002. Cambridge, Mass: Harward University Press.

Latour, B. (1988). Politics of explanation:an Alternative. In Woolgar, S. (ed.): Knowledge and Reflexivity. New Frontiers in Sociology. Bristol: Sage publications. 155-176.

Lehman, A., Kreyenbuhl, J., Buchanan, R., Dickerson, F., Dixon, L., Goldberg, R. mfl. (2003). The Schizophrenia Patient Outcome Research Team (PORT). Updated treatment recommendations 2003. Schizophrenia Bulletin, 30(2), 193-217.

Leont'ev, A.N. (1981). Problems of the Development of the Mind (original 1959), Trans. M. Kopylova) Moscow: Progress Publishers.

Lévinas, E. (2004). Totality and Infinity: An Essay on Exteriority. Translated by Alphonso Lingis. Pittsburgh: Duquesne University Press.

Linell, P. (1998). Approaching dialogue. Talk, interaction and contexts in dialogical perspectives. Amsterdam: John Benjamins.

Linell, P., Gustavsson, L., & Juvonen, P. (1988). Interactional dominance in dyadic communication: A presentation of initiative-response analysis. Linguistics, 26, 415-442.

Lowe, R. (2005). Structured methods and striking moments. Using question sequences in 'living' ways. Family Process 44: 65-75.

Luckman, T. (1990). Social communication, dialogue and conversation. In I. Markova & K. Foppa (eds.), The dynamics of dialogue (pp. 45-61). London: Harvester.

Malmberg-Heimonen, I. (2011). The effects of family groups conferences on social support and mental health for longer-term social assistance recipients in Norwya. The British Journal of Social Work vol. 41, 949-967.

Marková, I., & Foppa, K., (eds.). (1990). The Dynamics of Dialogue. Hemel Hempstead: Harvester Wheatsheaf.

Marková, I., Linell, P., Grossen, M., &Salazar-Orvig, A. (2007). Dialogue in Focus Groups: Exploring Socially Shared knowledge. London: Equinox.

Marková, I. (1990). Introduction. In I. Markova & K. Foppa, The Dynamics of dialogue. (pp. 1-22). Hertforshire: Harvester & Wheatsheaf.

Maturana, H.,& Varela, F.(1980). Autopoiesis and Cognition. Dordrecht: Reidel.

Mortensen, B. (2007). Børneperspektiveti familierådslagning. Styrelsen for Specialrådgivning og Social Service. Odense. www.servicestyrelsen.dk

New schizophrenic patients: Experiences and results of the Turku Project. Acta.

Nowotny, H., Scott, P., & Gibbons, M. (2002). Re-thinking science: Knowledge and the public in an age of uncertainty. Malden, MA: Blackwell Publisher.

Pawson, R. (2008). Invisible Mechanisms. Evaluation Journal of Australasia, Vol.8, No 2, 3-13.

Perticari, P. (2008). La scuola che non c'è. Riflessioni e esperienze per un insegnamento aperto, inclusivo e universalità. Il caso del 2° Istituto comprensivo di Brescia. Roma: Armando Editore.

Peuranen, E. (1980). Bahtinin sosiologinen poetiikka. [Bakhtin's sociological poetics]. Kulttuurivihkot, 8, 17-27.

Pigott, E., Leventhal, M., Alter, G., & Boren, J. (2010). Effectiveness of Antidepressants: Current Status of Research. Psychotherapy and Psychosomatics 2010; 79: 267-279.

Polanyi, M. (1958). Personal Knowledge: Towards a Post-Critical Philosophy. Chicago: University of Chicago Press.

Porges, S. (2011). The polyvagal theory: Neurophysiological foundations of emotions, attachment, communication, self-regulation. New York: Norton.

Quillman, T. (2011). Neuroscience and therapists self-disclosure: Deepening right brain to right brain communication between therapist and patient. Clinical Social Work Journal, 40, 1-9.

Rittel, H. (1972). On the Planning Crisis: Systems Analysis of the 'First and Second Generations'. Bedriftsekonomen, Vol. 8, 1972.

Räsänen, E., Holma, J., & Seikkula, J. (2012). Constructing Healing Dialogues in Group Treatment for Men who have used Violence against Their Partners. Social Works in Mental Health, 10:2, 127-145.

Sachs, D., & Shapiro, S. (1976). On parallel processes in therapy and teaching. Psychoanalytic Quarterly, 45 (3), 394-415

Saikku, P. (2006). Asiakasyhteistyötä uudella lailla. Kuntotuksen asiakasyhteistyön arviointia. STH Selvityksiä 2006:47.

Schore, A. (2009). Right brain affect regulation: An essential mechanism of development, trauma, dissociation, and psychotherapy. In D. Fosha & D. Siegel (eds.) The healing power of emotion: Affective neuroscience, development & clinical practice (pp. 112-144). New York: Norton.

Schwartzman, H., & Kneifel, A. (1985). How the child care system replicates family patterns. In. J. Schwartzman (ed.), Families and other systems (pp. 87-107). New York: Guilford.

Seikkula, J. (1991). Perheen ja sairaalan rajasysteemi potilaan sosiaalisessa verkostossa. Jyväskylä Studies in Education, Psychology and Social Research, 80.

Seikkula, J. (1995). From monologue to dialogue in consultation with larger systems. Human Systems, 6, 21-42.

Seikkula, J. (2002). Open dialogues with good and poor outcomes for psychotic crises: Examples from families with violence. Journal of Marital and Family Therapy, 28, 263-274.

Seikkula, J. (2011). Becoming dialogical: Psychotherapy or a way of life? The Australian and New Zealand Journal of Family Therapy, 32, 179-193.

Seikkula, J., & Sutela, M. (1990). Coevolution of the family and the hospital: The System of Boundary. Journal of Strategic and Systemic Therapies. 9, 34-42.

Seikkula, J., Aaltonen, J., Kalla, O., Saarinen, P., & Tolvanen A. (2012). Couple therapy in therapy for depression within a naturalistic setting in Finland: a two-year randomized trial. Journal of Family Therapy, (2012 ) doi: 10.1111/j.1467-6427.2010.00498.x.

Seikkula, J., &. Trimble, D. (2005). Healing elements of therapeutic conversation: Dialogue as an embodiment of love. Family Process, 44, 461-475.

Seikkula, J., Aaltonen, J., Alakare, B., Haarakangas, K., Keränen, J., & Sutela, M. (1995). Treating psychosis by means of open dialogue. In Friedman, S. (ed.) The Reflective process in action. New York. Guilford Publication.

Seikkula, J., Alakare, B., & Aaltonen, J. (2011a). The Comprehensive Open-Dialogue Approach in Western Lapland: II. Long-term stability of acute psychosis outcomes in advanced community care. Psychosis. 3, 192-204.

Seikkula, J., Alakare, B., Aaltonen, J., Haarakangas, K., Keränen, J., & Lehtinen, K. (2006). 5 years experiences of firstepisode non-affective psychosis in Open Dialogue approach: Treatment principles, follow-up outcomes and two case analyses. Psychotherapy Research, 16, 214-228.

Seikkula, J., Alakare, B., Aaltonen, J., Holma, J., Rasinkangas, A., & Lehtinen, V. (2003). Open Dialogue approach: Treatment principles and preliminary results of a two-year follow-up on first episode schizophrenia. Ethical Human Sciences and Services. 5(3), 163-182.

Seikkula, J., Laitila, A., & Rober, P. (2011b). Making sense of multifactor dialogues. Journal of Marital and Family Therapy. doi: 10.1111/j.1752-0606.2011.00238.x.

Selvini-Palazzoli, M., Boscolo, L., Cecchin, G., & Prata, G. (1978). Paradox and counterparadox. New York: Jason Aronson.

Seppänen-Järvelä, R., & Karjalainen, V. (eds.) (2006). Kehittämistyön risteyksiä. Terveyden ja hyvinvoinnin laitos. Helsinki.

Shadish, W., Ragsdale, K., Glaser, R., & Montgomery, L. (1995). The efficacy and effectiveness of marital and family therapy: A perspective from metaanalysis. Journal of Marital and Family Therapy, 21, 345-361.

Shotter, J. (1993). Conversational realities: Constructing life through language. London: Sage.

Stanton, A., & Schwartz, M. (1954). The mental hospital. New York: Basic Books. Stern, D. (2004). The present moment in psychotherapy and everyday life. New York: Norton

Stern, S., Doolan, M., Staples, E., Szmukler, G., & Eisler, I. (1999). Disruption and reconstruction: Narrative insights in to the experience of family members caring for a relative diagnosed with serious mental illness. Family Process, 38, 353-369.

Stiles, B., Osatuke, K., Click, M., & MacKay, H. (2004). Encounters between internal voices generate emotion: An elaboration of the assimilation model. In H. Hermans & C. Dimaggio (eds.), The dialogical self in psychotherapy (pp. 91-107). New York: Brunner/Routledge.

Surakka, V. (1999). Contagion and modulation of human emotions. Acta Universitatis Tamperensis; 627. Tampere: Tampereen yliopisto.

Svedberg, B., Mesterton, A., & Cullberg, J. (2001). First-episode non-affective psychosis in a total urban population: a 5-year follow-up. Social Psychiatry, 36.332-337.

Swartz, S. D. (1994). Issues in the analysis of psychotic speech. Journal of Psycholinguistic Research, 23, 29-44.

Tiihonen, J., Lönnqvist,J., Wahlbeck,K., Klaukka,T., Niskanen,L., Tanskanen,A., & Haukka, J. (2009). 11-year followup of mortality in patients with schizophrenia: a population-based cohort study (FIN11 study) Lancet www.thelancet.com Published online July 13, 2009 doi: 10.1016/S0140-6736(09)60742-X.

Tomasello, M., Carpenter, M., Call, J., Behne, T., Moll, H. (2005). Understanding and sharing intentions: The origins of cultural cognition. Behavioral and Brain Sciences, 28, 675-691.

Trevarthen, C. (1990). Signs before speech. In T.A. Seveok & J. Umiker-Sebeok (eds.), The semiotic web (pp. 689-755). Amsterdam: Mouton de Gruyter.

Trevarthen, C. (1992). An infant's motives for speaking and thinking in the culture. In Wold, A. (ed.) The dialogical alternative: Towards a theory of language and mind (pp. 99-137). Oslo: Scandinavian University Press.

Trevarthen, C. (2011). Born For Art, and the Joyful Companionship of Fiction. In D. Narvaez, J. Panksepp, A. Schore & T. Gleason (eds.) Human Nature, Early Experience and the Environment of Evolutionary Adaptedness. Oxford University Press.

Trimble, D. (2000). Emotion and voice in network therapy. Netletter. 7(1), 11-16.

Upshur, R. (2002). If not evidence, thenwhat? Or does medicine really need a base. Journal of Evaluation in Clinical Practice, 8, 2, 113-119.

Voloshinov, V. (1996). Marxism and the philosophy of language. Cambridge: Harvard University Press.

Vygotski, L. (1972) Thought and language.Cambridge MA: MIT Press.

Vygotski, L. (1981). The development of higher forms of attention in childhood. In J. Wertsch, J. (ed.) The concept of activity in Soviet psychology. (pp. 189-240). New York: M.E. Sharp Inc.

Wagner, J. (2007). Fångad av samtal. In H. Eliassen & J. Seikkula (eds.) Reflekterande prosesser i praksis (pp. 206-222). Oslo: Universitetsforlaget.

Wertsch, J. (1985). Vygotsky and social formation of mind. Cambridge: Harvard University Press.

Wertsch, J. (1991). Voices of the Mind: A sociocultural approach to mediated action. Harvard University Press.

Whitaker, R. (2010). Anatomy of an epidemic. Magic bullets, psychiatric drugs, and the astonishing rise of mental illness in America. New York, NY: Crown.

Wolff, R. (2010). Aus Fehlern lernen. Qualitätsmanagement im Kinderschutz http://www.fruehehilfen.de/fileadmin/user_upload/fruehehilfen.de/pdf/Anlage_10_Wolff.pdf

Wunderink, L., Nieboer, R. M., Wiersma, D., Sytema, S.,& Nienhuis, F. J. (2013). Recovery in Remitted First-Episode Psychosis at 7 Years of Follow-up of an Early Dose Reduction/Discontinuation or Maintenance Treatment Strategy: Long-term Follow-up of a 2-Year Randomized Clinical Trial. JAMA Psychiatry. 2013 Jul 3. [Epub ahead of print]

# 索引

## あ行

アーンキル, T……48, 76, 124, 248
アーンキル, R……277
アアルトネン, Y……98, 105
アドバイスはしない……134
『アバウト・ア・ボーイ』……179
アラネン, Y……98, 116
「あれかこれか」型のリアリティ……200
「あれでもなくこれでもなく」型のリアリティ……201
「あれもこれも」型のリアリティ……200
アンティカイネン, S……68
アンドリアセン, N……304
暗黙知……269
　　対話における——……238
一人称で話す……220
「今ここ」……181
　　——に居合わせるためのガイドライン……217
意味上の優位性……236
インターネット普及による変化……326
ヴィゴツキー, L……207
ヴォロシノフ, V……182, 196
ウィタカー, R……45
エビデンスという残りかす……318
エリクソン, E……76, 142
円環的質問法……234
応答……204, 224
　　——がないこと以上に恐ろしいことはない……
　　　191, 204, 243
　　——のしかたを分析する……235
　　モノローグ的発言に対する——……205
オープンダイアローグ……40
　　——の研修……255
　　——の事例（ヴェロニカ）……92
　　——の事例（リサ）……40
　　——の調査……113
　　——の7つの原則……106
　　——の三大原則……118
　　——を評価できる調査……290
　　システムとしての——……103
　　思想としての——……101
思いついたことを口にする場……279

## か行

隠し立ては一切しない……232
家族システムへの介入……90
家族の言葉で応答する……233
家族療法への挑戦……100
カップルセラピー……293
間主観的な知……208
感情……155
　　——は感染する……154
ガルペリン, P・J……72, 155
危機介入チーム……41, 91, 248
記述的な研究……310
客観主義の追求……150
境界を越えるアート……61
共進化……76, 154
共同責任は無責任……148
共有言語……181, 231
クライアント……35
　　——が対話に参加する……160
　　——のいないところでは話さない……256
ケース特化チーム……166
ケロプダス病院……97
研究デザイン……43, 288
幻覚について話しはじめたら……226
言語的多様性……168, 192
声……194
　　——のトーン……82, 125, 158
コクラン・ライブラリー……298
コッコ, R-L……148
コラボレイティブ・アプローチ……99
根拠にもとづく医療（EBM）……298, 313

## さ行

サイロシステム……60
殺人犯との対話……177
三項関係から三者関係へ……209
指示的言語……238, 243

システム論的家族療法……89, 101
疾患モデル……111
社会的言語……168, 192
社交ネットワーク……108
主観的……130, 132, 329
象徴的言語……238
心配事……66
　　——が対話を閉ざす……67
　　——の取り上げ方……68
　　——の事例（ユッカの母親）……68
　　——の事例（リーサの母親）……70
　　——に対処するための10のルール……79
　　——を取り上げる研修……251
心配のゾーン尺度……143, 267
心配のプロ……77
心理的連続性……112
心理療法への挑戦……100
実現しそうな希望……128
すきまの領域……153
スターン, D……202
精神病的発話……120, 226
　　——の事例（アニータ）……228
精神病未治療期間（DUP）……292
セイックラ, J……88, 124, 224, 248, 290
専門家……35, 47
　　——自身の問題を打ち明ける……78
　　——どうしのせめぎ合い……146
　　——にとっての3つのリアリティ……200
　　——はなぜ対話ができないか……189
　　——より周囲の素人……259
戦略……66
　　——に成り下がらないために……81
　　——的な介入から離れる……89
早期の開かれた連携……250
早期介入のための10原則……263
相互学習……207
即時対応……107
存在の一回性への参画……191

## た行

対話を促すためのガイドライン……119
対話主義……115, 324

——は方法論ではない……188
対話スペースの創出……91
他者……169
　　——の他者性……38, 174
　　——を無条件に受け入れる……170
他者性……36, 320
多職種グループ……249
タスクの割り当て……148
ダイアローグ的な対話……238
第3のリアリティ……201
チャドウィック, P……174
治療ミーティング……98, 116
沈黙の瞬間……220
デブリーフィング・チーム……106
トレヴァーセン, C……209, 220
同型パターン……152
同型性……156
ドストエフスキー……37, 195

## な行

ナラティヴ・プロセス・コーディングシステム
　……239
ニーズ適合型治療……97
ノヴォトニー, H……316

## は行

ハーラカンガス, K……97, 234
発達の最近接領域……207
バフチン, M……73, 101, 171, 191, 208
非戦略的に振る舞う……142
開かれた質問……117
ピア・ラーニング……273
フーコー, M……149, 266, 315
　　——の「装置」……315
ファシリテーター……53, 128
ファミリーグループ・カンファレンス……261
不確かさに耐える……113, 199
フレイレ, P……207
フロネシス……84
ブーバー, M……203, 205
ブルデュー, P……74
ブレシア第二小学校……48, 183

索引

文脈依存性……316
ブイマラ……277
平均値は何も教えてくれない……301
ベイトソン, G……146
ボノの帽子……144
ポランニー, M……269
ポリフォニー……36, 102, 189
　　垂直的──198
　　水平的──198
ポリフォニックな生……37, 195

## ま行

マニュアル信奉者……190
ミクロコスモス……281
ミーティングの見直し方……245
未来語りダイアローグ……50, 123
　　──の構成……126
　　──の事例（アンナ）……51
　　──のセッションのポイント……128
未来を思い出す……51, 136, 163
未来をツールにする……135
ミラノ派家族療法……90, 101
メンバーの選び方（ミーティング）……109
モノローグ的な対話……237
「問題」とは……108

## や行

薬物偏重の時代……44
やっかいな問題……59
やりとり上の優位性……236
「良き実践の対話」……271
予後不良事例における対話……241
弱い説明……311

## ら行

ラトゥール, B……151, 311, 315
　　──の「翻訳」……315
ランダム化比較試験（RCT）……289
　　──偏重の弊害……298
リフレクティング……41, 120, 219, 231
リフレクティング・チーム……99
量的優位性……236
レヴィナス, E……38, 73
ロウェ, R……204

## わ行

ワグナー, J……177
〈我－それ〉関係……203
〈我－汝〉関係……203

## 監訳者あとがき

　異例に長い「まえがき」（日本語版解説）を書き終えて、過去のメールをたどってみたら、本書の翻訳権を獲得したとの報せがあったのが、2014年12月17日のことでした。あれから実に4年半の歳月が流れたわけです。単行本一冊分の翻訳は初めてのことですが、それにしても大変な作業でした。私もこれまで、少なからぬ本を手がけてきましたが、これほど時間と手間をかけた本づくりは空前であり、おそらくは絶後でしょう。

　必ずしもわかりやすいとは言い難い原文を、なんとか一読して意味のとれる日本語にするべく、悪戦苦闘が続きました。大阪大学や筑波大学の教員や学生の尽力もあり、下訳までは比較的スムーズに進んだのですが、その後の全面改稿とブラッシュアップ作業はほぼ私ひとりで手がけたために、このような遅延を招いてしまいました。本書の翻訳を待ちわびていた読者の皆様にはお詫びしたいと思います。

　2017年8月には、私自身が不摂生から深部静脈血栓症で10日間ほどの入院治療を受けるというアクシデントもありました。さいわい軽症で済んだため、この直後に予定されていた家族療法学会はつつがなく終えることができました。あまり大きな声では言えませんが、実はこの入院期間中に、かなり翻訳作業を進められたのは不幸中の幸いでした。まとまって作業に集中できる時間がとれないことが、翻訳の遅れた最大の原因だったわけなので。

　わかりやすい日本語にする仕事は、医学書院の白石正明さんとフリー編集者の川口達也さんの厳しいツッコミを受けながら、おおよそ二巡しまし

た。翻訳をされたことのある方は共感していただけると思いますが、この作業には実質的に「終わり」はありません。どれほどスムーズな日本語に置き換えたつもりでいても、読み返すたびにアラが見つかってしまうからです。なので、2019年5月の連休中の作業をもって、一段落つけることにしました。

　これでおしまいにしても良かったのですが、そう簡単に無罪放免とはいきませんでした。白石さんからは、解説を兼ねたまえがきの執筆を強く勧められていたからです。本書は間違いなく、オープンダイアローグの原典として、長く読みつがれることになるでしょう。ただ先述したとおり、必ずしもわかりやすい本ではありません。内容は素晴らしいのに、無駄に難解な印象を持たれてしまうのはもったいない。かくして、各章ごとの要約と解説がつくという、われながらサービス過剰な本となりました。


　苦労したのは私ひとり、みたいな書きぶりですみません。もちろん本書の成立には、じつに多くの人の協力がありました。特に翻訳に際しては、大阪大学と筑波大学のチームに次々頁に示したとおり担当していただきました。翻訳作業を担当された皆様に深く感謝いたします。特に村上靖彦先生には、ご多用中のところ、大阪大学の翻訳チームをとりまとめていただくなどのご尽力をいただきました。また翻訳以外の機会でも、対談やシンポジウムなどで貴重なアイディアやヒントを数多くいただきました。ここに記して感謝いたします。

　原著者であるヤーコ・セイックラ氏とトム・アーンキル氏には、会うたびに激励され、本書にODNJP（オープンダイアローグ・ネットワーク・ジャパン）による日本版ガイドラインを付けることも快く許諾していただきました。トム氏にはこのほか、本書のために新たに書き下ろしたテキス

トもご提供いただき、今回の出版にはあいにく間に合いませんでしたが、第二版以降の掲載は了承していただきました。記して感謝いたします。

　最後に、本書完成の最大の功労者である医学書院の白石正明さんに感謝を捧げたいと思います。白石さんは、そもそも私がオープンダイアローグにはまりはじめた当初から、ずっと応援してくれていましたが、本書でも翻訳権の取得にはじまって、遅々として進まない翻訳作業にも辛抱強くつきあっていただきました。一転、翻訳のブラッシュアップに際しては、曖昧な箇所、わかりにくい箇所を容赦なく指摘していただきました。おかげさまで、おそらくは原著以上にわかりやすく、包括的な内容の本に仕上がったと思います。ありがとうございました。

　2019年7月

斎藤　環

## 訳 者 一 覧

### 第1～5章

| | |
|---|---|
| 泉龍太郎 | 日本大学大学院総合社会情報研究科 |
| 宇佐見和哉 | 新宿ゲートウェイクリニック |
| 大井雄一 | 筑波大学医学医療系 |
| 大谷保和 | 筑波大学医学医療系 |
| 大滝優 | 筑波大学医学医療系 |
| 大橋洋綱 | 筑波大学医学医療系 |
| 金子秀敏 | 総武病院 |
| 笹原信一朗 | 筑波大学医学医療系 |
| 重光章鈞 | 牛久愛和総合病院 |
| 商真哲 | 浦和神経サナトリウム |
| 鈴木瞬 | SNCメンタルヘルス・産業医事務所 |
| 道喜将太郎 | 筑波大学医学医療系 |
| 平井康仁 | 平井康仁産業医事務所 |
| 堀大介 | 筑波大学医学医療系 |
| 森田展彰 | 筑波大学医学医療系 |

### 第6章

| | |
|---|---|
| 山森裕毅 | 大阪大学COデザインセンター 特任講師 |

### 第7章

| | |
|---|---|
| 篠塚友香子 | 大阪大学大学院人間科学研究科 修了生 |

### 第8章

| | |
|---|---|
| 佐藤桃子 | 島根大学人間科学部 講師 |

### 第9章

| | |
|---|---|
| 野島那津子 | 大阪大学大学院人間科学研究科 助教 |

### 第10章

| | |
|---|---|
| 佐藤桃子 | 島根大学人間科学部 講師 |
| 野島那津子 | 大阪大学大学院人間科学研究科 助教 |

＊第1～5章を担当した筑波大学チームは、章ごとの分担ではなかったので、五十音順に氏名を並べた。

＊第6～10章は、村上靖彦教授（大阪大学大学院人間科学研究科）のご協力をいただいた。

## 著者紹介

**ヤーコ・セイックラ**（Jaakko Seikkula）

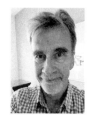

ユヴァスキュラ大学心理学部教授。臨床心理士。オープンダイアローグ・ネットワーク・ジャパン（ODNJP）名誉会員。1980年代からフィンランド西ラップランド地方のケロプダス病院で、オープンダイアローグの開発に関わり、現在はその実践ならびに理論的主導者として後進の指導に取り組むかたわら、数多くの著作、論文を発表している。

**トム・アーンキル**（Tom Erik Arnkil）

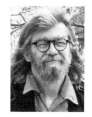

フィンランド国立保健福祉研究所教授。ヘルシンキ大学社会政策学准教授。オープンダイアローグ・ネットワーク・ジャパン（ODNJP）名誉会員。さまざまな支援の現場における多職種連携のあり方を研究するなかで、未来語りダイアローグを開発し、セイックラ氏とも共同研究を行ってきた。

## 監訳者紹介

**斎藤環**（さいとう・たまき）

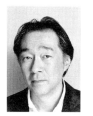

1961年岩手県生まれ。精神科医。筑波大学医学医療系社会精神保健学教授。オープンダイアローグ・ネットワーク・ジャパン（ODNJP）共同代表。専門は思春期・青年期の精神病理学。主な著書に『社会的ひきこもり』PHP新書、『世界が土曜の夜の夢なら』（角川書店、第11回角川財団学芸賞）、『オープンダイアローグとは何か』（著訳、医学書院）、『まんが やってみたくなるオープンダイアローグ』（水谷緑氏との共著、医学書院）他多数。『心を病んだらいけないの？』（與那覇潤氏との共著、新潮選書）で第19回小林秀雄賞を受賞。

オープンダイアローグ・ネットワーク・ジャパン
（ODNJP）

# オープンダイアローグ
# 対話実践のガイドライン

第1版

［目次］

1 このガイドラインが目指すもの

2 オープンダイアローグの7つの原則

3 対話実践の12の基本要素

4 さあ、対話をはじめよう
　　──導入、聞くことと話すこと、リフレクティング、しめくくり

5 振り返りのためのチェックリスト

6 研修や指導、スーパーヴィジョンの
　ためのガイドライン

7 「対話を対話的に学ぶ」ためのワーク例

# 1 このガイドラインが目指すもの

　1984年8月27日。この日は、オープンダイアローグの歴史にとって、特別な日になりました。

　この日、オープンダイアローグ発祥の地であるケロプダス病院で、ある取り決めが交わされました。それは「クライアントのことについて、スタッフだけで話すのをやめる」という、とてもシンプルな取り決めでした[1]。

　この日を境に、治療ミーティングは原則として、クライアントらと複数スタッフでなされることになりました。対話そのものがクライアントとともに治療方針を決めていく場所となり、治療スタッフだけで方針を決める場は不要になりました。この一日で、何もかもが変わったのです。

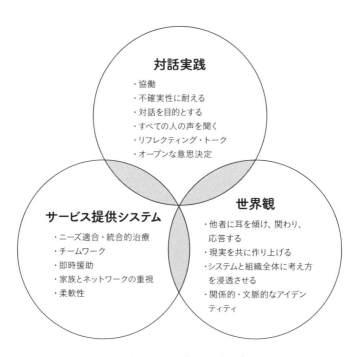

オープンダイアローグの3つの側面[2]

---

1 ODNJP主催 ヤーコ・セイックラ氏、ビルギッタ・アラカレ氏講演会「創始者が語るオープンダイアローグ──誕生の物語と未来への可能性」(2017年8月20日、東京大学安田講堂)より。
2 ミア・クルティ、カリ・ヴァルタネン「オープンダイアローグ入門」(オープンダイアローグ・トレーニングコース──ダイアローグ実践の基礎コース、2017年資料)などにもとづきます。

付録
オープンダイアローグ 対話実践のガイドライン

オープンダイアローグは単なる「技法」ではありません。それが主として「統合失調症のケア手法」として発展してきたのは事実ですが、この言葉には現在、3つの側面があるとされています。すなわち、オープンダイアローグはこの地域の精神医療の「サービス提供システム」であり、「対話実践」の技法であり、その背景にある「世界観」を意味する場合もあります。

ケロプダス病院のスタッフであるミア・クルティさんがはじめて日本での講演会に登壇した際、私たちに問いかけた言葉を覚えています。「あなたがたは、何を変えたくてオープンダイアローグを学ぶのですか？」。

よいサービスを提供したい、すぐれた治療者になりたい、さまざまな思いが去来しました。本ガイドラインを手に取ってくださる皆様は、この問いからどんなことを感じましたか？

おずおずと実践に取り組みはじめた今、私たちを悩ませる分厚い壁の存在が見えてきました。半世紀以上もの間、薬物と入院を中心に据えてきた精神医療システムが、こころゆくまでの対話実践をはばんでいるのです。しかし、私たちはこうも思っています。今は焦るまい。こつこつと対話実践の輪を広げていけば、この老朽化し機能不全に陥ったシステムを、いつの日かまっとうな「サービス提供システム」に置き換えられるかもしれない。そう、ケロプダス病院がそれをなしとげてきたように。

そういうわけで私たちは、本ガイドラインを、特に対話実践の側面を伝えるために作成しました。オープンダイアローグがケアの技法としてすぐれていることもまた事実です。実際に現場で応用してみると、その素晴らしさは実感的に理解できます。それは「短期間で成果が出せる」といった、効率性の問題ではありません。なによりもクライアントや参加した関係者、さらにはセラピストの側の満足度がきわめて高く、双方向的に変化が起こるというすぐれた特徴があります。治療や治癒という言葉は、オープンダイアローグによって生ずる変化の総体の、ごく一部を指し示す言葉でしかありません。

オープンダイアローグの対話実践は、ライセンスなしでの実践が禁じられているわけではありません。本ガイドラインで基本的な考え方とやり方をしっかり

## このガイドラインが目指すもの

理解して、クライアント側からのフィードバックを受けながら実践すれば、初心者でもクライアントとの対話を深めることができます。一度でも「良い対話」を経験すると、その記憶は深く刻印され、セラピストのあらゆる実践に対して影響を及ぼしはじめます。その意味で私たちは、さまざまな支援現場で「とりあえず実践してみること」を勧めたいと考えています。

本ガイドラインは「オープンダイアローグのマニュアル」ではありません。つまり、これさえ読んでおけば、誰でもオリジナル通りのオープンダイアローグが実践できるようになるテキストではありません。「オープンダイアローグ的な対話」の手法や考え方を簡潔に整理したものであり、まず「ここを起点として、チーム内での対話を促すためのガイドライン」を目指しました。

私たちは本ガイドラインを「すでにオープンダイアローグの対話を実践している方」と「これからオープンダイアローグの対話を実践したいと考えている方」のために作成しました。すでに実践に取り組んでいる方は、ご自分の実践がオープンダイアローグの基本原則に即しているかどうかを自己点検するためにご活用ください。また、これから実践に取り組もうとされる方には、実践のハードルを下げ、とりあえずスタートラインに立っていただくことを目指しました。

本ガイドラインでは、オープンダイアローグの紹介の際に必ず言及されると言ってよい7つの原則を日本の読者向けにわかりやすく解説したセクション(「2 オープンダイアローグの7つの原則」)と、オルソンたちが開発したオープンダイアローグの対話実践の12の基本要素にもとづきながら、日本版用に順番や解説部分をアレンジしたセクション(「3 対話実践の12の基本要素」)を設けました。この2つのセクションが、本ガイドラインの中核となります。

次のセクション(「4 さあ、対話をはじめよう」)では、オープンダイアローグの対話実践の注意点や具体例について述べました。オープンダイアローグの対話実践は、その基本的な考え方をきちんと守って実践すれば、深刻な副作用はまず生じません。ただし、実践の際にくれぐれもお願いしたいのは、本ガイドラインの「チェックリスト」(「5 振り返りのためのチェックリスト」)を活用することです。独りよがりな実践になることを避ける意味でも、クライアントからのフィードバックを受けながら自己学習を深めていくことをお勧めします。

また本ガイドラインには、オープンダイアローグの対話実践の経験をある程

付録
オープンダイアローグ 対話実践のガイドライン

度積んだ専門家が、研修や指導、スーパーヴィジョンをおこなう場合のガイドライン（「6 研修や指導、スーパーヴィジョンのためのガイドライン」）も記されています。安全と安心が保証された空間において、双方向的に変化と学習が起こること。この対話実践の本質は、治療場面においてもスタッフ間の話し合いにおいても、もちろんスーパーヴィジョンの場合でも変わることはありません。

本ガイドラインの最後のセクション（「7「対話を対話的に学ぶ」ためのワーク例」）では、ワークショップ等で対話的実践を学ぶためのさまざまな手法について紹介しています。

オープンダイアローグの対話実践は医療機関に限らず、福祉や教育など、あらゆる対人支援の現場で応用することが可能です。なかなか踏み出せないなら、同僚や仲間を募って、ワークやロールプレイからはじめてみるのもよいでしょう。本ガイドラインには、そうした対話的ワークの進め方も記されています。さらなる自己学習を進めるためにも、スタッフ間でのワークの経験を積み重ねていかれることをお勧めします。

オープンダイアローグの対話実践は、専門家のトレーニングを受けることで、より高い成果が期待できます。ケロプダス病院などでおこなわれているトレーニングコースでは、4年間をかけて家族療法の基本やスーパーヴィジョンなどを含む濃密な研修をおこないます。将来、日本にも本格的なトレーニングコースが導入されるまで、本ガイドラインを自己研鑽にお役立てください。

「理解を共有すること、『これが答えだ』というものはなく、答えを一緒に作り上げていくこと、それが 一つのプロセスにしか過ぎないということ」。創始者のひとり、ビルギッタ・アラカレさんの言葉です。皆様の実践が、いっそう豊かなプロセスにつながる実践になりますように。

## ② オープンダイアローグの7つの原則

　ここに示す7つの原則[3]は、豊富な臨床実践と臨床研究をもとに導き出された、オープンダイアローグの骨格をなすものです。このうち1〜5はオープンダイアローグの実践を可能にする精神医療システムの原則を、6と7はオープンダイアローグにおける対話実践の理念・思想をあらわしています。今あるオープンダイアローグの目覚しい成果はどれも、これらの原則に根ざした実践があってこそ蓄積されてきたものです。

　一方で、国も制度も異なる日本において、これらの原則を今すぐすべて満たせるかというと、残念ながら難しいのが現実です。「こんなに効果のあるオープンダイアローグを、日本でもできますか？」という問いに対して、現時点では積極的には肯定的回答ができないのは、そのためです。

　しかし、クライアントや家族にとって、これらの原則がどれほど切実で重要かは、国や制度がいくら違おうとも何ら変わることはありません。治療チームのメンバーはもちろん、クライアント、家族、さまざまな関係者も含めて、この7原則についての共通理解を持ち、対話を続け、今できることを小さなことからでも実践し続けていくことで、私たちが求めている新たな変革への確かな一歩を踏み出すことができるでしょう。

　そこで本ガイドラインではまず、誰もが共通した理解を持てるよう、これら7原則が何を意味しているのかをわかりやすい言葉で示したうえで、各原則の背後にあるオープンダイアローグの大切な考え方を付記しました。そして、各原則について、今の日本のシステムにおいてもまず目指しうる事柄を例示しました。ここに示した例にとどまらず、多くの新しいチャレンジが生み出されることを願っています。

付録
オープンダイアローグ　対話実践のガイドライン

| 原語 | 一般的な訳 | 意味 |
|---|---|---|
| 1. Immediate help | 即時対応 | 必要に応じてただちに対応する |
| 2. A social networks perspective | 社会的ネットワークの視点を持つ | クライアント、家族、つながりのある人々を皆、治療ミーティングに招く |
| 3. Flexibility and mobility | 柔軟性と機動性 | その時々のニーズに合わせて、どこででも、何にでも、柔軟に対応する |
| 4. Responsibility | 責任を持つこと | 治療チームは必要な支援全体に責任を持って関わる |
| 5. Psychological continuity | 心理的連続性 | クライアントをよく知っている同じ治療チームが、最初からずっと続けて対応する |
| 6. Tolerance of uncertainty | 不確実性に耐える | 答えのない不確かな状況に耐える |
| 7. Dialogism | 対話主義 | 対話を続けることを目的とし、多様な声に耳を傾け続ける |

3　7つの原則の英語表現はOlson, M., Seikkula, J., & Ziedonis, D. (2014)にもとづいています。上表の「意味」欄、および次頁以降の「考え方」と「まず目指すこと」は本ガイドライン独自のものです。

## オープンダイアローグの7つの原則

## 1 即時対応　Immediate help

→ 必要に応じてただちに対応する

| 考え方 | ・初回の連絡があったときから24時間以内に治療チームを立ち上げ、対応する。<br>・症状はクライアントにとってこれまで言葉が見つからなかったような思いや体験のあらわれであり、それが表現されるのは、危機が起こった最初の数日間に限られるからである。 |

| まず目指すこと | ・24時間以内の対応は難しくても、ニーズに合わせてできるだけ即座に対応する。 |

## 2 社会的ネットワークの視点を持つ　A social networks perspective

→ クライアント、家族、つながりのある人々を皆、ミーティングに招く

| 考え方 | ・クライシスはクライアントをとりまく人々との関わりの中で起きている。<br>・つながりのある人々とは、友人、知人、関係機関の担当者などである。<br>・誰を招くかは本人の同意にもとづく。 |

| まず目指すこと | ・クライアントと家族の話を別々の場で聞くことはやめる。<br>・大切なつながりのある人はなるべく招くように話し合う。 |

## 3 柔軟性と機動性　Flexibility and mobility

→ その時々のニーズに合わせて、どこででも、何にでも、柔軟に対応する

| 考え方 | ・個別の事情を考慮せずにスタッフや機関の都合に合わせた、一般的なプログラムは使わない。<br>・ニーズがあれば、自宅ででも、毎日でも、ミーティングをおこなう。 |

| まず目指すこと | ・今ある制度の中でできる工夫を何でも試す、または新しいサービスを創り出す。 |

## 4 責任を持つこと　Responsibility

→ 治療チームは必要な支援全体に責任を持って関わる

| 考え方 | ・他機関、他部門の支援が必要なときは、そこにクライアントをまわすのではなく、その人たちを治療ミーティングに招いて、ともに対話する。 |

| まず目指すこと | ・病棟、保健所、行政、学校など、他の機関が関わる場合も、治療チームが出かけていって、ともに対話する。 |

付録
オープンダイアローグ 対話実践のガイドライン

## 5 心理的連続性　Psychological continuity

→ クライアントをよく知っている同じ治療チームが、最初からずっと続けて対応する

| 考え方 | ・クライアントや家族、関係者のことをよく知っている人が、治療の全プロセスを通して治療ミーティングに参加する。
・治療プロセスの全体において、さまざまな支援を一つのまとまりのあるものとして統合し、相互の効果を高め合うようにする。 |

| まず目指すこと | ・異動等があっても、可能な限り誰か1人はチームに残って橋渡し役となる。 |

## 6 不確実性に耐える　Tolerance of uncertainty[4]

→ 答えのない不確かな状況に耐える

| 考え方 | ・結論を急がない。
・すぐに解決したくなる気持ちを手放す。
・葛藤や相違があったとしても、その場にいる人々の多様な声を共存させ続ける。
・対話を続ける中でこそ、そのクライアントと家族ならではの独自の道筋が見えてくる。 |

## 7 対話主義　Dialogism[5]

→ 対話を続けることを目的とし、多様な声に耳を傾け続ける

| 考え方 | ・対話することは何かの手段ではなく、それ自体が目的であり、解決はその先にあらわれるものである。
・スタッフは、いかなる状況にあるクライアント、家族、関係者とでも対話を続けられるよう、対話の力を磨き続ける。 |

---

4・5 「不確実性に耐える」および「対話主義」については、オープンダイアローグの根幹をなすものであるため、"まず目指すこと"を示すことはしませんでした。

# ③ 対話実践の12の基本要素

　ここに示す12の基本要素[6]は、オープンダイアローグの3つの側面のうち「対話実践」に関わる必須要素を示したものです（下図参照）。

　このうち2つの要素は、オープンダイアローグの対話実践全体に関わる要素であるため枠囲みで強調し、あとの10要素は、治療ミーティングの大まかな流れに沿うように配置しました。ここには、何人で面接をするか、誰を面接に招くか、面接をどのように進めるか、"問題行動"をどのようにとらえるか、"症状"をどのように扱うか、スタッフ同士の対話をどこでどのようにおこなうかといった、対話実践をめぐるさまざまな基本要素が示されています。いろいろな"問題行動"や、幻覚・妄想などの重い"症状"がみられる場合でも、これらの基本要素は変わりません。

　しかし、今の日本では、これらは決して一般的なことではありません。「この基本要素はどのようなことを言おうとしているのだろう？」「ここに示されている基本要素を効果的に実践するにはどうしたらよいのだろう？」と思われたときは、ぜひまず、オープンダイアローグに関心を持つ人々の間でそうしたテーマについての対話を重ねるとともに、クライアントたちと治療ミーティングをおこない、フィードバックを受けるといった積み重ねの中で、学びを深めていただければと思います。そしてゆくゆくは、オープンダイアローグの正式なトレーニングコースにご参加いただき、対話の力をさらに養っていただければと思います。

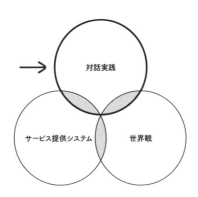

[6] 12の基本要素は、Olson, M., Seikkula, J., & Ziedonis, D. (2014)にもとづきます。ただし、要素の配列の順番を変更しました（最後の11・12番目に配置されていたBeing transparent, Tolerating uncertaintyを対話実践全体にかかわる要素として強調するため、最初の1・2番目に配置しました）。また、各要素の解説部分は、本ガイドライン独自のものです。オルソンたちによる「12の基本要素」については、オリジナル論文と翻訳をご参照ください（末尾の参考文献に記載したURLから入手可能です）。

付録
オープンダイアローグ 対話実践のガイドライン

## オープンダイアローグの対話実践全体に関わる要素

**1** | 本人のことは本人のいないところでは決めない
　　　Being transparent

**2** | 答えのない不確かな状況に耐える
　　　Tolerating uncertainty

## 治療ミーティングの流れに関する要素

**3** | 治療ミーティングを継続的に担当する2人（あるいはそれ以上）のスタッフを選ぶ
　　　Two (or more) therapists in the team meeting

　急性期や慢性期の重篤な状況において効果的な対話をおこなうには、2人以上の同じスタッフが継続的に対話に参加することが必要です。スタッフが2人以上いることでリフレクティング（後出、対話実践の基本要素12参照）が可能になり、言葉にならない声や理解することが難しい声も等しく価値のあるものとして共存しうる場を作ることができます。

**4** | クライアント、家族、つながりのある人々を、最初から治療ミーティングに招く
　　　Participation of family and network

　ミーティングを設定するとき、「この状況を気にかけてくれている人は誰ですか？」「誰が協力してくれそうですか？」「初回のミーティングに参加できそうな人は誰でしょうか？」「誰がその方々に声をかけるとよいでしょうか？」と尋ね、本人と丁寧に相談しながら、クライアントとつながりのある大切な人々を治療の最初からパートナーとして迎え入れます。暴力や暴言のために一緒に会うことが難しい場合には、その人たちと個別に会うこともできます。

**5** | 治療ミーティングを「開かれた質問」からはじめる
　　　Using open-ended questions

　初回の治療ミーティングで一人ひとりに常になされる大切な質問は、「今日、この場に来られたいきさつはどのようなものでしたか？」「今日のこの場をどのように使いたいですか？」という2つです。このうち2番目の質問は毎回の治療ミーティングでも尋ねます。そうすることで、治療ミーティングに対するそれぞれの考えを等しく聞くことができ、かつ、そこで何を扱うかを参加者自身が決めることができます。語られたことに対しては他の参加者が応答する機会を設けながら、治療ミーティング全体が開かれた質問によって展開するようにしていきます。

対話実践の12の基本要素

## 6 | クライアントの語りのすべてに耳を傾け、応答する
### Responding to clients' utterances

クライアントの語りには、言葉で語ること、身体で語っていること、沈黙、そして未だ語られていないものすべてが含まれます。スタッフはこれらの語りに対して、次の3つの方法で応答します。
(A) クライアント自身の言葉を使うこと
(B) こまやかな応答を欠かさずに傾聴すること
(C) 沈黙を含む非言語的な反応をキャッチし続けること

これらのことを通してその場に穏やかで受容的な雰囲気がかもし出され、これまで誰にも語られなかった大切な物語が安心して語られる余地が生まれます。

## 7 | 対話の場で今まさに起きていることに焦点を当てる
### Emphasizing the present moment

対話の場では、誰かが話しているその瞬間にも、関心、怖れ、喜怒哀楽の感情など、さまざまな反応が生まれ続けています。治療チームは、外から話題を持ち込んで話の流れを作ったり、語られていることの内容にばかり関心を取られるのではなく、今、その瞬間に起こっていることに注意を向け、応答し、参加者の心がそのとき大きく揺れ動いたことについて安心して語れる場を開きます。

## 8 | さまざまな物の見かたを尊重し、多様な視点を引き出す（多声性：ポリフォニー）
### Eliciting multiple viewpoints

対話実践では、意見の一致を目指すのではなく、さまざまな声の創造的な交換を目指します。そのため、スタッフは次の2つのポリフォニーが引き出されるよう関わります。
(A) 外的な（その場に集まった複数の人々による）ポリフォニー：
　その場に集まったすべての人の声が聞かれ、尊重される場を作ります。また、それが妨げられるような動きに対処します。
(B) 内的な（ひとりの人の心の中に存在する）ポリフォニー：
　それぞれの人が自分の心の中にあるさまざまな考えや経験を探索し、矛盾していることも含めて、言葉を見つけることができるよう工夫します。

## 9 | 対話の場では、お互いの人間関係をめぐる反応や気持ちを大切に扱う
### Use of a relational focus in the dialogue

問題や症状をめぐる状況にも、対話の場で起こることにも、そこにいる人同士の関係性が色濃く影響します。そのため対話実践では、円環的質問法[7]など、人間関係にまつわるさまざまな質問方法を用いて、関係性をめぐる事柄を大切に扱います。ただし、構造化された面接技法としてではありません。対話の流れの中でそこしかないというタイミングにおいて控えめに働きかけてこそ、クライアントにとっての新しい展開が拓かれるのです。

## 付録
### オープンダイアローグ 対話実践のガイドライン

## 10 一見問題に見える言動であっても、"病気"のせいにせず、困難な状況への"自然な""意味のある"反応であるととらえて、応対する
### Responding to problem discourse or behavior as meaningful

　問題や症状を病的なものとしてとらえるのではなく、それがその人自身にとってどのような意味を持つものなのかに耳を傾けていきます。それにより、「誰が健康で誰が病気か」「何が正解で何が間違いか」といった区別や隔たりを乗り越え、「困難な状況への自然な反応」であるという新しい理解がその場にいる人々の間に生まれます。ただし、法に触れる行為（暴力、犯罪など）については、認めることなく、警察を介して淡々と対応します。

## 11 症状を報告してもらうのではなく、クライアントの言葉や物語に耳を傾ける
### Emphasizing the clients' own words and stories, not symptoms

　対話実践では、症状の報告ではなく、その人の人生で何が起こったのかについて、彼らの経験、考え、感情に耳を傾けます。あまりに恐怖や苦しみが大きい重要なテーマがあって、症状という形でしかあらわすことができないときは、言葉がたった一言しか出ないこともあります。そんなときは、次の新しい言葉が見つかるまでその一言を大切に引き継ぐことを繰り返しながら、その人の体験をその場にいる人たちが共通して理解できるよう目指します。

## 12 治療ミーティングでは、スタッフ同士が、参加者たちの語りを聞いて心が動かされたこと、浮かんできたイメージ、アイディアなどを、参加者の前で話し合う時間をとる（リフレクティング）
### Conversation amongst professionals (reflections)

　リフレクティングとは、スタッフ同士が参加者の目の前で、話を聞いている際に心に浮かんだ考え、印象、感情、関連性について語ったり、今後の治療計画について相談したりすることです。通常はスタッフルームの中で語ることを参加者の前で語るということは、前出の対話実践の基本要素1「本人のことは本人のいないところでは決めない（Being transparent）」の一環でもあります。

　リフレクティングは参加者のほうを見ずに、スタッフ同士でだけ顔を見合わせながらおこないます。そうすることで、参加者は「話す時間」と「聞く時間」を分けることができます。つまり話す時間には他の人々と対話することができ（外的対話）、聞く時間（リフレクティングの時間）には、スタッフの言うことに応答するプレッシャーを感じることなく自分の心の声と対話することができます（内的対話）。リフレクティングの時間はまた、セラピスト自身にとっても、自分の内的対話へアクセスする時間となります。

　リフレクティングが終わったら、その話し合いについて参加者がどう感じたかに耳を傾けます。

---

7 「円環的質問法」とはシステミック家族療法で使われる質問法で、家族間の関係性に焦点を当てるものです。たとえば「あなたの気分が落ち込んでいるときに、ご主人はどのように対応されますか？」というような質問をします。

# 4 さあ、対話をはじめよう

◎ 対話の目的は「変えること」「治すこと」「（何かを）決定すること」ではありません。対話を続け、広げ、深めることを目指しましょう。

◎ 「議論」「説得」「説明」は対話の妨げにしかならないことを理解しましょう。

◎ クライアントの主観、すなわち彼が住んでいる世界をみんなで共有するイメージを大切にしましょう。「正しさ」や「客観的事実」のことはいったん忘れましょう。

◎ 対話が安心・安全の場になることを大切にしましょう。

　以上は、オープンダイアローグの対話実践をはじめたばかりの人が、特に誤解しがちな点です。これらに注意しながら、現場での実践例を具体的に記してみます。

## 導入

・対話的な空間への導入は、時間と状況の許す限り、丁寧におこないます。

・治療チーム（2〜3人）は、クライアントのチーム（本人、家族、関係者）を部屋に招き入れて、座る場所を選んでもらいます。

・まずは治療チームが自己紹介します（心理士の○○と言います。「○」と呼んでください）。少なくともスタッフ間では役割で呼ばず、「さん」付けで呼び合います。その後、参加するクライアントチームにも1人ずつ自己紹介をお願いしつつ、それぞれに何と呼んでほしいか確認します（「○○さんとお呼びしてかまいませんか？」など）。

・ファシリテーターから「ここへ来たいきさつは何ですか」「この場にどんなことを期待しますか？」「今日ここに来ることについてどんなことを考えましたか？」「今日はどういったお話をなさりたいですか？」「今日は何について話しましょうか？」「どういうふうにはじめますか？」「ここに来ることに誰がいちばん賛成していて、誰がいちばん反対していますか？」などと口火を切ります。

-13-

付録
オープンダイアローグ 対話実践のガイドライン

できるだけ全員に機会があるように。

＊1 「体調はどうですか？」「仕事は順調ですか？」などと話題を限定しないこと。

＊2 特に「今日ミーティングに参加したいきさつ」「このミーティングに期待すること」を聞いておくことは大切です。全員に関心をもっていること伝えつつ、それぞれの期待や考えを早めに把握するためです。

・時間が十分にとれない場合など、あらかじめ「今日はこれから40分ほどお話をお聞きします」のように、ミーティングに使える時間を伝えておくのもよいでしょう。

## 聞くことと話すこと

・質問はできるだけ「開かれた質問（「はい」「いいえ」で答えにくい質問）」をしてください。クライアントにとって、今、最も重要なことについて答えてもらうためです。

・治療スタッフはできるだけクライアントや家族にいろいろな質問をしてください。全員が発言しやすいように。

・「聞くことと話すことを丁寧に分ける」ことを常に意識します。具体的には、誰かが話しているときには、他の人はその話をむやみに遮らず、じっくり聞くようにする姿勢が大切です。

・「自分の発言が相手にどんなふうに響いているか」について、できるだけ注意を向けましょう。

・前半は質問と傾聴を重ねながら、クライアントのつらさや苦しさの言語化と共有をはかります。「この人はどんな世界に生きているんだろう」という関心や好奇心を大切にしてください。その人の世界、その人の主観をみんなで共有することを大切にしてください。

・ただ聞くだけではなく、治療者の内面にわきおこる感情にも注意を向けましょう。応答する場合には、治療者の個人的感想をまじえて応答してもよいでしょう（「そのエピソードを聞いて、私も胸が苦しくなりました」「私にも同じくらいの子どもがいますが、親としては心配ですよね」など）。

－14－

**さあ、対話をはじめよう**

- クライアント1人がしゃべり続けることのないように、家族にも十分に発言の機会を与えてください。
- クライアントの訴えを解釈しすぎないようにしましょう。特に不安を引き起こすような解釈(「本当は〜と考えているのではありませんか?」など)は控えましょう。
- このパートでは診断やアドバイスはできるだけ控えます。クライアントから質問された場合は「私はこう思いますが、詳しくはまた後で話します」としてリフレクティング(後述)で話すようにしてもよいでしょう。

## リフレクティング

　リフレクティング・トークは家族療法家のトム・アンデルセンとその同僚が開発した手法ですが、いまやオープンダイアローグの根幹をなす手法の一つになっています。患者や家族の訴えを聞き、当事者の目の前で専門家同士が意見交換をし、それに対して患者や家族が感想を述べる。ごく簡単にいえば、この過程を繰り返すことがオープンダイアローグにおけるリフレクティングです。具体的には、当事者の目の前で専門家同士の話を聞いてもらいながら、ケースカンファレンスをするような状態をイメージしてください。

　リフレクティングにはどんな意味があるのでしょうか?　それを簡潔に述べるのは容易ではありません。対話にさまざまな「差異」を導入し、新しいアイディアをもたらすこと、参加メンバーの内的対話を活性化すること、当事者が意思決定をするための「空間」をもたらすこと、などが指摘されています。以下に、具体的な進め方をまとめておきます。

- ファシリテーターの合図で「リフレクティング」をはじめます。リフレクティングのタイミングや回数は自由に設定してかまいません。重要な話題にさしかかったとき、スタッフの感情が強く動かされたとき、重要な方針についてコメントをしたほうがよいと感じたとき、どんなふうにミーティングを進めるべきか考えたいとき、など。タイミングがつかめない場合は、ミーティングのしめくくりの過程の一部としてはじめることもあります。

－15－

付録
オープンダイアローグ 対話実践のガイドライン

- その際「これから私たちだけで話し合いますから、少し聞いていていただけますか？」とクライアントチームに断ります（クライアントが慣れている場合は、あえて断らずにはじめてもかまいません）。
- クライアントチームとの間に「透明な壁」を想定します。リフレクティングの間は、クライアントや家族とは目を合わせません。
- クライアントの目の前で、治療者チームが対話をします。「その場で話されたこと」についての感想を交わしながら、診断や治療方針についてもここで話し合われます。
- 過去の話題や、対話と無関係な知識についての話題はできるだけ控えるようにします。
- 「こんな対応をしてみては」といった具体的な提案やアドバイスもここでおこないます。
- ただし、「リフレクティング＝アドバイスのための時間」とは考えないこと。むしろ、聞いている姿勢や対話を促進するための時間と考えましょう。広げるために話すのです。
- 自分の思いついた治療上のアイディアを熱心に語りすぎないように注意しましょう。また、リフレクティングのときに治療者チームが話す時間が長くなりすぎないように気をつけます。当事者の話を聞く時間が少なくなってしまうからです。
- 基本的には、「症状」や「診断」よりも、本人が「困っていること」に焦点を当てます。たとえば「幻聴を訴える統合失調症患者」ではなく「そこにいない人の声に悩まされている人」というふうに理解します。
- マイナス評価は控えます。むしろ努力していること、苦労していることに焦点を当てて共感的にやりとりします。
- 一通りやりとりしたら、本人や家族に感想を聞いてみましょう。

さあ、対話をはじめよう

## しめくくり

- 時間に余裕があれば、しめくくりは丁寧におこないましょう。「そろそろ終わりの時間が近づいているようです」「ミーティングを終える前に、もう一度お話しておきたいことはありますか」などと言いながら、感想を詳しく聞いたり、今後の方針について決めたりします。
- 最後にファシリテーターが「今日決まったこと」を確認して終了します。

  ＊「決めること」が対話の目的にならないように注意してください。

- 全体の時間は、だいたい１時間〜１時間半程度で十分でしょう。
- 終了後、クライアントにチェックリストを渡して評価してもらってください。

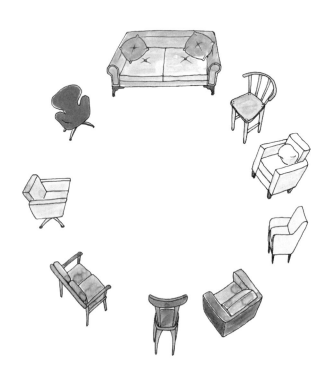

# 付録
## オープンダイアローグ 対話実践のガイドライン

### ［対話実践のヒント］

#### クライアントの暴言や暴力の危険が高まったとき

チーム治療の場面で、こうした事態はそれほど頻繁には起こりません。危険を感じたときは「対話が続けられませんから、それ（暴力など）はおやめください。席に着いて、対話に戻りましょう」と淡々と対応します。

＊ 基本的にはこれで対応できます。それでも身の危険を感じた場合は、警察の介入も考慮に入れましょう。

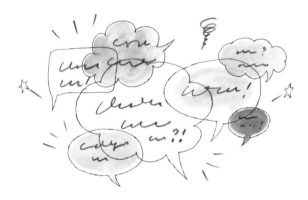

#### 対話を広げるための質問例

- 「今この場に〇〇さんがいたら、なんと言ったでしょうね」
- 「そのことについては、ご家族の中でどのように決まるのですか」
- 「その問題について、みなさんはどうなさってきましたか」
- 「（父以外の人に）＊＊＊のとき、お父さんはどんな気持ちだったと思いますか」
- 「もし問題が解決したとしたら、みなさんはどうなると思いますか」
- 「そうなるためには、どうすればよいと思いますか。仮定の話で」
- 「この前のときもそうでしたか（この前のときはどうでしたか。その前のときは……）」
- 「自分の言動が他の家族にどんな影響を与えていると思いますか」

— 18 —

## 5 振り返りのためのチェックリスト

　このチェックリストは、対話の振り返りやフィードバックをしやすくするためのツールです。クライアントが使う場合は、ミーティングに対して不満を感じたときに、治療チームの側の問題を発見し指摘しやすくするために使用してください。治療チームはセルフチェックのために使ってください。ただし、他の治療チームの実践の評価に用いることは推奨できません。

1　治療チームは2人以上でしたか？

2　前回と同じメンバーでしたか？

3　前回のミーティングからの間隔は適切でしたか？

4　開かれた質問（「はい」「いいえ」では答えられない質問）からはじまりましたか？

5　全員に発言の機会がありましたか？

6　あなたは言いたいことを十分に話せましたか？

7　あなたやあなたの家族の発言が無視されることはありませんでしたか？

8　あなたやあなたの家族が叱られたり、批判されたりしたように感じたことはありませんでしたか？

9　治療スタッフ側の意見を押しつけられたり、説得されたりはしませんでしたか？

10　誰か1人の意見ばかりが通るようなことはありませんでしたか？

　　いろいろな意見が引き出されましたか？

11　あなた方の目の前で、治療者どうしの話し合い（リフレクティング）がなされましたか？

12　リフレクティングで話されたことは、あなたにとって役に立ちましたか？

13　スタッフは、あなたの話したことに十分に共感してくれましたか？

14　大切な決定はすべて、あなたの目の前でなされましたか？

15　ミーティングの雰囲気は、安全で安心できるものでしたか？

16　ミーティングの「後味」は良いものでしたか？

付録
オープンダイアローグ 対話実践のガイドライン

# 6 研修や指導、スーパーヴィジョンのためのガイドライン

オープンダイアローグの対話実践の原則は、治療ミーティングにおいてだけでなく、研修やスーパーヴィジョンの場面においても徹底されるべきものです。本セクションでは、研修や指導、スーパーヴィジョンにおいて守られるべきガイドライン（注意点と避けるべき点）をまとめました。

■ オープンダイアローグの対話実践の研修や指導、スーパーヴィジョンもまた、対話主義的になされることが望ましい。

■ オープンダイアローグの対話実践の研修は、原則と基本要素についての簡単な講義に加え、多数のワークとロールプレイを通じてなされることが望ましい。

■ 教える者と学ぶ者は対等の関係を保つべき。

■ 教える立場からみて学ぶ者の対応が好ましくないと思われた場合は、患者や家族の前で、すなわちリフレクティングにおいて別のアイディアを提案するか、その場で疑問や不安を表明することが望ましい。ただし良きマナーを守って。

■ 指導やスーパーヴィジョンで取り上げるのは、あくまで「その場で語られたこと」であり、過去の話題や外部の知識を持ち出すことは控える。

■ 教える者が場の主導権を取り上げて、自分自身の専門的なやり方で「正解」を指し示したいという誘惑を感じたら、それは治療においても研修においても、つまり対話主義にとって危機的状況であるということを意識する。

■ 教える者が「重要なこと」や「正しいと思われること」を学ぶ者にそのまま「教え」たいという誘惑に対しては、禁欲的であることが望ましい。

■ あるメンバーの発言に不適切な傾向がある、あるいはミーティング全体が行きづまり停滞していると感じられた場合は、メタコミュニケーション、すなわち「対話についての対話」を試みる。具体的には「このメンバーの発言がクライアントの不安を掻き立てていないか心配している」「この対話が袋小路に入り込んでいることを懸念している」などの形で。

■ 患者や家族のいないところで、教える者が学ぶ者の未熟さや欠点を「批判」することは、二重の意味で対話主義的とは言えない。そうした非‐対話主義的な関係性は、治療ミーティングにおいて形を変えて反復される可能性があり、避けるべきである。

－20－

# 7 「対話を対話的に学ぶ」ためのワーク例

　本ガイドラインでは対話の手法や考え方を中心に紹介していますが、実践していくにあたってはその知識を学ぶだけでは不十分です。実際の対話場面では、体の姿勢、視線、応答の態度、声のトーン、話すスピードや間、表情や感情など、体全体あるいは自身の存在そのものすべてを使う必要があると言っても過言ではありません。そのような意味では、音楽演奏やスポーツの練習に近いものがあると言えるでしょう。一朝一夕に身につくものではなく、上達には多くの練習と経験が必要です。

　実際にオープンダイアローグのトレーニングコースでは、参加者同士での対話的ワークに多くの時間が割かれています。それが対話の練習機会であるのと同時に、それぞれの参加者が自分の立場からどのように感じ、考え、振り返り、共有するかというプロセスを経験する場にもなっており、結果として大きな学びにつながります。

　代表的な対話的ワークの一部を以下にお示ししますので、対話実践にあたり、仲間のみなさんと一緒に「対話を対話的に学ぶ」ための参考としていただければ幸いです。

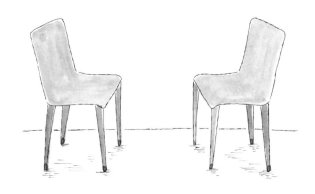

付録
オープンダイアローグ 対話実践のガイドライン

## リスニング・ワーク （人数のめやす：2人）

1 2人でペアを作ります。
2 1人は話し手として、「今、心の中に浮かんでいること」「自分の中にある気持ちや感覚」について
  5分ほど話します。もう1人は聞き手として、話を聞くことに徹します。
  言葉による応答は必要最小限に控え、視線や姿勢やうなずきなどノンバーバルな部分を
  主として使いながら聞くよう心がけます（「からだ全体で聞いてください」などとガイドされます）。
3 話す人と聞く人を交代します。5分ずつであれば合計10分です。時間は適宜調整してください。

▶対話実践の基本となるワークです。話す人は話すことに徹し、聞く人は聞くことに徹します。話し手は「今この瞬間に、心の中にある思いや身体に起きてきた反応」について話します。聞き手は、「話を聞いてどんな感覚が自分の中に生じたか」に注意を向けながら聞きます（その感覚をたよりに相手に応答するので、とても重要な作業になります）。

▶お互いに「今この瞬間の自分自身」に注目しながら、話すと聞くを繰り返して思いをシェアしていきます。自分の思いが十分に受け止められたか、そのときにどんな感覚が生じたかについても後でお互いにシェアしてみてください。受け止めてもらうことで安心・安全な感覚が生まれると理想的です。

▶このワークはトレーニングセッションの開始時、あるいは他のワークが終わってその感想をシェアするときなどにおこないます。いったん2人でリスニング・ワークをおこなった後、さらに大きいグループ（ワーク参加者全員）で思いをシェアする流れになることもあります。人数が合わない場合、3人で臨機応変に（1人が語り手、2人が聞き手など）おこなってもかまいません。

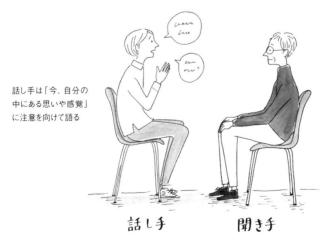

話し手は「今、自分の中にある思いや感覚」に注意を向けて語る

聞き手は「語り手の話を聞いてどんな感覚が自分の中に生じているか」に注意を向けながら聞く

話し手　　聞き手

「対話を対話的に学ぶ」ためのワーク例

## リフレクティング・ワーク （人数のめやす：3～4人）

1　3～4人でグループを作り、以下の役割を割り振ります。
　　① 聞き手（ファシリテーターあるいはインタビュアー）：1人
　　② 話し手（インタビュイー）：1人
　　③ リフレクティング・チーム（観察しリフレクティングをおこなう人）：1～2人
2　そのときのテーマについて、以下の流れで話します。
　　① 聞き手と話し手による対話：10分
　　② リフレクティング・チームによるリフレクティング：5分
　　③ 聞き手と話し手による、リフレクティングを受けての応答：5分
　　④ 4人での体験の共有：5分
3　上記2の流れを一巡とし、役割を交代して4回繰り返します。

▶グループでの対話実践の基本となるワークです。話す人・聞く人と、リフレクティング・チームを分けることで、「話すと聞くを分けて」います。リフレクティング・チームは語り手が語ったことについて、自分の中に生まれた思いを、「いかがでしょうか」とさまざまな飲み物が乗っているお盆に新たに載せるイメージで場に差し出します（真実として決めつけたりせず、さまざまな意見の一つとして扱う）。

▶安心できる雰囲気の中で、話し手の語りがリフレクティングによって少しずつ広げられ、さまざまな声が尊重されながら共有される場になると理想的です。そのための「間」を生み出すのが、リフレクティングという形式です。詳しい考え方や方法については、本ガイドライン15ページの説明をご参照ください。上述の時間や流れはあくまで一例で、状況に応じて変更可能です。

▶ワークで扱うテーマの例としては「なぜ自分がこの場にいるのか」「自分の仕事で、どんな価値を重視しているか」「オープンダイアローグから何を学び身につけたいか」「オープンダイアローグのどこが難しいと感じるか」「自分が最も興味を持つ・共鳴する言葉について」「職場でどうオープンダイアローグを生かせるか」「オープンダイアローグの7つの原則／対話実践の12の基本要素について（どんな原則が今の自分にとっていちばん共鳴できるか）」「ワークの中で生まれた思いが自分に何をもたらしたか」「自分の実践の中で起きた問題／よかったこと」「人生の中で起きたことで、今の仕事に影響のあったこと（自身の起源や家族についての話も含むが、開示できる範囲のものでかまわない）」などがあります。3人でおこなう場合は聞き手が同時にリフレクティング・チームの一員となります。

－23－

付録
オープンダイアローグ 対話実践のガイドライン

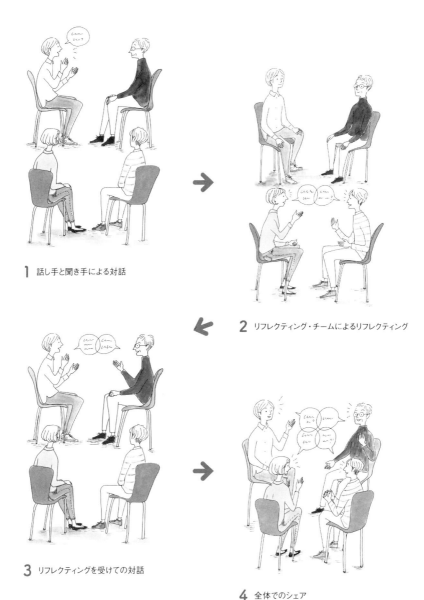

1 話し手と聞き手による対話

2 リフレクティング・チームによるリフレクティング

3 リフレクティングを受けての対話

4 全体でのシェア

## 「対話を対話的に学ぶ」ためのワーク例

### ロールプレイ （人数のめやす：5〜9人）

1. 5〜9人でグループを作ります。
2. 以下の役割を割り振ります。専門家チームと当事者チームは各2名以上になるようにします。
   ① 専門家チーム（ファシリテーター あるいは セラピスト）：2〜3人
   ② 当事者とその家族などのネットワークメンバー：2〜3人
   ③ オブザーバー（観察者）：1〜3人
3. 各チームに分かれます。
   当事者チームは今回扱う架空ケースのロール設定について話し合って準備をします（10分程度）。
4. 以下の流れで開始します。
   ① ロールプレイ：60分
   ② オブザーバーによるコメント（あるいはリフレクティング）：10分
   ③ 全員での体験の共有：20分

▶対話実践の基本を踏まえ、現実の治療・相談状況でどのように対話を進めていくかを練習するための重要なワークです。ロールプレイを通じて、本ガイドライン「4 さあ、対話をはじめよう」で紹介している治療ミーティング開始から終了までの流れ（専門家チームによるリフレクティングとその後の家族の応答なども含みます）を一通り練習します。練習なのでケース設定は難しすぎないようにします。上述の時間や流れは例ですので、状況に応じて変えていただいてかまいません。

▶慣れないうちは、専門家チームやオブザーバーによる「タイムアウト」のサインを決めておき、ロールプレイ中に適時、全員の時間を止めて、少し相談やコメントの時間を設けられるようにしてもよいです。たとえば「ここでリフレクティングを入れたいと思ったが、どうか」「Aの話題とBの話題どちらに行くのか……迷っているが相談したい」「現時点でのオブザーバーのコメントが知りたい」などといった使い方です。タイムアウト中は役割から降りて話してかまいませんが、全員がいる前で話すようにします。

▶終了後は全員で役割を降りて感想をシェアします。リフレクティング・ワークと同様、お互いを尊重しながらさまざまな声を安心して共有できるように気をつけます。

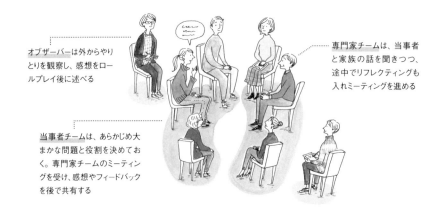

オブザーバーは外からやりとりを観察し、感想をロールプレイ後に述べる

専門家チームは、当事者と家族の話を聞きつつ、途中でリフレクティングも入れミーティングを進める

当事者チームは、あらかじめ大まかな問題と役割を決めておく。専門家チームのミーティングを受け、感想やフィードバックを後で共有する

付録
オープンダイアローグ 対話実践のガイドライン

## フィッシュボウル（金魚鉢）・ワーク　（人数のめやす：20名以上）

1 大きな椅子の輪に全員が座り、その内側に5〜6脚程度の椅子で小さな輪を作ります。
2 話したいことや共有したい思いを持つ人が何人かで、内側の小さな輪の椅子に座ります。
3 内側の小さな輪の中で、出てきた人たちが自分の思いをそれぞれ話します。
　外側の輪の人はそれにじっと耳を傾けます。
4 小さな輪の椅子は常に1つ空けるようにします。外で話を聞いていて、自分で話したくなった人は
　内側の空いている席に座ります。出入りするタイミングは自由です。内側の輪の最後の席が埋まったら、
　内側の席に座っている他の誰かが椅子を空けて、外側の席に戻ります。
5 終了時間が近づいたら、内側の空けてある席をその場から外します。
　これが終わりの合図で、あとは残っている内側の人たちの対話で終了になります。

▶多人数で考えや気持ちをシェアするときに使われるワークです。多人数の中だと話せないことも、小さな輪だと話しやすく感じることがあります。ここでは内側の「話す人」と外側の「聞く人」を設けることでも、「聞くと話すを分けて」います。
▶外側の大きな輪にいる人は、内側の小さな輪での対話に耳を傾けながら、自分の中にどんな思いや感覚が生じるかに注意を向け、自身の中に響く声が生まれてきたら内側の輪に入って全体でシェアします。
▶内側の人と外側の人が代わる代わる入れ替わりながら、多くの人の声がシェアされると理想的です。トレーニングセッションの振り返りや一日のクロージングなどで使われます。

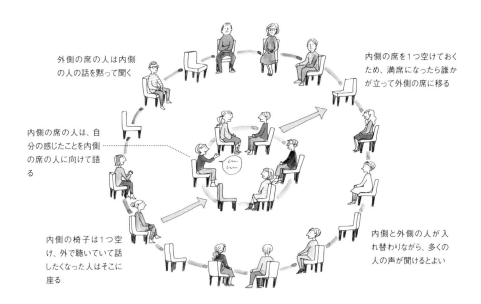

イラストレーター：萩原亜紀子
デザイナー：高見清史

### 参考文献

■斎藤環著・訳『オープンダイアローグとは何か』医学書院、2015年
■Olson, M., Seikkula, J., & Ziedonis, D. (2014). The key elements of dialogic practice in Open Dialogue. The University of Massachusetts Medical School. Worcester, MA. September 2, 2014. Version 1.1. http://umassmed.edu/psychiatry/globalinitiatives/opendialogue/ (「オープンダイアローグにおける対話実践の基本要素──よき実践のための基準」山森裕毅・篠塚友香子訳) http://umassmed.edu/globalassets/psychiatry/open-dialogue/ japanese-translation.pdf)
■Seikkula, J., & Arnkil, T. E. (2006). Dialogical meetings in social networks. London; New York: Karnac. (『オープンダイアローグ』高木俊介・岡田愛訳、日本評論社、2016年)
■Seikkula, J., & Arnkil, T. E. (2014). Open Dialogue and Anticipations: Reflecting Otherness in the Present Moment: National Institute for Health and Welfare (Finland).

### オープンダイアローグ　対話実践のガイドライン

Ⓒオープンダイアローグ・ネットワーク・ジャパン

※本ガイドラインはODNJPガイドライン作成委員会が作成し、運営委員会によって承認されたものです。第1版作成にあたっては、ミア・クルティ氏、カリ・ヴァルタネン氏を講師としたODNJPオープンダイアローグ・トレーニングコース（2017年）の内容を参考にするとともに、運営委員会、トレーニングコース修了生の協力を得ました。また、ドラフトに対するODNJP会員の意見も参考にしました。

オープンダイアローグ・ネットワーク・ジャパン
Open Dialogue Network Japan (ODNJP)
https://www.opendialogue.jp/
作成：ODNJPガイドライン作成委員会
2018年3月1日発行

"開かれた対話"が、
なぜ驚くほどの効果を上げるのか!?

# オープンダイアローグとは何か

著+訳 **斎藤 環**
筑波大学社会精神保健学 教授

依頼があったら「24時間以内」に精神科の「専門家チーム」が出向く。そこで患者・家族・関係者をまじえて、状態が改善するまで、ただ「対話」をする――フィンランド発のシンプルきわまりないこの手法に、なぜ世界が注目するのか？ オープンダイアローグの第一人者セイックラ氏の論文と、斎藤環氏の熱情溢れる懇切丁寧な解説が融合。生き生きとした事例、具体的なノウハウ、噛み砕いた理論紹介で、オープンダイアローグの全貌がわかる！

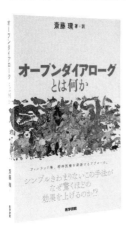

目次

**第1部 解説**
**オープンダイアローグとは何か　斎藤環**
はじめに　それは"本物"だろうか？
1　オープンダイアローグの概略
2　オープンダイアローグの理論
3　オープンダイアローグの臨床
4　オープンダイアローグとその周辺
5　本書に収録した論文について
おわりに　私たちに「不確かさへの耐性」はあるか

**第2部 実践者たちによる厳選論文**
**オープンダイアローグの実際**
1　精神病急性期への
　　オープンダイアローグによるアプローチ
　　――その詩学とミクロポリティクス
　　Jaakko Seikkula & Mary E. Olson
2　精神病的な危機において
　　オープンダイアローグの成否を分けるもの
　　――家庭内暴力の事例から
　　Jaakko Seikkula
3　治療的な会話においては、
　　何が癒やす要素となるのだろうか
　　――愛を体現するものとしての対話
　　Jaakko Seikkula & David Trimble

A5　頁208　2015年
定価：本体1,800円+税［ISBN 978-4-260-02403-7］